W0177874

Verlag Hans Huber, Programmbereich Pflege

Bücher aus verwandten Sachgebieten

Altenpflege-Grundausbildung

Gien-Gerlach/Gerlach
Lernkartei Altenpflege
Teil I: Anatomie/Physiologie
2001. ISBN 3-456-83483-7

Gien-Gerlach/Gerlach
Lernkartei Altenpflege
Teil II: Krankheitslehre
2001. ISBN 3-456-834556-X

Müller-Lobeck
Arzneimittellehre für die Altenpflege
2001. ISBN 3-456-83321-0

Pflegepraxis

Koch-Straube
Fremde Welt Pflegeheim
1997. ISBN 3-456-82775-X

Kitwood
Demenz
Der personale Ansatz im Umgang
mit verwirrten Menschen
2001. ISBN 3-456-83435-7

Mace/Rabins
Der 36-Stunden-Tag
4. erw. und akt. Auflage
2001. ISBN 3-456-82737-7

Meyer
**Gewalt gegen alte Menschen
in Pflegeeinrichtungen**
1999. ISBN 3-456-83023-8

Morgan/Closs
**Schlaf – Schlafstörungen –
Schlafförderung**
2000. ISBN 3-456-83405-5

Neumann/Zank/Baltes/Tzschätzsch
Selbständigkeit im Alter
2. korr. Auflage
1997. 3-456-82905-1

Philipps
Dekubitus und Dekubitusprophylaxe
2001. ISBN 3-456-83324-5

Soyka
**Rückengerechter Patiententransfer
in der Kranken- und Altenpflege**
2000. ISBN 3-456-83329-6

van der Weide
**Harninkontinenz – Pflegediagnosen
und Maßnahmen**
2001. ISBN 3-456-83351-2

Van Keeken/Kaeminek
**Neurorehabilitation von
Schlaganfallpatienten**
2001. ISBN 3-456-83350-4

Tideiksaar
Stürze und Sturzprävention
2000. ISBN 3-456-83269-9

Walsh/Ford
Pflegerituale
2., überarb. u. erw. Auflage
2000. ISBN 3-456-83332-6

Weitere Informationen über unsere Neuerscheinungen finden Sie im Internet unter:
http://verlag.hanshuber.com oder per e-mail an: **verlag@hanshuber.com**.

Ivo Abraham
Melissa M. Bottrell
Terry Fulmer
Mathy D. Mezey
(Hrsg.)

Pflegestandards für die Versorgung alter Menschen

Aus dem Amerikanischen von Elisabeth Brock.

Verlag Hans Huber
Bern · Göttingen · Toronto · Seattle

Ivo Abraham, PhD, RN, FAAN, Präsident
der Epsilon Group LLC, Lehrbeauftragter
der Universitäten von Virginia, Leuven und
New York.

Melissa M. Bottrell, RN, BA, MPH, Direktorin
des NICHE-Projekts am John A. Hartford
Institut for the Advancement of Geriatric
Nursing Practice. Professorin an der Robert
F. Wagner Graduate School of Public Service
der Universität von New York.

Terry Fulmer, PhD, RN, FAAN, Professorin
für Pflege an der Pflegefakultät der Universität
von New York, Direktorin des Zentrums für
Pflegeforschung der Universität von New York
und Co-Direktorin des John A. Hartford
Foundation Institute for the Advancement
of Geriatric Nursing Practice, sowie Direktorin
des Dachverbands der Altenpflegeausbildungsstätten von New York.

Mathy D. Mezey, EdD, RN, FAAN, Professorin
an der Pflegefakultät der Universität von
New York, Leiterin des Hartford Instituts
zur Förderung der Altenpflegepraxis.

Die Deutsche Bibliothek –
CIP Einheitsaufnahme

Pflegestandards für die Versorgung
alter Menschen / Ivo Abrahm… (Hrsg.).
[Aus dem Amerikan. von Elisabeth Brock]. –
1. Aufl. – Bern ; Göttingen ; Toronto ; Seattle :
Huber, 2001
(Hans Huber, Programmbereich Pflege)
Einheitssacht. : Geriatric nursing protocols
for best practice <dt.>
ISBN 3-456-83424-1

Das vorliegende Buch ist eine Übersetzung aus
dem Amerikanischen. Der Originaltitel lautet
«Geriatric Nursing Protocols for best Practice»
von Ivo Abraham et al.

© 1999. Springer Publishing Company. Inc.,
New York, NY, USA

1. Auflage 2001
© 2001 by Verlag Hans Huber, Bern

Anregungen und Zuschriften an:
Verlag Hans Huber
Lektorat: Pflege
Länggass Strasse 76
CH-3000 Bern 9
Tel: 0041 (0)31 300 45 00
Fax: 0041 (0)31 300 45 93
E-Mail: georg@hanshuber.com

Lektorat: Jürgen Georg, Detlef Kraut
Titelillustration: pinx. Winterwerb und Partner,
Design-Büro, Wiesbaden
Herstellung: Daniel Berger
Satz: Sbicca & Raach sagl, Lugano
Druck und buchbinderische Verarbeitung:
AZ Druck & Datentechnik, Kempten
Printed in Germany

Die Verfasser haben größte Mühe darauf
verwandt, daß die therapeutischen Angaben
insbesondere von Medikamenten, ihre
Dosierungen und Applikationen dem jeweiligen
Wissensstand bei der Fertigstellung des Werkes
entsprechen.
Da jedoch die Pflege und Medizin als Wissenschaft
ständig im Fluß sind, da menschliche
Irrtümer und Druckfehler nie völlig auszu-
schließen sind, übernimmt der Verlag
für derartige Angaben keine Gewähr.
Jeder Anwender ist daher dringend aufgefordert,
alle Angaben in eigener Verantwortung auf ihre
Richtigkeit zu überprüfen.

Die Wiedergabe von Gebrauchsnamen,
Handelsnamen oder Warenbezeichnungen
in diesem Werk berechtigt auch ohne besondere
Kennzeichnung nicht zu der Annahme,
daß solche Namen in Sinne der Warenzeichen-
Markenschutz-Gesetzgebung als frei zu betrachten
wären und daher von jedermann benutzt
werden dürfen.

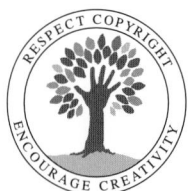

Inhaltsverzeichnis

6. Akute Verwirrtheit/Delir: Strategien der Einschätzung und Behandlung

Autorenverzeichnis

Ivo Abraham, PhD, RN, FAAN, ist Präsident der Epsilon Group LLC, einer internationalen Beratergruppe für das Gesundheitswesen. Er erfüllt Lehraufträge an der Universität von Virginia, der Katholischen Universität von Leuven (Belgien) und der Universität von New York. Dr. Abraham kann auf eine mehr als fünfzehnjährige Erfahrung in Führungspositionen des Gesundheitswesens und international anerkannter Forschungs- und Entwicklungsarbeit zurückblicken. Er gilt als Experte für ergebnisorientierte Beratung, internationale Perspektiven der Gesundheitspflege und die unterschiedlichen Systeme des Gesundheitswesens. Er erwarb den Bachelor of Science an der Katholischen Universität von Leuven (Belgien), den Master of Science und den Doktorgrad an der Universität von Michigan und verfasste mehr als 200 Publikationen über Fragen des Gesundheitswesens, der Informationstechnologie sowie Statistiken.

Melissa Marie Bottrell, MPH, ist Direktorin des NICHE-Projekts (Nurses Improving Care to the Hospitalized Elderly, Pflegekräfte verbessern die Versorgung hospitalisierter älterer Menschen) am John A. Hartford Institut for the Advancement of Geriatric Nursing Practice (Institut zur Verbesserung der Altenpflegepraxis). Als Projektleiterin arbeitet sie landesweit mit Pflegekräften und Institutionen zur Verbesserung ihrer Altenpflegepraxis. Sie schreibt an ihrer philosophischen Doktorarbeit in den Fächern Bioethik und Öffentliches Gesundheitswesen und ist außerordentliche Professorin an der Robert F. Wagner Graduate School of Public Service der Universität von New York. Sie erwarb den Bachelor of Arts in Bioethik am Pomona College und den Master of Public Health an der Universität in Boston. Sie hat Arbeiten zu so unterschiedlichen Themen veröffentlicht wie Geriatrische Pflegeforschung, Staatliches Gesundheitswesen und Bioethik.

Terry Fulmer, RN, PhD, FAAN, ist Professorin für Pflege an der Pflegefakultät der Universität von New York, Direktorin des Zentrums für Pflegeforschung der Universität von New York und Co-Direktorin des John A. Hartford Foundation Institute for the Advancement of Geriatric Nursing Practice, sowie Direktorin des

Dachverbands der Altenpflegeausbildungsstätten von New York. Sie erwarb den Bachelor am Skitmore College, den Master und Doktorgrad am Boston College. Sie war am Beth Israel Hospital in Boston sowie am Medizinischen Zentrum von Yale-New Haven und den medizinischen Fakultäten der Universität von New York tätig. Dr. Fulmers Forschungsarbeit gilt insbesondere der Akutpflege älterer Menschen sowie dem Thema der Gewalt gegen Alte. Ihre Bücher *Inadequate Care of the Elderly; Health Care Perspective on Abuse and Neglect und Critical Care Nursing of the Elderly* (Springer Publishing Company) wurden mit dem Preis für das Buch des Jahres des *American Journal of Nursing* ausgezeichnet.

Mathy Doval Mezey, RN, EdD, FAAN, hat an der Universität von Columbia studiert. Sie war Professorin an der Pflegeschule der Universität von Pennsylvania und Direktorin des Robert Wood Johnson Foundation Teaching Nursing Home Programms, einer landesweiten Initiative zur Vernetzung von Pflegeschulen und Pflegeheimen. Dr. Mezey ist zur Zeit Professorin an der Pflegefakultät der Universität von New York, wo sie den Lehrstuhl der Independence Foundation für Pflegeausbildung inne hat, und leitet das Hartford Institut zur Förderung der Altenpflegepraxis. Das Hartford Institut will die Pflege älterer Menschen verbessern, indem es die «beste Praxis» in der Pflegeausbildung, der klinischen Pflege, Forschung und im staatlichen Gesundheitswesen fördert. Dr. Mezey hat fünf Bücher verfasst sowie über fünfzig Publikationen zum Thema Altenpflege und zu bioethischen Fragen, die sich am Lebensende stellen. Ihre Forschungsarbeit befasst sich mit der Verbesserung der Pflege älterer Menschen; sie wirkt ferner bei verschiedenen Studien mit, die sich mit optimalen Wegen der Entscheidungsfindung über lebenserhaltende Maßnahmen befassen.

Vorwort

Wir werden es künftig im Krankenhaus zunehmend mit immer älteren und kränkeren Menschen zu tun haben. Pflegekräfte und medizinisches Personal, das gewohnt ist, ihr Klientel sicher durch einen operativen Eingriff und/oder den Genesungsprozess einer einzigen Erkrankung zu steuern, ist oft überwältigt von der Vielzahl und Verschiedenheit der Krankheitsbilder dieser älteren Patienten.

Sicher, die meisten betagten Menschen durchlaufen einen Krankenhausaufenthalt ohne ernste oder anhaltende Komplikationen und erholen sich nach der Entlassung gut. Bei vielen jedoch löst er als «Schlüsselereignis» einen gesundheitlichen Abbau und anhaltende funktionelle Beeinträchtigung aus. Die negativen Folgen eines Klinikaufenthalts sind besonders bei bereits gebrechlichen alten Menschen zu beobachten sowie bei Menschen mit bereits gefährdeten Funktionen, chronischen Mehrfacherkrankungen und/oder kognitiven Behinderungen.

Wir wissen bereits viel darüber, welche Faktoren einen Routineaufenthalt in einer Klinik für ältere Patienten zu einer Verkettung negativer Ergebnisse werden lassen: Delirium, Druckgeschwüre, Stürze und veränderte Schlafmuster. Wir wissen ebenfalls viel darüber, wie diese Ereignisse ausgelöst werden: durch exzessive Anwendung von Fixierungen, unangemessene Arzneimittel, falsche Dosierung und Anwendungsdauer von Medikamenten, mangelhaftes Schmerzmanagement und ungenügende Berücksichtigung der Ernährungsbedürfnisse alter Menschen.

Altenpflegerinnen, Altenpfleger und Geriater haben längst erkannt, dass negative Ergebnisse keine unvermeidlichen Folgen eines Krankenhausaufenthalts sind. Im Gegenteil, sorgfältige Einschätzung und Planung kann viele Komplikationen vermeiden oder verringern. In den vergangenen fünfzehn Jahren haben uns eine Reihe sorgfältig durchgeführter Pilotprojekte gezeigt, wie alte Menschen im Krankenhaus optimal gepflegt werden können. Mit die bekanntesten waren die von der John A. Hartford Foundation gegründeten Projekte von HOPE (The Hospital Outcome Program for the Elderly, Das Krankenhausergebnisprogramm für ältere Menschen). Sie trugen entscheidend dazu bei, die Vorteile der Einrichtung von speziellen Stationen für die Pflege alter Menschen (Acute Care of the Elderly [ACE], Akutpflege älterer Menschen) zu beweisen. Sie förderten den Einsatz geriatrischer Pflegeberatungskräfte direkt auf den einzelnen Stationen, die mit Altenpflegefachkräften und Geriatern auf den einzelnen Stationen zusammenwirkten [2, 3].

Trotz dieser Projekte und anderer Initiativen hat sich das Wissen über die Schaffung einer sichereren Krankenhaussituation für ältere Menschen nur zögernd verbreitet. Die Herausgeberschaft dieser, speziell auf die Krankenhaussituation zugeschnittenen Richtlinien (Protokolle) möchte diesem Mangel abhelfen. Jedes Kapitel stellt eine Zusammenfassung der «besten Praxis» für dreizehn klinische Syndrome dar, die alte Menschen in Krankenhäusern gemeinhin beeinträchtigen. Wir sind überzeugt, dass diese in acht verschiedenen Krankenhäusern erprobten Richtlinien der praktisch am Krankenbett tätigen Pflegekraft eine gute Hilfestellung leisten.

Die Richtlinien in diesem Buch sind durch den Einsatz vieler Autorinnen, Autoren und praktizierender Pflegekräfte entstanden. Wir hoffen, dass sie sich in Ihrem Umfeld bewähren und den alten Menschen, die Ihrer Pflege anvertraut sind, direkt zu Gute kommen. Wir vertrauen darauf, dass Ihre Umsetzung dieser Richtlinien und die Rückmeldungen an die Autoren die «beste Praxis» in der Altenpflege fördern und damit Qualität, Ergebnisse und Kosteneffizienz stationärer Pflege verbessern. Die heutigen und künftigen Patienten, deren Angehörige, sowie andere Pflegende und Betreuungspersonen, sie alle werden von diesen Veränderungen profitieren.

Donna Regenstreif, PHD
Senior Program Officer
The John A. Hartford Foundation, New York City

Literatur

1. Landefeld, CS, Palmer, RM, Kresevic, DM, Fortinsky, R, Kowal, J. A randomized trial of care in a hospital medical unit especially designed to improve the functional outcomes of acutely ill older patients. *N Engl J Med.* 1995; 32: 1333–1338.
2. Fulmer, T. Grow your own experts in hospital elder care. *Geriatr. Nurs.* 1991; 12: 64–66.
3. Inouye, SK, Acampora, D, Miller, RL, Fulmer, T, Hurst, LD, Cooney, LM. The Yale Geriatric Care Program: A model of care to prevent functional decline in hospitalized elderly patients. *J Am Geriatr Soc.* 1993; 41: 1345–1352.

Geleitwort

Qualitative Pflege während der akuten, immer kürzer werdenden Phase hospitalisierter älterer Menschen ist zu einem Hauptanliegen von Familien, Pflegekräften, Pflegedienstleitungen, medizinischen Fachleuten, Versicherungen und Finanzierungsbehörden geworden. Der Bevölkerungsanteil alter Menschen steigt ständig, ebenso das Durchschnittsalter dieser Gruppe. Dabei wächst auch die Anzahl von Problemen, die jeder Krankenhausaufenthalt für ältere Patienten mit sich bringt. Deren Pflegebedürfnisse stellen insbesondere das Pflegepersonal vor komplexere Anforderungen, weil die Probleme, die die geschickte Anwendung des Pflegeprozesses erfordern, häufig nicht krankheitsspezifisch sind und bei der medizinischen Standardbehandlung nicht berücksichtigt werden.

Obwohl die meisten Organisationen und Gesundheitseinrichtungen zumindest ansatzweise über Standards verfügen, die sich der praktischen Pflege spezifischer Patientengruppen widmen, ist die Entwicklung solcher Standards für das Pflegepersonal eine allzu schwierige Aufgabe. Diese Pflegekräfte brauchen Unterstützung bei ihrer Suche nach Methoden und Mitteln zur Verbesserung der Pflegepraxis. Deshalb gilt das Hauptaugenmerk der Praxisrichtlinien der klinischen Pflegekraft als Schlüsselperson, von der das Überleben des älteren Menschen abhängt, sei es in der klinischen Einrichtung oder zu Hause, da viele Alte von verschiedenen ambulanten Hilfs- und Pflegediensten unterstützt werden.

Ziel dieses Werks ist, eine Sammlung geriatrischer Pflegerichtlinien zur Verfügung zu stellen, die im Zuge der Zusammenarbeit mit dem NICHE-Projekt (Nurses Improving Care to the Hospitalized Elderly, Pflegekräfte verbessern die Versorgung hospitalisierter älterer Menschen) entstanden. Die 13 Pflegeprobleme älterer Kranker, die dem klinischen Pflegepersonal oft Schwierigkeiten bereiten, liefern die Titel für die einzelnen Themenbereiche. Jede Richtlinie folgt dem konzeptionellen Rahmen des professionellen Pflegeprozesses: Assessment der Faktoren, Einsatz spezialisierter, problemspezifischer Instrumente, soweit vorhanden, pflegerische Herangehensweise und Pflegehandlungen und Auswertung der erwarteten Ergebnisse. Jede Richtlinie ist durch Forschung oder Beweismaterial erhärtet und liefert so das erprobte Basiswissen.

Dieses Buch ist für viele verschiedene Berufsgruppen, die sich jeweils einem bestimmten Aspekt der Altenpflege widmen, von Interesse: Für die klinische Pflegekraft auf der Station bieten diese direkt praktisch anwendbaren Richtlinien eine brauchbare und ausgereifte Basis für die pflegerischer Zuwendung und deren Verbesserung. Für Beratungspflegekräfte, Pflegedienstleitungen, Sozialarbeiter, Lehr- und Weiterbildungskräfte bieten diese Richtlinien Grundlagen und Hilfen zur Entwicklung oder Veränderung der gültigen Standardmodelle ihrer Institution. Verwaltungsfachleute und Ausbildungskräfte von Organisationen der Gesundheitspflege, die nach neuen Ideen suchen und Begründungen für altersspezifische Besonderheiten suchen – heute ein wichtiges Element der JCAHO (Joint Commission on Accreditation of Health Care Organizations, Gemeinsame Zertifizierungskommission der Gesundheitsorganisationen) – werden in diesem Buch auf die Altenpflege zugeschnittene Grundlagen für die Kompetenzeinschätzung finden. Fachleuten, die sich mit der Verbesserung der Pflegequalität befassen, werden Inhalt und Instrumente der Richtlinien klinisch gangbare Wege eröffnen, um Programme zur Bestimmung von Grundparametern und der angestrebten Ergebnisse zu entwerfen oder zu optimieren.

Für Studierende bietet dieses Werk ein Beispiel für das breite Spektrum des Denkens und für die Anwendung von Wissen, das für eine fortschrittliche Pflegepraxis benötigt wird. Für gebildete Laien liefern diese Protokolle das Rüstzeug, um den Praxisstandard der Einrichtung beurteilen zu können, in der ein Familienmitglied oder naher Angehöriger aktueller oder potentieller Patient oder Bewohner ist. Für Versicherungsfachleute stellen diese Richtlinien ein professionelles, pflegeorientiertes Instrument zur Bestimmung des optimalen, wünschenswerten Dienstleistungsniveaus dar.

Die Leserschaft sei jedoch darauf hingewiesen, dass die Darstellung solcher Standards nicht ihre praktische Umsetzung garantiert. Dennoch stellt diese Sammlung eine wichtige Grundlage zur Identifikation vorhandener Probleme dar und dient der wissenschaftlich fundierten Einschätzung und Intervention, sowie der Auswertung von erzielten Ergebnissen.

Susan Bower-Ferres, PhD, RN, CNAA
Vizepräsidentin der Pflegedienstleitung des Medical Center
der Universität von New York

Mitarbeiterverzeichnis

Karen Allen, MS, RN
Diplomstudium an der Universität
von Massachusetts,
Amherst, Massachusetts

Elaine Jensen Amella, PhD, RN, CS, GNP
Assistenzprofessorin des College of Nursing
der Universität von Arizona
Tucson, Arizona

Christine Bradway, MSN, RN, CS
Universität von Pennsylvania
Philadelphia, Pennsylvania

Roberta L. Campbell, MSN, RN
Forschungsprojektmanagerin, Doktorantin
der Universität von Pennsylvania,
Pflegefakultät
Orexel, Pennsylvania

Barbara Corrigan, MS, RN, CS
Klinische Fachkraft für Altenpflege
Baystate Medical Center
Springfield, Massachusetts

Kathleen Fletcher, RN, CS, MSN, GNP
Universität von Virginia
Klinikerin des Health and Science Center
Charlottesville, Virginia

Marquis D. Foreman, PhD, RN, FAAN
Außerordentliche Professorin
des College of Nursing
Universität von Illinois in Chicago
Chicago, Illinois

Deborah Francis, RN, CS, MS
Klinische Altenpflegerin
Universität von Kalifornien
Sacramento, Kalifornien

Sharon Hernley, MS, GNP
Suncity West, Arizona

Denise M. Kresevic, PhD, RN, C
Geriatrische Fachpflegekraft
Universität von Cleveland
Cleveland, Ohio

Lenore H. Kurlowicz, PhD, RN, CS
Psychiatrische Beratungskrankenschwester
Hospital der Universität von Pennsylvania
Philadelphia, Pennsylvania

Lorraine C. Mion, RN, PhD
Direktorin für Pflegeforschung
Cleveland Clinic Foundation
Cleveland, Ohio

Janet Moore, MS, RN, CS
Wissenschaftliche Assistentin
Baystate Medical Center
Springfield, Massachusetts

Mary D. Naylor, PhD, RN, FAAN
Außerordentliche Dekanin der Universität
von Pennsylvania
Direktorin der School of Nursing der
Undergraduate Studies
Philadelphia, Pennsylvania

Gloria Ramsey, RN, BSN, JD
Direktorin, Rechtliche & ethische Aspekte
der Praxis
Universität von New York
School of Education, Pflegefakultät
New York, New York

Patricia Samra, MS, RN
Diplomstudium an der
Universität von Massachusetts
Amherst, Massachusetts

Cheryl Stetler, PhD, RN, FAAN
Fachkraft für beweisgestützte Praxis
Baystate Medical Center
Springfield, Massachusetts

Neville Strumpf, PhD, RN
Außerordentlicher Professor
Universität von Pennsylvania,
Pflegefakultät
Philadelphia, Pennsylvania

Joyce Thielen, MS, RN, CS
Wissenschaftliche Assistentin
Baystate Medical Center
Springfield, Massachusetts

Lark J. Trygstad, RN, MA-ARNP-C
Internistin
Mason City, Iowa

Mary K. Walker, PhD, RN, FAAN
Außerordentliche Professorin
Universität von Kentucky
College of Nursing
Tampa, Florida

May L. Wykle, PhD, RN, FAAN
Professorin
Francis Payne Bolton School of Nursing
Case Western Reserve Universität
Cleveland, Ohio

Einführung

Von Mathy Mezey und Terry Fulmer

Es wird immer deutlicher, dass wir bei der Pflege von Patienten, die einen Krankenhausaufenthalt benötigen, auf eine Krise zusteuern. Da viele Krankheitszustände, die früher einen stationären Aufenthalt rechtfertigten, heute ambulant behandelt und Krankenhauspatienten sehr schnell wieder in weniger intensive Betreuungssysteme entlassen werden, befinden sich nur noch Schwerkranke in den Krankenhäusern. Viele dieser Patienten leiden an Mehrfacherkrankungen, die den Krankenhausaufenthalt weiter komplizieren. Die überwältigende Mehrheit dieser Kranken ist 65 Jahre und älter und trägt zusätzlich die Last altersbedingter Veränderungen, die ihren Krankenhausaufenthalt weiter komplizieren und ihre Genesung behindern.

Es ist daher von größter Wichtigkeit, dass klinischen Pflegekräften Instrumente zur Verfügung stehen, die es ihnen ermöglichen, diese älteren Patienten angemessen zu pflegen. Die dreizehn klinischen Richtlinien in diesem Buch, die von Pflegeexpertinnen und -experten aus dem ganzen Land als Teil des NICHE-Projekts (Nurses Improving Care to the Hospitalized Elderly) erarbeitet wurden, sollen solche Instrumente sein. NICHE, das von der John A. Hartford Foundation Inc. seine Anschubfinanzierung bekam, hat sich zum Ziel gesetzt, praktisch arbeitende Pflegekräfte mit dem nötigen Fachwissen zur Pflege hospitalisierter älterer Patienten auszustatten.

Das NICHE-Projekt allgemein ist eine landesweite Initiative, die Krankenhäusern dabei helfen will, den Bedürfnissen akut kranker älterer Menschen Rechnung zu tragen. Zusammen mit einem Team in ganz Amerika anerkannter Führungspersönlichkeiten der Altenpflege und in über dreißig im ganzen Land verstreuten Institutionen erprobt, hat NICHE eine Reihe verschiedener Instrumente geschaffen, die den Einrichtungen erlauben, die Wahrnehmung ihres Pflegepersonals hinsichtlich der derzeit praktizierten Pflegequalität für alte Menschen *einzuschätzen*, die pflegerische Praxis zu *verändern*, um den Bedürfnissen der alten Menschen besser zu entsprechen, und die Wirksamkeit dieser Interventionen *auszuwerten*. Die Instrumente von NICHE sind:

- Das *Geriatric Institutional Assessment Profile* (GIAP, Einschätzungsprofil geriatrischer Institutionen) zur Einschätzung von inneren Einstellungen und Haltungen bezüglich der Altenpflege, des Wissens von Pflegekräften über die Altenpflegerichtlinien des jeweiligen Hauses, von Pflegewissen über gängige geriatrische Syndrome und von subjektiven institutionellen Hindernissen, die einer optimalen Altenpflegepraxis entgegenstehen;
- *Pflegemodelle* als Hilfe bei der Reorganisation von Pflegeabläufen zur wirksameren und effizienteren Erfüllung der besonderen Bedürfnisse akut kranker alter Menschen;
- Wissenschaftlich fundierte *klinische Praxisrichtlinien* spiegeln die «beste Pflegepraxis» von 13 wichtigen geriatrischen Syndromen, wie Dekubitusprophylaxe, Schlafstörungen, Patientenverfügung, Schmerzmanagement und Assessment der kognitiven Funktion;
- Klinische und institutionsbezogene *Ergebnisindikatoren*, die mit den klinischen Variablen der GIAP übereinstimmen und zur Beurteilung der Effektivität der Umsetzung von Pflegemodellen und klinischen Praxisprotokollen eingesetzt werden können; und
- Eine *Patientenbefragung*, die Meinungen von Patienten und deren Angehörigen in Bezug auf die Qualität der Pflege hospitalisierter alter Menschen erfasst.

Mit der Hilfe von NICHE haben Krankenhäuser ihre geriatrische Pflege anhand einer Reihe verschiedener Parameter gemessen und verbessert. Das Wissen von Pflegekräften und anderen Berufsgruppen über die «beste Praxis» in der Pflege alter Menschen wurde erweitert, wodurch sich die Haltung des Personals gegenüber betagten Menschen verbesserte. Darüber hinaus ergaben sich kürzere Liegezeiten, weniger Harnwegsinfektionen, eine geringere Anzahl und schwächer ausgeprägte Verwirrtheitszustände und eine Reduzierung iatrogener Komplikationen.

Das NICHE-Projekt versteht es als Teil seiner Aufgabe, praktisch arbeitende Pflegekräfte mit Techniken und Fachwissen zur Pflege alter Menschen auszustatten. Die vorliegenden Richtlinien sind auf dem heutigen Stand des Wissens über die «beste Praxis».

Sie spiegeln den aktuellen Forschungsstand und landesweit verbreitete Standards, einschließlich der von der AHCPR (Agency For Health Care Policy Research, Amt für Gesundheitspolitik und -forschung) erarbeiteten Leitlinien. Andererseits sind die Richtlinien «anwenderfreundlich», indem sie den Bedürfnissen von Pflegekräften in modernen Krankenhäusern angepasst wurden. Die Protokolle sollen Pflegekräften helfen, häufig auftretende klinische Zustände bei älteren internistischen und chirurgischen Patienten zu verhindern, erkennen, behandeln und sie gegebenenfalls weiter zu verweisen. Wir hoffen, dass die Anwendung der Richtlinien die Sicherheit der Altenpflegekräfte stärkt und ihre Arbeitszufriedenheit erhöht.

Die 13 Themen wurden ausgewählt, weil sie Schlüsselprobleme sind, denen die klinische Altenpflegekraft häufig begegnet. Die Richtlinien, auch Protokolle genannt, sind so verfasst, dass sie entweder genau so in die klinische Praxis übernommen oder den spezifischen Gegebenheiten des Patientenguts oder den speziellen Anforderungen einer Einrichtung angepasst werden können. Die meisten Richtlinien wurden in kleinen und großen Krankenhäusern im ganzen Land umgesetzt. Obwohl sie für die klinische Akutpflege entwickelt wurden, gestattet die Struktur der Protokolle – sofern sie sich auf den Hintergrund, die Einschätzungsparameter, Pflegestrategien und Auswertung der erwarteten Ergebnisse bezieht – Abwandlungen, damit sie zu anderen Praxisbereichen, wie Pflegeheimen oder häuslicher Pflege passen und von Pflegekräften unterschiedlicher Qualifikation umgesetzt werden können.

Weil uns bewusst ist, dass die Entwicklung von Richtlinien in keiner Weise ihre Umsetzung garantiert, haben wir ein Kapitel zu diesem Thema angefügt. Es soll den Institutionen helfen, klinisches Wissen tatsächlich auch in die Praxis umzusetzen.

Dieses Buch haben wir vielen Menschen zu verdanken, insbesondere den zahlreichen Mitgliedern der NICHE-Fakultät, die ihr Fachwissen und ihr Engagement einbrachten. Wir danken ferner den Institutionen, die die Arbeit unserer Autorinnen und Autoren unterstützt haben. Ohne ihre Weitsicht und ihren Einsatz für alte Menschen hätten diese Protokolle nicht entwickelt werden können.

Die NICHE-Fakultät

Ivo Abraham, PhD, RN, FAAN, Vorsitzender und Verwaltungsdirektor der Epsilon Group LLC, Charlottesville, Vermont

Elaine Jensen Amella, PhD, RN, CS, Assistenzprofessorin der Medizinischen Universität von South Carolina, Charleston, Süd-Carolina

Christine Bradway, MSN, RN, CS, Pflegefakultät der Universität von Pennsylvania, Pennsylvania

Melissa Bottrell, MPH, Projektleiterin, Pflegefakultät der Universität von New York, New York

Barbara Corrigan, MS, RN, CS, klinische Altenpflegefachkraft, Baystate Medical Center, Massachusetts

Kim Dash, MPH, Ausbildungszentrum, Educational Development Center Inc, Newton, Massachusetts

Priscilla Ebersole, PhD, RN, FAAN, Emerita, staatliche Universität von San Francisco, Kalifornien

Kathleen Fletcher, RN, CS, MSN, GNP, Klinische Pflegekraft, Health and Science Center der Universität von Virginia, Charlottesville, Vermont

Marquis Foreman, PhD, RN, FAAN, außerordentliche Professorin und klinische Wissenschaftlerin, College of Nursing, Universität von Illinois, Chicago, Illinois

Deborah Francis, RN, CS, MS, klinische Altenpflegefachkraft, Universität von Kalifornien, Davis Medical Center

Terry Fulmer, PhD, RN, FAAN, Professorin der Pflegefakultät, Universität von New York, New York

Denise Kresevic, PhD, RN, C, klinische Altenpflegefachkraft, Universität von Cleveland, Cleveland, Ohio

Lenore Kurlowicz, PhD, RN, CS, Fachpflegekraft für psychiatrische Beratung, Universität von Pennsylvanien, Pennsylvanien

Mathy Mezey, RN, EdD, FAAN, Professorin der Pflegefakultät, Universität von New York, New York

Loraine Mion, RN, PhD, Leitende Pflegeforscherin, Cleveland Clinic Research Foundation, Cleveland, Ohio

Mary D. Naylor, PhD, RN, FAAN, außerordentliche Dekanin und Direktorin des Grundstudiengangs, Krankenpflegeschule der Universität von Pennsylvania, Pennsylvania

Gloria, D. Ramsey, RN, JD, Leiterin der Arbeitsgruppe für juristische und ethische Aspekte der Praxis, Pflegefakultät, Universität von New York, New York

Neville Strumpf, PhD, RN, außerordentliche Professorin, Pflegefakultät, Universität von Pennsylvania, Pennsylvania

Lark J. Trygstad, RN, MA-ARNP-C, Altenpflegefachkraft, Praxisanleiterin, North Iowa Mercy Health Center, Mason City, Iowa

Cheryl Vince-Whitman, EdM, Vizepräsidentin des Education Development Center, Inc., Newton, Massachusetts

Mary K. Walker, PhD, RN, FAAN, Professorin, Universität von South Florida, College of Nursing, Tampa, Florida

May L. Wykle, PhD, RN, FAAN, Professorin, Francis Payne Bolton School of Nursing, Case Western Reserve Universität, Cleveland, Ohio

1. Funktionelles Assessment: Ein entscheidender Faktor in der Akutpflege alter Menschen[*]

von Denise M. Kresevic, Mathy Mezey und der NICHE-Fakultät

1.1 Lernziele

Nach der Lektüre dieses Kapitels sollten Sie Folgendes können:

1. Die Feststellung von Hörverlust bei Bewohnern von Altenpflegeheimen erläutern.
2. Pflegeaktivitäten beschreiben, die für Menschen mit Hörverlust hilfreich sind.
3. Das Konzept des funktionellen Abbaus erläutern.

Vierundzwanzig Prozent aller alten Menschen erfahren im Laufe eines Krankenhausaufenthalts einen Abbau ihrer körperlichen Funktionen [1]. Die spezifischen Risikofaktoren sind: Verletzungen, akute Erkrankung, Nebenwirkungen von Medikamenten, Depression, Fehlernährung und eingeschränkte Mobilität, einschließlich Anwendung von Fixierungen und iatrogene Komplikationen [2]. Deshalb ist die Einschätzung der Fähigkeiten durch Akutpflegekräfte ganz besonders wichtig. Eine randomisierte klinische Studie hospitalisierter alter Menschen, deren Fähigkeiten, Körperpflege durchzuführen, sich zu kleiden, auszuscheiden, zu gehen sowie ihre Transferdefizite täglich routinemäßig vom Pflegepersonal eingeschätzt wurden, lieferte die notwendigen Informationen für den Erhalt der Selbstpflegefähigkeiten [1].

Pflegekräfte nehmen in allen Pflegesituationen bei der Einschätzung des funktionellen Status alter Menschen durch direkte Beobachtung während der Routi-

---

[*] Aus Kresevic, DM, Mezey, M. Assessment of function: Critically important to acute care of elders. Geriatric Nursing, 1997, 18, 216–222. Mit freundlicher Erlaubnis von Mosby-Year Book, Inc.

nepflege und durch das Sammeln von Informationen vom alten Menschen selbst, dessen Angehörigen und ihren Langzeitpflegekräften eine Schlüsselposition ein. Im Akutpflegefall kann die systematische Einschätzung der Funktionen einen Bezugs- und Vergleichspunkt (Benchmark) liefern, an dem die Fortschritte des Kranken auf seinem Weg von der Akutpflege zur Rehabilitation oder subakuten Pflege gemessen werden. Die fortlaufende Anwendung standardisierter Einschätzungsinstrumente fördert die systematische Übermittlung des Gesundheitsstatus des Kranken zwischen den Pflegeinstitutionen und ermöglicht den Vergleich des Pflegeniveaus der Stationen einer Einrichtung untereinander und die Messung von Pflegeergebnissen **(Tab. 1-1)**. Dieses Kapitel befasst sich mit den Zielen und der Notwendigkeit von funktionellen Einschätzungen beim alten Menschen in der Akutpflege und gibt den Pflegekräften dafür ein Praxisprotokoll an die Hand **(Tab. 1-2)**.

Tabelle 1-1: Funktionelles Assessment bei alten Menschen

Bereich	Assessmentparameter	Standardinstrument	Pflegestrategien
ADL: Waschen, Kleiden, Essen, Ausscheiden, Hygiene, Transfer	• Bericht des Patienten, seiner Angehörigen oder der häuslichen Pflegekraft • Direkte Beobachtung während des Krankenhausaufenthalts	• Katz-Test [3] • Situationstest [17] • Funktioneller Status [18] • ADL-Leistungstest [19]	• Aktive Beteiligung an den ADL fördern und Hilfestellung geben bei Bedarf • Mit fremder Umgebung vertraut machen • Zum Aufstehen ermutigen • Tägliches Gehen • Krankengymnastik/Beschäftigungstherapie veranlassen, zur Kräftigung der Muskulatur – Bereitstellung von Hilfsmitteln
Mobilität • Transfer	• Bericht der Patienten seiner Angehörigen oder der häuslichen Pflegekraft über Leistungsfähigkeit und Frequenz • Beobachten: Balance		Transfer • Aktive und passive Beweglichkeit erhalten • Zum Gehen ermutigen und dabei helfen

Bereich	Assessmentparameter	Standardinstrument	Pflegestrategien
• Gehen • Beraten	• Gang • Entfernung • Ausdauer	• «Get-Up-and-Go»- Test [17]	Gehen • Physikalische Therapie einleiten für Training und Hilfsmittel • Auf Gymnastik- gruppen hinweisen • Sehtest veranlassen
IADL • Hausarbeit • Umgang mit Geld • Transport- mittel • Medikation • Essenszu- bereitung • Einkaufen	• Direkte Beobachtung • Bericht des Patienten, seiner Angehörigen oder der häuslichen Pflegekraft • Simulierte Evaluation, z. B. Überprüfung der Küchensicherheit	• Lawton-IADL [16] • Medikamenten- Managementtest [20]	• Öffentliche Haushaltshilfen/ sonstige Hilfen • Transport • Sehtest • Öffentliche Hilfsangebote nennen • Essen auf Rädern • Transportdienst • Medikamenten- zustelldienst • Tablettenzähl- system

Tabelle 1-2: Standardisierte Pflegerichtlinie: Funktionelles Assessment in der Akutpflege

Das folgende Pflegeprotokoll wurde entwickelt, um den direkt am Krankenbett tätigen Pflegepersonen zu helfen, die Funktionen alter Menschen zu überwachen, ihren körperlichen Abbau zu verhindern und ihre Funktionen während des akuten Krankenhausaufenthalts zu erhalten.

Ziel: Pflegerische Fürsorge soll die körperliche Funktionsfähigkeit maximal steigern und den Abbau der Fähigkeiten, die Selbstversorgungsaktivitäten selbstständig durchzuführen, zu verhindern oder zu begrenzen.

I. Hintergrund

A. Der funktionelle Status des Menschen beschreibt seine Fähigkeit, die ADL sicher durchzuführen. Der funktionelle Status ist ein feiner Indikator für die Gesundheit oder Krankheit alter Menschen und deshalb ein wichtiger Faktor der Pflegeeinschätzung.

B. Funktioneller Abbau kann manchmal durch schnell einsetzende und aggressive Pflegeinterventionen (z.B. Gehen, verbesserte Kommunikation, Einsatz von Hilfsmitteln) verhindert oder verlangsamt werden.

C. Manchmal ist der funktionelle Abbau fortschreitend und irreversibel. Oft werden chronische und terminale Krankheitszustände, wie Parkinson-Syndrom und Demenz, von funktionellem Abbau begleitet.

D. Der funktionelle Status wird von physiologischen Alterungsvorgängen, akuter und chronischer Krankheit und Adaptation beeinflusst. Oft ist der funktionelle Abbau das erste Symptom einer akuten Erkrankung, wie Infektionen (Pneumonie, Infektionen des Harntrakts). Ein dadurch verursachter Abbau ist meist reversibel.

E. Der funktionelle Status ist von der Kognition und den sensorischen Fähigkeiten, einschließlich des Seh- und Hörvermögens abhängig.

F. Die Risikofaktoren für einen funktionellen Abbau umfassen Verletzungen, akute Krankheiten, Nebenwirkungen von Medikamenten, Depression, Mangelernährung und verminderte Mobilität (einschließlich des Einsatzes körperlicher Fixierungen).

G. Weitere Komplikationen beim funktionellen Abbau sind: Verlust der Unabhängigkeit, Verlust der sozialen Kontakte, erhöhte Gefahr eines Langzeitaufenthalts in einer Pflegeeinrichtung und Depression.

H. Die Wiederherstellung der Funktionen kann auch eine Maßnahme der Gesundung sein, etwa bei Personen, die sich vom geschwächten Zustand durch eine kardio-vaskuläre Erkrankung erholen.

II. Assessmentparameter

A. Eine gründliche Einschätzung der Funktionen alter Menschen umfasst folgende Parameter:
Unabhängige Durchführung der grundlegenden ADL, sozialer Aktivitäten oder IADL, das Ausmaß der Hilfe, das zur *Durchführung* dieser Aufgaben benötigt wird sowie die sensorische Fähigkeit, Kognition und Kapazität zu gehen.
- 1. Grundlegende ADL:
  a. Waschen und Baden
  b. Kleiden
  c. Sich pflegen
  d. Essen
  e. Ausscheiden
  f. Sich bewegen (Transfer)
- 2. Instrumentelle Selbstversorgungsaktivitäten (IADL):
  a. Zubereitung von Mahlzeiten
  b. Einkaufen
  c. Einnahme von Medikamenten
  d. Hausarbeit
  e. Benutzung von Transportmitteln
  f. Umgang mit Geld

B. Ältere Patienten messen ihre Gesundheit eher daran, wie gut sie allein zurecht kommen, weniger in Bezug auf die Krankheit allein.

C. Die klinische Pflegekraft sollte den funktionellen Status und den vor kurzem einsetzenden oder fortschreitenden funktionellen Abbau dokumentieren.

D. Die Einschätzung der Funktionen soll über längere Zeit hinweg immer wieder erfolgen, um Zustand, Verschlechterung oder Fortschritt zu erkennen.

E. Das zur Einschätzung der Funktion ausgewählte Instrument soll einfach anzuwenden und leicht zu interpretieren sein sowie hilfreiche praktische Informationen für die klinische Pflegekraft ermitteln.

F. Multidisziplinäre Teambesprechungen sollten anberaumt werden.

III. Pflegestrategien

A. Strategien zur maximalen Förderung der Funktionen:
  - 1. Die tägliche Routine des Menschen aufrecht erhalten. Helfen, die körperlichen, kognitiven und sozialen Funktionen durch körperliche und soziale Aktivitäten zu erhalten. Zum Gehen und Zeitungslesen ermuntern, flexible Besuchszeiten anbieten, Besuch von Haustieren gestatten.
  - 2. Alte Menschen und Pflegende über den Wert von Unabhängigkeit aufklären und über die Folgen eines funktionellen Abbaus informieren.
    a. Physiologischer und psychologischer Wert von Unabhängigkeit
    b. Reversibler funktioneller Abbau bei akuter Krankheit
    c. Strategien zur Verhinderung funktionellen Abbaus, körperliche Betätigung, Ernährung und soziale Kontakte
    d. Hilfsangebote bei Verschlechterung der Funktionen
  - 3. Zu Aktivitäten ermuntern, regelmäßige Bewegung, Bewegungsradius ausschöpfen und tägliches Gehen, um Aktivität, Flexibilität und Funktion zu erhalten.
  - 4. Bettruhe möglichst einschränken.
  - 5. Nach Alternativen zu körperlicher Fixierung suchen.
  - 6. Psychoaktive Medikamente sorgfältig auswählen und in geriatrischen Dosen einsetzen.
  - 7. Die Umgebung mit Handläufen ausstatten, für breite Türen, erhöhte Toilettensitze, Duschsitze, gute Beleuchtung, niedrige Betten und Stühle sorgen.
  - 8. Helfen Sie den Patienten nach einer akuten Krankheit durch Gymnastik, physikalische Therapie und bessere Ernährung die wichtigsten Funktionen wieder zu erlangen.
  - 9. Schätzen Sie den zur Wiederherstellung der Funktionen benötigten Bedarf an physikalischer Therapie und Beschäftigungstherapie ein.

B. Hilfreiche Strategien für den alten Menschen im Umgang mit funktionellem Abbau:
  - 1. Helfen Sie dem alten Menschen und seinen Angehörigen festzustellen, wie groß die funktionelle Kapazität tatsächlich ist, indem Sie die verschiedenen Disziplinen im Team konsultieren.
  - 2. Sorgen Sie für Aufklärung der Pflegenden und Unterstützung der Angehörigen, wenn die Verschlechterung trotz pflegerischer und rehabilitativer Anstrengungen nicht aufzuhalten ist.
  - 3. Dokumentieren Sie alle Interventionsstrategien und Reaktionen des Patienten sorgfältig.

- 4. Informieren Sie die Pflegenden über die mit der Grundkrankheit des Patienten zusammenhängenden Ursachen des funktionellen Abbaus.
- 5. Klären Sie über Sicherheitsmaßnahmen zur Prävention von Stürzen, Verletzungen und anderen Komplikationen auf; denn um die Sicherheit zu gewährleisten, muss möglicherweise das Pflegeumfeld verändert werden.
- 6. Sorgen Sie für ausreichende Protein- und Kalorienzufuhr, um weitere Verschlechterung zu verhindern.
- 7. Weisen Sie auf ambulante Dienste der Kommune hin, wie Pflegedienst, Haushaltshilfen, Krankengymnastik und beschäftigungstherapeutische Angebote, die helfen können, mit dem funktionellen Abbau zurecht zu kommen.

IV. Pflegeziele

A. Der Patient kann:
- 1. Einen sicheren Grad der ADL halten und sicher gehen.
- 2. Die notwendigen Anpassungen zum Erhalt der Sicherheit und Unabhängigkeit vornehmen, einschließlich Veränderungen der Umgebung und Beherrschung des Gebrauchs von Hilfsmitteln.
B. Die Pflegeverantwortlichen können aufweisen:
- 1. Häufigeres Assessment, vermehrte Identifikation und vermehrten Umgang mit Patienten, die von funktionellem Abbau betroffen oder bedroht sind.
- 2. Fortlaufende Dokumentation von Kapazität, Maßnahmen und Ergebnissen.
- 3. Kompetenz in Bezug auf präventive und restaurative Strategien zum Funktionserhalt.
C. Die Institution kann nachweisen:
- 1. Vorkommen und Verbreitung von funktionellem Abbau sind in allen Pflegebereichen rückläufig.
- 2. Sinkende Morbiditäts- und Mortalitätsraten, die mit funktionellem Abbau zusammenhängen.
- 3. Rückläufiger Einsatz körperlicher Fixierungen.
- 4. Sinkende Zahl von deliranten Zuständen.
- 5. Steigende Zahl von Patienten, die das Krankenhaus mit gutem funktionellem Status verlassen.
- 6. Sinkende Rückfallquote.
- 7. Steigende Inanspruchnahme von Rehabilitationsangeboten (Krankengymnastik und Beschäftigungstherapie).
- 8. Unterstützung hauseigener Regelungen/Programme zur Förderung der Funktionen:
  a. Fortbildung der Pflegenden
  b. Programme zur Förderung des Gehens
  c. Kontinenzprogramme
  d. Initiativen zur Förderung des selbstständigen Essens
  e. Gruppenaktivitäten für ältere Menschen

1.2 Assessmenttechniken und Assessmentparameter

Jedes Mal, wenn Pflegekräfte bemerken, dass ein Patient z. B. die Gabel nicht mehr ergreifen kann oder Schwierigkeiten beim Gehen hat, führen sie bereits eine funktionelle Einschätzung durch. Eine umfassende Funktionseinschätzung führt jedoch über das einfache Bemerken der Veränderung einer Aktivität oder Fähigkeit hinaus. Pflegekräfte müssen auf systematische Weise die Fähigkeiten des Kranken zur Durchführung der Selbstversorgungsaktivitäten (ADL) in Bezug auf die Ausgangssituation des funktionellen Status des Kranken und den Status bei der Aufnahme einschätzen. Jede Verschlechterung des funktionellen Status sollte umgehend die Suche nach den auslösenden Ursachen einleiten.

Zur Durchführung der funktionellen Einschätzung stehen eine Reihe von Instrumenten/Methoden zur Verfügung: der Katz-ADL-Index [3], der Barthel-Index (instrumentelle Selbstversorgungsaktivitäten [IADL]) [4, 5] und die Older American Resources and Services (OARS) Assessment-Methode [6–8]. Der Katz-ADL-Index ist in den unterschiedlichen Institutionen am weitesten verbreitet. Seine Verlässlichkeit ist erprobt und seine Anwendung besteht einfach im Sammeln von Informationen durch Beobachtungen über Baden und Waschen, Ankleiden, Essen, dem selbstständigen Transfer vom Bett zum Stuhl, die Stuhl- und Urinkontrolle und die Körperpflege. Der alte Mensch wird nach dem Grad seiner Unabhängigkeit eingeschätzt. Der Barthel-Index für körperliche Funktionsfähigkeit bezieht sich auf Baden und Waschen, Körperpflege, Stuhl- und Urinkontrolle, Treppensteigen und die Fähigkeit, einen Rollstuhl zu benutzen. Dieses Instrument hat sich in Rehabilitationseinrichtungen zur Langzeitbeobachtung von Fortschritten bewährt. Der Barthel-Index erlaubt eine differenzierte Einschätzung der Aufgabenbewältigung, unter Berücksichtigung des Hilfebedarfs und des Zeitaufwands für jede Aufgabe. Das OARS-Instrument zur Einschätzung körperlicher Funktionen ist in seinem Messspektrum mit der Katz-Skala vergleichbar und umfasst Baden und Waschen, Ankleiden, Körperpflege und Stuhl- und Urinkontrolle. Im Gegensatz zum Katz-Index, der mit Beobachtungen des Pflegepersonals arbeitet, verlässt sich das OARS-Instrument auf die Angaben des Patienten. Da manche Menschen im Alter ihre tatsächlichen Fähigkeiten unter- oder überbewerten [9], ist die Selbsteinschätzung wohl weniger zuverlässig. Der *Get Up and Go Test* erfasst die Gehfähigkeit (siehe **Kasten 1-1** auf S. 32). Bestimmte instrumentelle Selbstversorgungsaktivitäten (IADL), wie die Fähigkeit, sich Mahlzeiten zuzubereiten und die selbstständige Einnahme von Medikamenten, können zwar während eines akuten Krankenhausaufenthalts nicht beobachtet werden, dennoch hat die Einschätzung der Fähigkeiten in diesen Bereichen wichtige Folgen für die Entlassungsplanung und Nachsorge. Folgende grundlegende ADL

Kasten 1-1 Der «Get Up and Go Test» zur Einschätzung der Gehfähigkeit älterer Menschen

Platzieren Sie die Person auf einen Stuhl mit bequemer Sitzhöhe und gerader Rückenlehne. Fordern Sie nun den Patienten auf:

- Bitte stehen Sie auf (möglichst ohne Zuhilfenahme der Armstützen)
- Stehen Sie kurz still
- Gehen Sie drei Meter weit
- Drehen Sie sich um und gehen Sie zum Stuhl zurück
- Drehen Sie sich um und setzen Sie sich

Dabei sind folgende Faktoren zu beachten:

- Sitzgleichgewicht
- Transfer vom Sitzen zum Stehen
- Gehtempo und Gehsicherheit
- Drehung mit oder ohne Taumeln

Aus: Mathias, Nayak und Isaacs [11]

---

eines jeden Kranke sollten – egal mit welchem Instrument – eingeschätzt werden: die Fähigkeit sich zu kleiden, zu essen, sich selbstständig vom Bett zum Stuhl zu bewegen, zur Stuhl- und Urinkontrolle, Körperpflege und zu Gehen. Die geeigneten Assessmentinstrumente sollten in jeder Akutpflegestation leicht zugänglich zur Verfügung stehen. Um die Funktionen richtig einschätzen zu können, müssen die sensorischen und kognitiven Fähigkeiten entsprechend ausgebildet sein.

1.2.1 Gehen

Die Fähigkeit zu gehen ist bei der funktionellen Einschätzung ein wichtiger Faktor. Manche Instrumente zur Einschätzung der Gehfähigkeit, der Balance und des Gangs erlauben zwar eine differenzierte Mobilitätsmessung [10], ihre Durchführung ist jedoch schwierig und zeitaufwendig. Effiziente und leicht einzusetzende Instrumente wie der *Get Up and Go Test* [11] liefern wertvolle Informationen über die selbstständige Gehfähigkeit. Die direkte Beobachtung der Fähigkeit einer Person, aus dem Bett zu steigen, in einem Stuhl zu sitzen, aufrecht zu stehen und eine kurze Strecke mit oder ohne Hilfsmittel zu gehen, ist wichtig zur Aufrechterhaltung der Sicherheit bei Selbstpflegeaktivitäten [10, 11]. Die direkte Beobachtung von Transfer und Gehen sollte die Einschätzung der Geschwindigkeit, von Zögern, Stolpern, Schwanken, den Griff nach einer Stütze erfassen, aber auch unsichere Manöver berücksichtigen, wie das zu nahe Sitzen am Stuhlrand oder Schwindel beim Umdrehen [12]. Der *Get up and Go Test* zur Einschätzung der Gehfähigkeit älterer Menschen ist ein Instrument, das Pflegekräfte leicht einsetzen können [10]. Ergibt sich dabei eine Unsicherheit beim Transfer oder Gehen, so ist dies ein Indiz, dass umgehend therapeutische Maßnahmen zur Verhütung von Verletzungen und Stürzen ergriffen werden müssen.

1.2.2 Sensorische Fähigkeiten

Die Einschätzung der potentiellen Auswirkung sensorischer Beeinträchtigung auf die Durchführung der ADL wird oft übersehen. Ein einfacher Test, um die Sehfähigkeit zu testen, besteht darin, den alten Menschen eine Schlagzeile oder einen Satz aus der Zeitung vorlesen zu lassen. Eine mäßige Beeinträchtigung liegt vor, wenn nur die Schlagzeile gelesen werden kann [12]. Trägt die Person eine Brille, muss sie zur Verfügung gestellt und geputzt werden.

Die Hörfähigkeit ist ein wesentlicher Bestandteil des Wahrnehmungsvermögens. Menschen mit eingeschränkter Hörfähigkeit werden manchmal fälschlicherweise als kognitiv eingeschränkt bezeichnet. Vielleicht wurde dem alten Menschen das Hörgerät nicht mit ins Krankenhaus gegeben und muss von den Angehörigen erbeten werden. Zur einfachen Feststellung der Hörschärfe kann der Kranke gefragt werden, ob er das Ticken einer Uhr identifizieren kann. Es kann auch der «Flüstertest» eingesetzt werden, indem man aus einer Entfernung von 10 cm der Person zehn Wörter zuflüstert. Können weniger als fünf Wörter wiederholt werden, ist dies ein Hinweis, dass die Hörfähigkeit genauer untersucht werden muss. Die Inspektion des äußeren Gehörgangs auf Ohrenschmalz kann manchmal eine leicht behebbare Ursache des beeinträchtigten Hörvermögens aufzeigen [13]. Personen mit Hördefiziten, die bei der Einschätzung der sensorischen Fähigkeiten am Krankenbett festgestellt wurden, sollten einer weiteren Abklärung und Behandlung zugeführt und gegebenenfalls mit einem Hörgerät ausgestattet werden. Kopfhörer-Verstärker sind oft nützlich und können, da preiswert, leicht auf Pflegestationen vorgehalten werden.

1.2.3 Kognitive Fähigkeiten

Die kognitiven Fähigkeiten spielen im Leben des Menschen eine äußerst bedeutsame Rolle. Die Einschätzung der Ausgangssituation ist wichtig, wird aber oft durch die mit der aktuellen Erkrankung verbundenen akuten Verwirrtheit erschwert, so dass man sich anfangs auf die Informationen der Angehörigen verlassen muss [2]. Die Komponenten der kognitiven Fähigkeiten, wie Aufmerksamkeit, Sprachvermögen und Gedächtnis, können Pflegekräfte bei Routinegesprächen und -pflegemaßnahmen ermitteln, wobei Angst und Krankheit Komplikationsfaktoren darstellen können. Schwankende Aufmerksamkeit kann ein Hinweis auf eine akute, reversible Beeinträchtigung oder eine vorübergehende Reaktion auf die Krankenhauseinweisung sein. Foreman u. a. liefern in einem klinischen Praxisprotokoll Leitlinien zur Einschätzung der kognitiven Fähigkeiten (siehe Kapitel 6) [15].

1.2.4 Ursachen

Alle Fälle des funktionellen Niedergangs sollten auf ihre Ursache hin untersucht werden. Bei Patienten, die einen akuten Verlust der Unabhängigkeit bei den ADL erfahren, sollte gründlich nach einer akuten Erkrankung geforscht werden. Liegt eine akute Erkrankung vor, etwa ein Harnwegsinfekt, eine Lungenentzündung oder der Kranke befindet sich in der Genesungsphase nach einem operativen Eingriff, kann erwartet werden, dass die eingeschränkten ADL durch angemessene Pflege und Rehabilitation wieder ihre Ausgangswerte erreichen. Möglicherweise ist auch eine umfassende Muskel- und Skelettuntersuchung sowie eine neurologische Abklärung, Laboruntersuchungen oder die Überweisung zur physikalischen Therapie oder Beschäftigungstherapie nötig.

1.3 Die Verwendung der durch ein Assessment erhobenen Informationen

Die pflegerische Fürsorge während der akuten Krankheitsphase zielt auf die Ermutigung der betagten Kranken zu den Mahlzeiten aufzustehen, sich selbst zu waschen, anzuziehen und beschäftigungstherapeutische Angebote und physikalische Therapien wahrzunehmen. Auf diese Weise können iatrogen verursachte Verschlechterungen und weitere Komplikationen vermieden werden. Patienten, deren akute Erkrankung zu einer chronischen Krankheit – wie etwa Arthritis oder Parkinsonismus – geführt hat, brauchen zum Erhalt ihres Unabhängigkeitsgrades und zur Vermeidung unnötiger Verschlechterungen ihrer ADL möglicherweise aggressive Strategien. Frühzeitige Anmeldung zu Beschäftigungstherapie und physikalischer Therapie sowie die Durchführung verordneter Aktivitäten und die Einschätzung der IADL sollten dabei nicht vergessen werden.

Eine Einschätzung ausgewählter instrumentaler Selbstversorgungsaktivitäten wie Hausarbeit, Einkaufen, Umgang mit Geld, Essenszubereitung, selbstständige Einnahme von Medikamenten und die Benutzung von Transportmitteln, muss Teil einer umfassenden Entlassungsplanung sein [16]. Zusammenfassend sei festgestellt, dass die Einschätzung der Funktionen bei älteren Menschen ein grundlegendes Element für eine gute pflegerische Versorgung darstellt. Sie braucht eine gesicherte Ausgangsbasis, die wichtige Informationen liefert, die zur lückenlosen Planung der Pflege quer durch alle Institutionen benötigt werden.

1.4 Fallbeispiel

Mrs. Brown*, eine 93jährige Witwe, wurde auf die allgemeinchirurgische Station eingewiesen, nachdem ihre Tochter sie zu Hause halb angezogen und unverständlich vor sich hinmurmelnd vorgefunden hatte. Eine Röntgenaufnahme des Thorax in der Notaufnahmestation wies eine Lungenentzündung nach, die Blutuntersuchung ergab eine starke Dehydratation mit erhöhten Natrium- und Harnstoffwerten. Mrs. Browns Tochter versicherte dem Pflegeteam, dass ihre Mutter vor dieser Krankheitsepisode allein gelebt und sich selbstständig gewaschen, angezogen und gegessen habe.

Kaum war Mrs. Brown auf der Station, fing sie an, nach ihrer Tochter zu rufen. Trotz mehrerer Versuche, Mrs. Brown beim Gehen zu helfen, konnte sie nur ein, zwei Schritte machen, dann blieb sie starr stehen. Das Pflegepersonal wollte einen Sturz verhindern und fixierte sie an ihrem Stuhl. Sie wurde inkontinent und verweigerte Essen und Trinken, obwohl sich die Pflegehelferin bemühte, ihr das Essen schmackhaft zu machen. Mrs. Brown schrie den ganzen Abend nach ihrer Tochter. Der diensthabenden Arzt verordnete zur Beruhigung 5 mg Haloperidol (Haldol), was ihre Erregung jedoch keineswegs milderte, sondern im Laufe der Nacht noch steigerte. In den frühen Morgenstunden schlief sie vor Erschöpfung ein.

Am nächsten Tag brachte Mrs. Browns Tochter die Brille, das Hörgerät und die Gehhilfe ihrer Mutter ins Krankenhaus. Am Nachmittag des gleichen Tages trug Mrs. Brown ihre Brille und das Hörgerät und fragte, was mit ihr passiert sei. Sie trank zwei Gläser Saft und aß einen Teller Hühnersuppe. Mit Hilfe ihres Gehwagens konnte sie selbstständig ins Bad gehen, ja bis zum Stationszimmer, um sich eine Zeitung zu besorgen. Durch eine frühe, umfassende Einschätzung und Erhebung der Krankengeschichte und Kontaktaufnahme mit ihrer Tochter hätten wahrscheinlich die Angst, Verwirrung und Erregtheit, die Mrs. Brown am ersten Tag ihres Krankenhausaufenthalts erfahren musste, vermieden werden können.

---

* Pseudonym

1.5 Danksagung

Die John A. Hartford Foundation hat diese Studie mit einem Stipendium unterstützt.

Literatur

1. Landefeld SC, Palmer RM, Kresevic DM, Fortinsky RH, Kowal J: A randomized trial of care in a hospital medical unit especially designed to improve the functional outcomes of acutely ill older patients. N Engl J Med. 1995; 332: 1338–44.
2. Creditor MC: Hazards of hospitalization of the elderly. Ann Intern Med. 1993; 118: 219–223.
3. Katz S, Ford AB, Moscokowitz RW, Jackson BA, Jaffe MW: Studies of illness and the aged: The index of ADL. A standardized measure of biological and psychosocial function. Jama. 1963; 185: 914–919.
4. Mezey MD, Rauckhorst LH, Stokes SA: Health Assessment of the Older Individual. New York: Springer Publishing; 1993.
5. Mahoney FL, Barthel DW: Functional evaluation: the Barthel index. Maryland State Med. J. 1965; 14: 61–65.
6. Burton RM, Damon WW, Dillinger DC, Erickson DJ, Peterson DW: Nursing home rest and care: An investigation of alternatives. In: Pfeiffer E, Ed. Multidimensional Functional Assessment: The DARS Methodology. Durham, NC: Duke Center for Study of Aging Human Development; 1978.
7. Kane RA, Kane RL: Assessing the Elderly: A Practical Guide to Measurement. Lexington, MA: Lexington Books; 1988.
8. Applegate WB, Blass J, Franklin T: Instruments for the functional assessment of older patients. N Engl J Med. 1990; 322: 1207–1214.
9. Cress ME, Schectman KB, Mulrow CD, Fiatarone MA, Gerety MB, Buchner DM: Relationship between physical performance and self-perceived physical function. J Am Geriatr Soc. 1995; 45: 93–101.
10. Tinetty ME, Ginter SF: Identify mobility dysfunctions in elderly patients: standard neuromuscular examination or direct assessment? JAMA. 1988; 259: 1190–1193.
11. Mathias S. Nayak US, Isaacs B: Balance in elderly patients: The «Get up and Go» test. Arch Phys Med Rehab. 1986; 67: 387–389.
12. Trueblood PR, Rubenstein LZ: Assessment of instability and gait in elderly persons. Compr Ther. 1991; 17: 20–29.
13. Abrams WB, Berkow R, Eds.: The Merck Manual of Geriatrics. White House Station, NJ. Merck, Sharp & Dohme Research Laboratories; 1990.
14. Woolf SH: Screening for hearing impairment. In: Goldbloom RB, Lawrence RS, Eds. Preventing Disease: Beyond the Rhetoric. New York: Springer-Verlag; 1990: 331–346.
15. Foreman MD, Fletcher K, Mion LC, Simon L: Assessing Cognitive Function. Geriatric Nursing 1996; 17: 228–233.
16. Lawton MP, Brody EM: Assessment of older people: Self-maintaining and instrumental activities of daily living. Gerontologist. 1969; 9: 179–186.

17. Skurla E, Rogers JC, Sunderland T: Direct Assessment of acivities of daily living in Alzheimer's disease: A controlled study. J Am Geriatr Soc. 1988; 36: 97–103.

18. Lowenstein DA, Amigo E, Duara R, Guterman A, Hurwitz D, Berkowitz N. et al: A new scale for the assessment of functional status in Alzheimer's disease and related disorders. J Gerontol. 1989; 44: 114–121.

19. Kurianski J, Gurland B: The performance test of activities of daily living. Int J Aging Human Dev. 1976; 7: 343–352.

20. Gurland BJ, Cross P, Chen C, Wilder DE, Pine ZM, Lantigua RA, Fulmer T: A new performance test of adaptive cognitive functioning: the medication management (MM) test. Int J Geriatr Psychiatr. 1994; 9: 875–85.

2. Schlafstörungen bei älteren Patienten[*]

von Marquis D. Foreman, May Wykle und der NICHE-Fakultät

2.1 Lernziele

Nach der Lektüre dieses Kapitels sollten Sie Folgendes können:

1. Mehrere Gründe für Veränderungen des Schlaf-Wach-Rhythmus benennen.
2. Faktoren aufzählen, die den Schlaf-Wach-Rhythmus älterer Patienten gefährden.
3. Die Folgen von Schlafstörungen bei hospitalisierten älteren Patienten erläutern.
4. Die Parameter einer umfassenden Schlafeinschätzung beschreiben.
5. Nicht-medikamentöse und individualisierte Strategien für den Umgang mit Schlafstörungen älterer hospitalisierter Patienten planen.

Der Schlaf ist ein Mechanismus zur Erholung des Körpers und seiner Funktionen, zum Erhalt von Lebenskraft und Gesundheit [1]. Er wirkt sowohl körperlich als auch emotional erneuernd und erfrischend [2]. Schlafunterbrechungen verursachen körperliche und emotionale Störungen sowie Verhaltensauffälligkeiten. Häufige Schlafunterbrechungen können die körperliche Stabilität beeinträchtigen. Guter Schlaf ist also für alle Menschen essentiell, insbesondere jedoch für ältere Menschen in medizinischer Behandlung. Dieses Kapitel erläutert eine standardisierte Pflegerichtlinie für den Umgang mit Schlafstörungen bei älteren Kranken. Voraussetzung für die praktische Anwendung des Pflegestandards ist eine

---

* Aus Foreman, M., Wykle, M. Nursing standard-of-practice protocol: Sleep disturbances in elderly patients. Geriatric Nursing, 1995, 16, 238–243. Mit freundlicher Erlaubnis von Mosby-Year Book, Inc.

Diskussion über Schlaf, Schlafveränderungen als Begleiterscheinung des Alterns und eine Darstellung von Schlafstörungen.

2.2 REM-Schlaf und Non-REM-Schlaf

Der Schlaf ist eine komplexe Verbindung physiologischer Vorgänge und Verhaltensmuster und wird als «reversible Bewusstseinslage mit herabgesetzter Reaktion auf äußere Reize» [3] definiert. Der Schlaf hat zwei Phasen: die REM-Phase (rapid eye movement, schnelle Augenbewegungen) oder paradoxen Schlaf und die Non-REM-Phase oder orthodoxen Schlaf [3].

Der Non-REM-Schlaf nimmt etwa 75 bis 80 % der Gesamtschlafzeit ein. Dabei findet nur eine minimale Gehirnaktivität statt [3]. Der REM-Schlaf tritt etwa 60 bis 90 Minuten nach dem Einschlafen ein, macht rund 20 % bis 30 % der Gesamtschlafzeit aus und gilt als unerlässlich für das Wohlbefinden [2]. Im REM-Schlaf, der von hoher Gehirnaktivität und schnellen Augenbewegungen gekennzeichnet ist, was sich im Elektroenzephalogramm niederschlägt, finden die Traumperioden statt. Während der REM-Phase ist die Muskulatur atonisch; Blutdruck, Puls und Atemfrequenz sind erhöht und schwanken [2]. Der Entzug von REM-Schlaf führt zu Angstzuständen, Irritierbarkeit, Konzentrationsproblemen und, wenn der Entzug über längere Zeit anhält, zu Verhaltensstörungen [2, 4].

Der Schlafzyklus durchläuft gewöhnlich folgende Stadien: Non-REM-Schlaf Stadium 1 bis 4, dann folgt der REM-Schlaf. Dieser tritt meist nach dem Übergang vom 3. oder 4. Stadium des Non-REM-Schlafs ins Stadium 2 des Non-REM-Schlafs und wechselt im Rhythmus von 70 bis 120 min zwischen REM und Non-REM-Stadien. Typischerweise werden in jeder Nacht 4 bis 6 Zyklen durchlaufen. Carskadon und Dement [3] stellten fest, dass während des ersten Drittels einer typischen Nacht die Stadien 3 und 4 des Non-REM-Schlafs überwiegen, während im letzten Drittel, Stadium 2 des Non-REM-Schlafs und der REM-Schlaf überwiegen, Stadium 4 des Non-REM-Schlafs jedoch fehlen kann.

Kasten 2-1 Häufig auftretende Schlafveränderungen im Alter

- Kürzere echte Schlafzeiten
- Längere Gesamtschlafzeit (z. B. mehr Zeit im Bett, davon aber weniger Schlafzeit)
- Längere Schlaflatenz (z. B. verzögerte Einschlafzeit)
- Häufiges allnächtliches Aufwachen
- Öfter unterbrochener REM-Schlaf
- Steigerung des Stadium-1-Schlafs
- Weniger tiefe Stadien 3 und 4
- Geringere Schlafeffizienz
- Leichtere Störbarkeit durch Umgebungsfaktoren
- Häufigeres Klagen über schlechten Schlaf
- Vermehrte Schläfrigkeit tagsüber, häufigere Nickerchen

2.3 Schlafveränderungen im Alter

Zusammen mit anderen Mechanismen verändert sich beim alternden Menschen auch die Art zu schlafen [5]. Die im Alter auftretenden Schlafveränderungen sind in **Kasten 2-1** aufgeführt. Sie führen zu einem leichteren, kürzeren und öfter unterbrochenen Schlaf. Diese Veränderungen sind meist geringfügig und beeinträchtigen den Erholungseffekt des Schlafs kaum. Seit kurzem gibt es Belege dafür, dass veränderte Schlafmuster eher die Folge chronischer Gesundheitsprobleme und ihrer Behandlung sind, als eine Folge des Alterungsprozesses [6, 7]. Ältere Menschen neigen jedoch eher zu schlechtem Schlaf, weil die Aktivität des autonomen Nervensystems und die Anfälligkeit für externe Störungen erhöht sind [6]. Zusätzlich zu diesen normalen, mit dem Altern einhergehenden Veränderungen des Schlafes, gibt es Störungen des Schlaf-Wach-Zyklus, die nicht normal sind.

Diese Schlafstörungen müssen schnell und angemessen eingeschätzt und behandelt werden, denn sie ziehen eine erhöhte Morbidität, Mortalität und eine Reduzierung der Lebensqualität nach sich [1, 4, 5]. Die Störungen des Schlaf-Wach-Rhythmus sind in vier Hauptkategorien unterteilt, die im **Kasten 2-2** auf S. 42 aufgelistet sind: 1. Dyssomnien, 2. Parasomnien, 3. Schlafstörungen in Folge körperlicher oder seelischer Erkrankung, 4. ungeklärte Schlafstörungen [8, 9]. Es folgt eine Beschreibung der einzelnen Kategorien.

Dyssomnien sind Einschlaf- und Durchschlafstörungen (auch *Insomnien* genannt) und exzessive Schläfrigkeit [8, 9]. Dyssomnien sind meist mit gestörtem Nachtschlaf und beeinträchtigtem Wachzustand verbunden [8, 9].

Kasten 2-2 Die internationale Klassifikation der Schlafstörungen

Dyssomnien
- Intrinsische Schlafstörungen, z. B. Narkolepsie, nächtlicher Myoklonus
- Extrinsische Schlafstörungen, z. B. umgebungsbedingte oder hypotoniebedingte Schlafstörung
- Zirkadianische Schlafrhythmusstörungen, z. B. Schlafstörung beim Wechsel der Zeitzonen (Jet lag), Schichtarbeiterschlafstörung

Parasomnien
- Aufwachstörungen, z. B. Verwirrtheitszustände, Schlafwandeln
- Störungen des Schlaf-Wach-Übergangs, z. B. Störungen der rhythmischen Bewegungen
- Parasomnien in Verbindung mit dem REM-Schlaf, z. B. Alpträume
- Andere Parasomnien, z. B. Enuresis, Schnarchen

Körperliche oder seelische Erkrankungen
- Geisteskrankheiten, z. B. Psychosen, Verstimmungen
- Neurologische Erkrankungen, z. B. Demenz, Parkinson-Syndrom
- Andere körperliche Krankheiten, z. B. chronisch obstruktive Atemwegserkrankung, nächtliche kardiale Ischämie

Ungeklärte Schlafstörungen
- Schlafstörungen in Zusammenhang mit der Menstruation

Bearbeitet von Thorpy [8] und dem Diagnostic Classification Steering Committee [9] Copyright 1990: American Sleep Disorder Association und The Sleep Research Society, Rochester, Maine. Abdruck mit freundlicher Erlaubnis.

Die Dyssomnien werden in drei Hauptgruppen unterteilt, die sich teilweise auf die pathophysiologischen Mechanismen beziehen. 1. intrinsische, 2. extrinsische, 3. zirkadiane Schlafstörungen. Intrinsische Schlafstörungen sind mit Klagen über Schlaflosigkeit oder übermäßiger Schläfrigkeit verbunden, die von Prozessen innerhalb des Körpers ausgelöst werden. Beispiele hierfür sind Narkolepsie, Schlafapnoesyndrome und nächtlicher Myoklonus. Auch extrinsische Schlafstörungen sind durch Schlaflosigkeit und übermäßige Schläfrigkeit charakterisiert, werden jedoch meist von extrakorporalen Prozessen, die in der Umgebung ablaufen, verursacht. Beispiele sind Störungen des Schlafs durch zu viel Licht oder Lärm, durch koffeinhaltige Getränke sowie Drogen- oder Alkoholabhängigkeit [8,9]. Zirkadiane Schlafrhythmusstörungen, wie das Jet-lag-Syndrom, Schichtarbeitsschlafstörung und unregelmäßiges Schlaf-Wach-Muster, haben alle eine gemeinsame chronobiologische Ursache. Die Behandlung dieser Störungen besteht hauptsächlich im Erkennen des zugrundeliegenden pathophysiologischen Prozesses und dessen Korrektur, Ausschaltung oder Minimierung.

Parasomnien manifestieren sich durch Veränderungen des zentralen Nervensystems, Veränderungen des autonomen Nervensystems und Aktivitäten der Skelettmuskulatur [8, 9]. Sie sind Aufwachstörungen, Störungen des Halbwachzustands und Übergangs in den Schlafzustand, die nicht von Abweichungen vom normalen Schlafprozess verursacht werden, sondern von unerwünschten physiologischen Phänomenen, die während des Schlafs auftreten [8–12]. Parasomnien werden ferner in folgende Untergruppen eingeordnet: 1. Aufwachstörungen, 2. Störungen des Übergangs vom Schlaf- in den Wachzustand oder von einer Schlafphase in die andere, 3. mit dem REM-Schlaf zusammenhängende Störungen, 4. andere Parasomnien [8, 9].

Medizinisch-psychiatrische Schlafstörungen sind Störungen des Schlaf- und Wachzustands, die mit zahlreichen Gesundheitsproblemen und deren Behandlung einher gehen. Diese Kategorie wird wiederum in drei Untergruppen geordnet: in Schlafstörungen durch 1. geistige, 2. neurologische, 3. medizinische Störungen. Diese Störungen des Schlafs, die auch als sekundäre Schlafprobleme bezeichnet werden, sind häufig Begleiterscheinungen der Hospitalisierung eines alten Menschen im Rahmen einer akuten Erkrankung und können durch eine Reihe von Pflegemaßnahmen positiv beeinflusst werden. Diese oft auftretenden Schlafstörungen, führen dennoch zu schlechteren Ergebnissen des Krankenhausaufenthalts (spätere Heilung, verzögerte Genesung, gelegentliche Zustände kognitiver Einschränkung und physiologische Instabilität). Schlafstörungen vermindern auch die Funktionsfähigkeit und behindern die Durchführung der Selbstversorgungsaktivitäten. Trotz dieser negativen Folgen von Schlafstörungen, werden sie vom Pflegepersonal meist nicht sehr sorgfältig eingeschätzt; die Maßnahmen beschränken sich überwiegend auf pharmakologische, welche die Schlafstörung, die sie eigentlich beheben sollen, noch verschlimmern. Das in der **Tabelle 2-1** auf S. 44 aufgeführte Praxisprotokoll nennt die Parameter zur Einschätzung des Schlafs sowie Pflegestrategien zur Verhütung und für den Umgang mit Schlafstörungen. Zentraler Punkt dieser Richtlinie ist das Prinzip, dass medikamentöse Interventionen zeitlich begrenzt eingesetzt und als letzter Ausweg betrachtet werden sollen.

Ungeklärte Schlafstörungen ist eine jüngere Bezeichnung für Schlafstörungen, über die es ungenügend oder nur unzulängliche Informationen gibt [8]. Mehr Information über die Natur dieser Störungen wird in Kürze erwartet.

Tabelle 2-1: Medikamente und Schlafstörungen

Art des Medikaments	Spezifische Bezeichnung	Wirkung auf den Schlaf
Zentralnervensystem (unterdrückend)		
• Barbiturate	• Phenobarbital • Nebutal • Seconal	• Unterdrückt den REM-Schlaf
• Narkotika • Benzodiazepine	• Demetrin • Valium • Librium • Restoril • Halcion • Dalmadorm • Rohypnol	• Unterdrückt den REM-Schlaf • Verändert den REM-Schlaf; dreht die normalen Schlafmuster um
• Alkohol		• Reduziert den REM-Schlaf und verhindert Bewegung
Zentralnervensystem (stimulierend)	• Coffein • Amphetamin • Theophyllin	• Verzögert den Schlafbe- ginn; stört den REM-Schlaf
Antipsychotika	• Melleril • Haldol	• Verursacht tagsüber Benommenheit
Autonome Agenzien	• Nasensprays • Hustensirup mit Dextromethorphan	• Verursacht tagsüber Schläfrigkeit
Antihypertensiva	• Methyldopa • Reserpin • Atenolol • Nifedipin	• Verursacht Benommenheit
Monoaminoxidase-Hemmer (MAO-Hemmer)	• Aurorix	• Verbessert den Schlaf bei depressiven Personen
Diuretika		• Nächtliches Erwachen durch Nykturie
Steroide		• Stört den Schlaf

Adaptiert aus Ebersole und Hess [2]

2.4 Schlafanamnese

Die Ursachen für Schlafstörungen bei älteren Menschen sind: Akute und chronische Krankheiten und ihre Behandlung, die charakteristischen Umstände des Krankenhausumfelds und des hohen Lebensalters sowie Unterbrechungen der Alltagsroutine. Deshalb sollte die Einschätzung des Schlafs folgende Parameter umfassen: 1. gewohnte Schlaf-Wach-Muster, 2. Gewohnheiten oder Rituale zur Schlafenszeit, 3. Ernährung und Medikation (einschließlich der rezeptfreien Medikamente), 4. Umgebungsfaktoren, 5. physiologische Faktoren, 6. Krankheitsfaktoren. Spezifische Fragestellungen sind in der Richtlinie für Schlafstörungen bei älteren Kranken zu finden. Die Aussagen sollten sowohl objektive Daten als auch subjektive Einschätzungen über die Schlafqualität enthalten. Die Befragung von Angehörigen oder nahestehenden Bezugspersonen kann ebenfalls über die gewohnten Schlafmuster und bestimmte Aspekte des Schlafs Auskunft geben.

Die Schlafanamnese richtet sich auf die Sammlung von Indikatoren oder typischen Merkmalen der Schlafstörung. Sie umfasst verbale Klagen der betreffenden Person über schlechten Schlaf, über das Gefühl, nicht ausgeruht und müde zu sein, früher aufzuwachen als gewöhnlich oder über Schlafunterbrechungen. Veränderungen im Verhalten oder der Leistungsfähigkeit sollen ebenfalls notiert werden. Die betroffene Person mag z. B. irritierbar, unruhig, lethargisch, matt oder apathisch sein [13]. Sie kann darüber hinaus unter Konzentrationsproblemen leiden, einer verzögerten Reaktionszeit, größerer Schmerzempfindlichkeit und einem tagsüber gedämpften Wachzustand. Bei Gehfähigkeit des Patienten besteht möglicherweise eine erhöhte Unfall- und Sturzgefahr.

2.5 Pflegestrategien

Angesichts der Häufigkeit von Schlafstörungen bei älteren hospitalisierten Kranken und ihres Zusammenhangs mit schlechteren Pflegeresultaten, wurde uns klar, dass Praxisrichtlinien benötigt werden. Als ein Teil des NICHE-Projekts (Nurses Improving Care of the Hospitalized Elderly; Pflegekräfte verbessern die Pflege alter Menschen im Krankenhaus) der John-A.-Hartford-Stiftung, entwickelte eine Arbeitsgruppe eine standardisierte Praxisrichtlinie, an dem sich Krankenhauspflegekräfte orientieren können, um Schlafstörungen zu verhindern und zu behandeln (siehe **Tab. 2-2** auf S. 46). Dieser praktische Leitfaden zum Thema Schlaf baut auf zwei Grundsätzen auf. Erstens: Er muss, um wirksam zu sein, den speziellen Gegebenheiten des Kranken und der Natur der Schlafstörung individuell angepasst werden. Zweitens: Der Einsatz von Medikamenten (z. B. Verschreibung und Verabreichung einer sedierenden oder schlafauslösenden Substanz) sollte als letzter Ausweg betrachtet werden. Ist eine medikamentöse Behandlung dennoch angezeigt, wird eine nur kurz wirksame, niedrig dosierte Medikamentengabe mit geringem Sicherheitsrisiko über einen beschränkten Zeitraum empfohlen [14]. Schwerpunkt der Richtlinie liegt auf nicht-medikamentösen Strategien.

Tabelle 2-2: Standardisierte Pflegerichtlinie: Schlafstörungen bei älteren Patienten

Assessment	Intervention	Evaluation
Schlaf-Wach-Muster: • Fragen Sie nach der gewohnten Schlafens- und Aufstehzeit, nach der Einschlafzeit, Häufigkeit und Dauer der nächtlichen Wachzeiten; Häufigkeit und Dauer von Nickerchen tagsüber; nach den körperlichen und sozialen Aktivitäten tagsüber • Bitten Sie den Patienten um eine subjektive Einschätzung seiner Schlafqualität	*Normales Schlafmuster aufrechterhalten:* • Benötigte Zeit bis zum Einschlafen; Nächtliche Aktivitäten so planen, dass mindestens eine 2- bis 3-stündige, ununterbrochene Schlafperiode gewährleistet ist – Von Nickerchen abraten • Soziale Kontakte fördern	*Objektive Beweise:* • Gewohnte Einschlafphase sollte 30–40 min betragen • Erwachen zur gewohnten Zeit einhalten • Schlafdauer beobachten; Patient sollte in mindestens vierstündigen Intervallen schlafen
Rituale/Gewohnheiten zur Schlafenszeit: • Erkundigen Sie sich nach den Aktivitäten, die vor dem Zu-Bett-Gehen stattfinden (z. B. Körperpflege, Gebet, Lesen, Fernsehen, Musik hören, kleine Mahlzeit)	*Unterstützen Sie die Gewohnheiten:* • Kleine Mahlzeit oder Getränk anbieten, Lesen oder Musik hören ermöglichen • Bei der Körperpflege assistieren (z. B. ein Bad vorbereiten) • Zu Gebet oder Meditation ermutigen	*Subjektive Beweise:* • Patient spricht über Schlafqualität und -quantität, macht z. B. Bemerkungen über Einschlafprobleme, häufiges Erwachen; erzählt von gutem Schlaf, fühlt sich ausgeruht/erfrischt • Spricht von gesteigertem Wohlbefinden
Medikation: • Informieren Sie sich über alle verschriebenen und rezeptfreien Medikamente, die der Patient konsumiert,	*Arzneimittel, die den Schlaf negativ beeinflussen vermeiden oder reduzieren (siehe Tab. 2-3):* • Pharmakologische Behandlung von	

Assessment	Intervention	Evaluation
insbesondere Schlafmittel, Diuretika, Laxantien • Bestimmen Sie die Gruppen der Medikamente und ihre Anwendungsdauer	Schlafstörungen als letztes Mittel • Dosis oder Dosierung des/der störenden Medikamente absetzen oder anpassen • Auf Wechselwirkung von Medikamenten achten • Schlafmittel verabreichen, Diuretika mindestens 4 h vor der Schlafenszeit geben	
Ernährung: • Fragen Sie nach dem Konsum koffein- und alkoholhaltiger Getränke	*Lebensmittel, die den Schlaf negativ beeinflussen, reduzieren oder vermeiden:* Von stimulierenden Getränken am Nachmittag und Abend abraten (z. B. Kaffee, Tee, kohlensäurehaltige Getränke) • Warme Milch empfehlen • Kleine Mahlzeit anbieten, nach Wunsch des Patienten • Von alkoholischen Getränken generell abraten • Flüssigkeitsaufnahme 2–4 h vor der Schlafenszeit einschränken	
Umgebungsfaktoren: Prüfen Sie Geräusche, Licht, Temperatur, Lüftung, Bettzeug	*Optimale Schlaf-Umgebung schaffen:* • Geräusche auf ein Minimum beschränken • Raumtemperatur nach Wunsch des Patienten einstellen • Zusätzliche Decken bereithalten	

Assessment	Intervention	Evaluation
	• Nachtlicht verwenden, wenn gewünscht • Für leise Hintergrundmusik sorgen, um die Krankenhausgeräusche zu überdecken	
Physiologische Faktoren: • Beobachten Sie das Atemmuster im Schlaf, auch die Pausen • Achten Sie auf periodisch auftretenden Bewegungen oder Zusammenzucken im Schlaf • Fragen Sie nach der gewohnten Schlafposition und der Anzahl der Kissen beim Schlafen • Beachten Sie Diagnosen von Schlafstörungen (z. B. Schlafapnoe oder Narkolepsie) • Beachten Sie Diagnosen von spezifischen Gesundheitsproblemen, die den Schlaf negativ beeinflussen (z. B. Herzinsuffizienz)	*Körperliche Stabilität fördern:* • Kopfteil des Bettes nach Wunsch einstellen • Zusätzliche Kissen anbieten: Bronchodilatatoren vor der Schlafenszeit verabreichen, falls verordnet • Medizinische Therapien anwenden (z. B. fortlaufende Druckbeatmung), nach Verordnung	
Krankheitsfaktoren: • Fragen Sie nach Schmerzen, affektiven Störungen (z. B. Depression, Angst, Sorgen, Erschöpfung und Unbehagen)	*Wohlbefinden fördern:* • Bei Bedarf Analgetika 30 min vor der Schlafenszeit verabreichen • Rücken oder Füße massieren, zur Entspannung • Bei progressiver Muskelentspannung oder geführten Phantasiereisen assistieren	

Assessment	Intervention	Evaluation
	• An Wasserlassen vor dem Zubettgehen erinnern • Weg zur Toilette frei halten oder Nachtstuhl bereit stellen	

2.6 Ergebnisse/Evaluation

Die erwarteten Ergebnisse oder die Evaluation der angewandten Strategien sollten sich an den Daten der Ersteinschätzung orientieren. Erweisen sich die gewählten Strategien als erfolgreich, sollten die Indikatoren, die als schlafstörend empfunden werden, abnehmen oder ganz verschwinden. Ist eine Schlafstörung beispielsweise die Folge von unterbrochenem Schlaf durch eine laute Umgebung, bestünde die angemessene Strategie in der Reduzierung der Zahl der Schlafunterbrechungen und des Lärmpegels. Als Ergebnis kann die subjektive verbale Äußerung erwartet werden, besser geschlafen zu haben oder sich ausgeruhter zu fühlen. Objektiv betrachtet sollten sich Beweise für verbesserte Konzentrationsfähigkeit und eine Verringerung von vorher beobachtetem, durch Schlafmangel verursachten Verhaltensweisen (z. B. Unruhe) zeigen. Als Beweis für wirksame Strategien gelten die Beobachtung angemessener Schlafperioden (z. B. 6–8 Stunden pro Nacht), aber auch ein hellwacher, aufmerksamer Patient, der sich konzentrieren und den Anweisungen Folge leisten kann.

Resultate, die über die patientenspezifischen Ergebnisse hinaus gehen, ermöglichen eine genauere Evaluierung der alten Menschen gebotenen Pflegequalität.

2.7 Danksagung

Dieses Protokoll wurde als Teil des NICHE-Projekts entwickelt und von einem Stipendium der Hartford-Stiftung unterstützt.

Bibliographie zur Entwicklung der Richtlinie

Jenike MA. *Geriatric Psychiatry and Psychopharmacology: A Clinical Approach.* St. Louis: Mosby-Year Book, 1989; 272–88.

Johnson JE. Bedtime routines: Do they influence the sleep of elderly women? *J Appl Gerontol.* 1988; 7: 97–110.

National Institutes of Health. Treatment of sleep disorders of older people. *Consensus Statement.* 1990: 8 (3): 1–22.

Literatur

1. Spenceley SM: Sleep inquiry: a look with fresh eyes. Image: J Nurs Sch. 1993; 25: 249–56.
2. Ebersole P, Hess P: Toward healthy aging: human needs and nursing response. 4th ed. St. Louis: Mosby; 1994: 64–74.
3. Carskadon MA, Dement WC: Normal human sleep: an overview. In: Kryger MH, Roth T, Dement WC, Eds. Principles and practice of sleep medicine. (2nd ed). Philadelphia: WB Saunders; 1994: 16–25.
4. Gottlieb GL: Sleep disorders and their management. Am J Med. 1990, 88(suppl 3A): 29S–33S.
5. Prinz PN, Vitello MV, Raskind MA, Thorpy MJ: Geriatrics: Sleep disorders and aging. N Engl J Med. 1990; 323: 520–426.
6. Bliwise DL: Normal aging. In: Kryker MH, Roth T, Dement WC, Eds. Principles and practice of Sleep Medicine. 2nd ed. Philadelphia: WB Saunders; 1994: 26–39.
7. Beck-Little R, Weinrich SP: Assessment and management of sleep disorders in the elderly. J Gerontol Nurs. 1998; 24: 21–29.
8. Thorpy MJ: Classification of sleep disorders. In: Kryker MH, Roth T, Dement WC, Eds. Principles and practice of sleep medicine. 2nd ed. Philadelphia: WB Saunders, 1994: 426–36.
9. Diagnostic Classification Steering Committee (Thorpy MJ, chairman): International Classification of Sleep Disorders: Diagnostic and Coding Manual, revised. Rochester, MN: American Sleep Disorders Association; 1997.
10. Hayakawa T, Kamer Y, Vrata J, Shibui K, Osaki S, Uchiyama M, Okawa M: Trials of bright light exposure and melatonin administration in a patient with non-24 hr sleep-wake syndrome. Psychiatry clin Neurosci. 1998; 52: 261–262.
11. Sedgwick PM: Disorders of the sleep-wake cycle in adults. Postgrad Med J. 1998: 74: 134–138.
12. Brunner DP, Wirz-Justice A: Chronobiological sleep disorders and their treatment possibilities. Ther Umsch. 1993; 50: 704–708.
13. Dudas S, Kim MJ: Sleep pattern disturbance. In: Kim MJ, McFarland GK, McLane AM, Eds. Pocket Guide to Nursing Diagnosis. (3rd ed). St. Louis: Mosby; 1989: 258–261.
14. Consensus Panel: Drugs and insomnia: the use of medications to promote sleep. Jama. 1984; 251: 2410–2414.

3. Ess- und Ernährungsprobleme bei alten Menschen: Einschätzung und Umgang

von Elaine Jensen Amella und der NICHE-Fakultät

3.1 Lernziele

Nach der Lektüre dieses Artikels sollten Sie Folgendes können:

1. Die physiologischen Parameter zur Einschätzung des Ernährungsstatus älterer Patienten beschreiben.
2. Die Schritte zur Einschätzung des Ernährungsstatus erörtern.
3. Schritte beschreiben, die die soziale und kulturelle Komponente von Mahlzeiten verstärken.
4. Beschreiben, wie Demenz das Ess- und Ernährungsverhalten beeinflusst werden kann.

Im Alter steigt die Wahrscheinlichkeit funktioneller Beeinträchtigungen. Angesichts von Gebrechlichkeit und Hinfälligkeit, folgt der Funktionsverlust einem vorhersagbaren Muster, wobei die Fähigkeit, sich selbst zu ernähren, die letzte Selbstversorgungsaktivität (ADL) ist, die verloren geht [1]. Zahlreiche Instrumente zur Einschätzung der Funktionen folgen der Hierarchie steigender Abhängigkeit. Es ist interessant festzustellen, dass die Fähigkeit, selbstständig zu essen, die erste ADL ist, die von einem Kind bewältigt wird und die letzte, die im Alter abhanden kommt. Wie alle anderen Aktivitäten, sollte auch die funktionelle Unabhängigkeit des Menschen erhalten bleiben. Deshalb muss das selbstständige Essen bei allen Kranken so lange wie möglich gefördert werden.

Essen ist die sozialste aller ADL. Der Ernährungsstatus wird von Faktoren beeinflusst, die über die Nahrung selbst hinaus gehen. Veränderungen des Ernährungszustands können auf eine unerkannte Krankheit oder unerwünschte Nebenwirkungen, unerfüllte Hilfebedürfnisse, fehlende Berücksichtigung kultureller Normen, psychologische Probleme oder Mangel an Beachtung der sozialen

Aspekte des Essens zurückzuführen sein. Die professionelle Pflegekraft spielt bei der Erkennung und Einschätzung von Ernährungsproblemen, von Problemen mit der Nahrungsaufnahme und der Darreichung von Mahlzeiten eine entscheidende Rolle, aber auch bei der Umsetzung eines Pflegeplans, einschließlich Unterweisung und Supervision der Pflegenden und, falls angezeigt, bei die Konsultation einer anderen Fachkraft des Basisteams.

3.2 Das Erkennen von Ess- und Ernährungsproblemen

Die Abhängigkeit bezüglich der Nahrungsaufnahme wird mit den gängigen Klassifizierungsinstrumenten als gering, mäßig oder stark bezeichnet. Diese Einteilung lässt Stärken außer Acht, die einer Intervention zugänglich sind oder der Berücksichtung bedürfen, damit sie erhalten bleiben [2]. Gleichzeitig vorhandene Gesundheitsprobleme, die möglicherweise die Funktion einschränken, wie Verlust des Sehvermögens oder eine Depression werden oft nicht beachtet. Aber auch bereits vorher bestehende soziale Probleme, wie schlechte Ernährungssituation, die Unmöglichkeit, angemessene Nahrungsmittel zu kaufen aus Gründen von Armut, sozialer Isolation oder Nichtberücksichtigung von Essensritualen, müssen erfasst werden. Deshalb verhält es sich mit der Einschätzung von Ess- und Ernährungsproblemen wie in der bekannten Geschichte vom Blinden, der die verschiedenen Teile eines Elefanten beschreiben soll. Ein interdisziplinärer Ansatz und die Einbindung spezialisierter Pflegekräfte, die sich mit dem Einzelfall befassen, sind unerlässlich.

Für Menschen mit multiplen sensorischen Veränderungen, kognitiven Einschränkungen oder fest gefügten Essensritualen kann die in einer Institution übliche Form der Mahlzeiten unannehmbar sein und die Nahrungsaufnahme beeinträchtigen. So haben z. B. Juden und bestimmte Gruppen von Moslems strenge Gesetze bei der Nahrungszubereitung sowie Gebetsvorschriften zu befolgen. Solche alte Menschen essen lieber nichts, bevor sie die religiösen Ernährungsvorschriften verletzen. Ferner sollte allen Personen vor dem Essen Gelegenheit gegeben werden, die Hände zu waschen.

Alte Menschen, die sich vielleicht im terminalen Stadium der Erkrankung befinden, sollten hinsichtlich Essen und Trinken nach ihren Wünschen gefragt werden. Verliert der alte Mensch die Fähigkeit, Entschlüsse zu fassen, sollte der oder die Bevollmächtigte für Pflegeentscheidungen gehört werden.

3.3 Die Diagnose von und der Umgang mit Ess- und Ernährungsproblemen

3.3.1 Anamnese und körperliche Einschätzung

Bei alten Menschen gilt das Körpergewicht als «fünftes Vitalzeichen», da sich viele Gesundheitsprobleme zuerst durch Gewichtsverlust oder -zunahme bemerkbar machen. Bei der Aufnahme wird mit Hilfe der Größe und des Gewichts der Körpermassenindex (Bodymass-Index) festgestellt, der ein wesentlich sensiblerer Indikator für Ernährungsprobleme ist als das Körpergewicht allein. Der normale BMI bei älteren Menschen liegt zwischen 22 und 27 und errechnet sich durch den Quotient aus Körpergewicht und dem Quadrat der Körpergröße (kg/m^2) [3]. Da sich bei alten Menschen die Größe verändert, sollte sie im Stehen gemessen oder aus der Armlänge oder Kniehöhe abgeleitet werden [Männer: 64,19 (0,04 x Alter) + (2,03 x Kniehöhe); Frauen: 84, 88 (0,24 x Alter) + (1,83 x Kniehöhe)][2].

Die Einschätzung der Organsysteme und die körperliche Untersuchung beziehen sich auf Bereiche, die für das Essen und die Ernährung wesentlich sind. Um die Unabhängigkeit zu erhalten, sollte die Pflegekraft den Hilfsmitteln, wie Brille, Hörgerät, Spezialutensilien, besondere Aufmerksamkeit widmen. Mundgesundheit und -hygiene werden zu Beginn eingeschätzt und dann routinemäßig weiter beobachtet. Präventive Maßnahmen und zahnärztliche Behandlung dürfen nicht vernachlässigt werden. Das Essen sollte möglichst immer in seiner natürlichen Form angereicht werden und nicht als Brei. Schmerzen sollten regelmäßig eingeschätzt und gelindert werden. Probleme des Magen-Darm-Trakts beeinträchtigen den Appetit. Erschöpfung, Krankheiten, wie z.B. Herz-Kreislaufprobleme und bestimmte Behandlungsformen, nehmen dem Essen den Wohlgeschmack [4].

Die Einschätzung von Schluckproblemen umfasst mehr als den einfachen Würgereflextest (Test des 10. Hirnnervs). Werden schwache Anzeichen auf Verschlucken nicht ernst genommen, kann es zur Aspiration kommen [5]. Alle Kranken mit bekannten oder vermuteten Schluckproblemen sollten zur Sprachtherapie überwiesen werden. Schluckbeschwerden lassen sich mit Hilfe der Videofluoroskopie diagnostizieren; wobei der Patient allerdings fähig sein muss, bei der Untersuchung mit zu arbeiten. Die Beschäftigungstherapeutin schätzt die richtige Sitzhaltung, die Kraft des Oberkörpers, die Fein- und Grobmotorik und die Kraft von Kopf- und Halsmuskulatur ein.

Manchmal kollidiert die Medikation mit der Ernährung, indem sie die Absorption wichtiger Nahrungsbestandteile verändert. Darüber hinaus können psychotrope Medikamente und andere Neuroleptika die Fähigkeit des Patienten zu essen, sich das Essen anreichen zu lassen oder sicher herunter zu schlucken, beeinträchtigen. Durch die Langzeiteinnahme von Psychopharmaka können Dyskinesien auftreten, die das Kauen und Schlucken erschweren. Hier ist die Beratung durch einen klinischen Pharmakologen angezeigt.

3.3.2 Nahrungsaufnahme

Die Einschätzung der Nahrungsaufnahme erfordert das Wiegen und Notieren aller konsumierten Nahrungsmittel. Ein Ernährungstagebuch oder Kalorienzählen bestätigen evtl. vorhandene Probleme. Das Kalorienzählen muss über drei Tage hinweg durchgeführt werden, wobei ein Wochenendtag dabei sein soll. Die Bitte an den Kranken oder seine Angehörigen ein Ernährungstagebuch zu führen, unterstreicht den hohen Stellenwert des Essens. Zur genauen Erfassung der Nahrungsaufnahme des Patienten sollte mit Hilfe einer Diätassistentin ein individuelles Einfuhrprotokoll erstellt werden. Innerhalb von Institutionen ist das Kalorienzählen über 72 Stunden üblich. Es hat sich allerdings herausgestellt, dass der prozentuale Anteil der konsumierten Nahrung in Pflegeheimen oft falsch beurteilt wird [6].

Eine ganze Reihe biochemischer Parameter eignen sich zur Einschätzung richtiger Nahrungsaufnahme. Bei älteren Menschen umfasst die Labordiagnostik meist: Serumalbumin, Transferrin, Hämoglobin, Vit. B 12-Spiegel, Gesamtcholesterin und Gesamtlymphozytenzahl [7]. Niedrige Spiegel können auf einen pathologischen Vorgang, auf Fehlernährung durch unangemessene Nahrungsaufnahme oder nicht diagnostizierte Ausscheidungsstörungen hinweisen [8].

3.3.3 Kognition

In anderen NICHE-Protokollen wurde über die Einschätzung und den Umgang mit kognitiven Problemen bei älteren Menschen bereits berichtet. Eine gründliche neuropsychologische Untersuchung kann Probleme in speziellen Kognitionsbereichen aufdecken, die einer Intervention zugänglich sind oder auch nicht. Viele kognitive Defizite beeinträchtigen die Fähigkeit zu Essen.

In sehr späten Demenzstadien entwickeln manche Kranke eine Aversion gegen das Essen und lehnen es ab [9]. Watson [10] hat ein gutes psychometrisches Instrument entwickelt, wie die angebotene Nahrung aufgegessen wird, den sog. Ed-Fed-Test, der sich zum Messen einer abnehmenden Nahrungsaufnahme eignet. Dieser Test kann von Pflegekräften zur Einschätzung des Stadiums des Essverhaltens eingesetzt werden. In früheren Stadien sind aktive Verhaltensweisen vorhanden. Die oder der Betreffende schiebt das Essen zur Seite oder wendet den Kopf ab. In späteren Stadien wird das Verhalten passiver. Der Kranke schluckt nicht und lässt das Essen aus dem Mund fallen. Im Spätstadium einer

Demenz kann sich ein primitives, schwach ausgeprägtes Schluckmuster entwickeln. Dabei ist der obere Luftweg nicht gut geschützt, was die Verwendung von Trinkflaschen o. ä. nicht nur würdelos, sondern auch ineffektiv und unsicher macht.

Depression ist einer der Hauptgründe für den Gewichtsverlust bei älteren Menschen. Treten Essensprobleme auf oder verweigert jemand die Hilfe bei der Nahrungsaufnahme, muss immer auch an eine Depression gedacht werden. Manche Antidepressiva, wie z. B. die SSRI (Selektive Serotonin Reuptake Inhibitoren) können paradoxerweise den Appetit älterer Menschen unterdrücken, während trizyklische Antidepressiva oft den Appetit anregen. Darüber hinaus ist die Gedeihstörung – eine bislang Kindern vorbehaltene Diagnose – inzwischen als Hauptfaktor bei Gebrechlichkeit und Gewichtsverlust alter Menschen anerkannt [8]. Sehr gebrechliche Personen können möglicherweise aus Mangel an Muskelkraft nicht mehr selbstständig essen.

3.3.4 Umfeld/Umgebung

Wegen der starken sozialen und kulturellen Komponenten des Essens, ist manchmal das «Wo» so wichtig wie das «Was». Das Pflegepersonal kann sich einfach fragen: «Würde ich meine Mahlzeit am Essplatz des Patienten einnehmen wollen?» Lautet die Antwort «nein», dann sollten Schritte zur Verbesserung des Essbereichs eingeleitet werden.

Kleine Veränderungen im Essbereich können unter Umständen große Wirkung haben, indem sie die Fähigkeit und Motivation des alten Menschen zu essen oder das Essen verabreicht zu bekommen, steigern [11]. Die Verwendung von Essbesteck und Tellern, Tassen und Untertassen aus Porzellan trägt dazu bei, die Stimmung des Patienten zu heben. Wird das Geschirr vom Tablett genommen und direkt auf das Tischtuch oder ein Tischset von kontrastierender oder dunklerer Farbe gesetzt, entsteht ein visueller Anreiz, der es dem Kranken erleichtert, die Mahlzeit als seine eigene zu betrachten. Setzt die Pflegeperson das Tablett vor sich ab und reicht von dort aus dem Kranken einen Bissen, kann es sein, dass dieser den Eindruck bekommt, vom Teller einer anderen Person zu essen.

Während der Mahlzeiten sollen keine Medikamente verabreicht werden. Die Pflegekraft soll das Abbrechen oder Unterbrechen der Mahlzeiten möglichst vermeiden, weil die Anzahl der Unterbrechungen, selbst durch Personen, die nur den Raum betreten oder verlassen, in Zusammenhang mit geringerer Essensaufnahme steht [12]. Wird weniger als 50 % der Portion gegessen, sollte die Pflegekraft versuchen, die Essenssituation zu verändern.

3.3.5 Die Beziehung zur Pflegeperson bei den Mahlzeiten

Essen ist vor allem eine Gemeinschaftserfahrung. Das Aufessen einer Mahlzeit hängt davon ab, wer dem Patienten bei der Nahrungsaufnahme behilflich ist, aber auch vom interpersonalen Prozess, den diese Person einsetzt, um mit dem Patienten in Kontakt zu treten [13, 14]. Größere Erfolge haben Pflegepersonen, die es schaffen, dem Kranken das Esstempo bestimmen zu lassen und ihm gestatten, eine Wahl zu treffen. Leider ist Zeit in den Institutionen ein teures Gut. Es ist von entscheidender Wichtigkeit, dass die Pflegekraft, mit Unterstützung der Sprachtherapeutin (Logopädin), Angehörige, Freundinnen und Freunde sowie nichtprofessionell Pflegende darin unterweist, wie dem Kranken unter Wahrung seiner Würde und Berücksichtigung der sozialen Aspekte der Mahlzeiten das Essen dargereicht werden kann. Diese Personen sollten in regelmäßigen Zeitabständen bei der Hilfestellung für den Kranken überwacht werden. Manchmal ist auch der Einsatz von Ehrenamtlichen, wie Musson ihn beschreibt [15], hilfreich.

Berührung und Lächeln wirken sich auf die Nahrungsaufnahme positiv aus [16]. Dem Patienten in Augenhöhe gegenüber zu sitzen, wahrt den sozialen Aspekt des Essens und ist deshalb von ästhetischem Wert. Manche Kranke brauchen Hilfestellung, um eine gute Essposition einnehmen zu können oder aber speziell für sie entwickelte Hilfsmittel, die das selbstständige Essen erleichtern [17].

Bei Patienten mit neuromuskulären Erkrankungen oder Demenz ist es wichtig, eine stichwortartige Aufforderung zu geben. Nahrungsmittel, die ohne Besteck gegessen werden können, sollen dem Kranken direkt in die Hand gegeben werden. Die Pflegekraft kann dem Kranken sogar ein paar Mal die Hand und den Arm entsprechend führen (Hand auf Hand), während sie einfache Aufforderungen wiederholt. Das pantomimische Vorführen von Bewegungen hilft, effektive Essstrategien einzuschleifen und zu festigen. Die Platzierung sehr selbstständiger Personen neben weniger selbstständigen ist eine weitere Möglichkeit, Vorbilder für angemessene Verhaltensweisen anzubieten. Werden die Mahlzeiten wie in einer Familie serviert, d. h. in Schüsseln auf den Tisch gestellt und nicht auf Tabletts, reaktiviert dies Erinnerungen an frühere Mahlzeiten.

Der Kranke sollte die Möglichkeit haben und dazu ermutigt werden, so gut wie möglich selbstständig zu essen. Hilfsgeräte sollen sauber und in Reichweite stehen. Das Pflegepersonal sollte über Techniken zur Förderung der sozialen Aspekte der Mahlzeiten Bescheid wissen und entsprechende Vorkehrungen treffen können. Es sollte auch mit einem individualisierten, die Unabhängigkeit fördernden Pflegeplan vertraut sein. Das ideale Praxismodell ist dasjenige, welches den Menschen bei seinen Versuchen, so lange wie möglich selbstständig zu essen, unterstützt [18]. Siehe **Tab. 3-1.**

Tabelle 3-1: Pflegerichtlinie

Leitgedanken:

1. Angemessene Nahrungsaufnahme ist zum Erhalt der körperlichen und emotionalen Gesundheit notwendig.
2. Die Mahlzeiten dienen nicht nur der Aufnahme von Nahrungsmitteln, sondern auch dem Erhalt wichtiger sozialer Aspekte des Lebens.
3. Die sozialen Komponenten der Mahlzeiten werden berücksichtigt, auch Essensrituale, kulturelle Normen und Vorlieben für bestimmte Nahrungsmittel.
4. Die Menschen werden ermutigt, so lange wie möglich selbstständig zu essen, und dabei unterstützt.
5. Menschen, die nicht mehr selbstständig essen können, wird die Nahrung unter Wahrung ihrer Würde dargereicht.
6. Entscheidungen des Patienten/Bewohners oder seines Pflegebevollmächtigten hinsichtlich der Verabreichung/Verweigerung von Nahrung und Flüssigkeit in der Endphase des Lebens werden respektiert.
7. Die Qualität der Essenszeit ist ein Indikator für die Qualität der Pflege und der Lebensqualität des betroffenen Menschen.

I. Hintergrund

A. Definitionen:
  - 1. Essen reichen ist «der Vorgang, bei dem Essen vom Teller zum Mund befördert wird»; ein primitiver Akt ohne Berücksichtigung sozialer Aspekte.
  - 2. Essen ist «die Fähigkeit, Essen vom Teller durch den Mund in den Magen zu befördern» [20]. Essen heißt: die Nahrung erkennen, das Essen vom Teller in den Mund befördern und schlucken zu können.
  - 3. Anorexie ist «die Weigerung, das Körpergewicht an der unteren Normgrenze zu halten» [21]. Hat bei älteren Menschen möglicherweise physiologische Ursachen [8, 22].
  - 4. Dysphagie ist eine Störung des Schluckmechanismus.
  - 5. Apraxie ist die Unfähigkeit, willkürliche Muskelaktivitäten durchzuführen, weil eine neuromuskuläre Schädigung vorliegt. Auf Essen und Essen reichen bezogen: Verlust der willkürlichen Phasen des Schluckens oder der Fähigkeit, mit Essgeräten umzugehen.
  - 6. Agnosie ist die Unfähigkeit, Gegenstände zu erkennen, bei intakter Wahrnehmung durch die Sinnesorgane.
B. Ätiologie der Essprobleme:
  - 1. Myopathien: Myasthenia gravis, Sklerodermie, angeborene Schwäche, Spasmus der Speiseröhre.
  - 2. Neurologische Ursachen: Bewegungsstörungen, besonders Parkinson-Syndrom, Amyotrophische Lateralsklerose, Demenz, besonders Alzheimer-Krankheit, Schlaganfall mit Schädigung der oberen motorischen Neuronen, des Stammhirns, der unteren Teile des Gyrus occipitotemporalis medialis oder des Gyrus frontalis inferioris, craniale Neuropathien durch Krebs oder Diabetes.
  - 3. Systemische Infektionen: Anorexie durch Infektionen oder Sepsis.

- 4. Mechanische Störungen: Starke zervikale Spondylose bei C4 bis C7 mit Osteophyten, Tracheotomie-Schläuche, erhebliche Kyphose, schlechte Zähne.
- 5. Psychologische Ursachen: Depression, Anorexie, Gedeihstörung.
- 6. Iatrogene Ursachen: Unerwünschte Arzneimittelwirkungen, besonders verzögert auftretende Dyskinesie, schlechte oder unterlassene Mundpflege, Fehlen von Hilfsmitteln, unbehandelte Schmerzen, Anwendung freiheitsbeschränkender Fixierungen mit Einschränkung der Bewegungsfreiheit der Arme und Beine, ungünstige Oberfläche von Stuhl oder Tisch oder Diskrepanz zwischen Stuhl- und Tischhöhe, Verwendung eines Rollstuhls anstatt eines Stuhls mit Essplatte, Verwendung von Plastik-Einmalgeschirr, besonders bei Patienten/Bewohnern mit kognitiven oder neuromuskulären Behinderungen.

II. Assessment

A. Assessment mit altem Menschen und Pflegenden:
- 1. Rituale vor dem Essen, z. B. Hände waschen, Toilette aufsuchen. Umziehen.
- 2. Tischgebete, wenn die Frage angemessen erscheint.
- 3. Religiöse Riten oder Vorschriften, die beim Zubereiten der Nahrung oder vor Beginn der Mahlzeit zu beachten sind, z. B. bei Muslimen, Juden, Sieben-Tage-Adventisten. Ziehen Sie einen Geistlichen zu Rate, wenn erreichbar.
- 4. Kulturelle oder spezielle Hinweise – Familiengeschichte, besonders Rituale, rund um die Mahlzeiten. Wünsche hinsichtlich der Nahrungsaufnahme und Flüssigkeitszufuhr bei Entscheidungsunfähigkeit im finalen Stadium oder Erfragen des ernannten Pflegebevollmächtigten. Ethiker oder Sozialarbeiter können diesen Prozess möglicherweise erleichtern.

B. Anamnese und körperliches Assessment (gezielt), koordiniert mit pflegerischem und medizinischem Assessment.
- 1. Gewicht und Größe - bei der Aufnahme zur Ermittlung der Körpermassenzahl (Gewicht in kg/Größe in m^2), dann mindestens alle 7 Tage wiegen, falls eine Veränderung des Ernährungszustands vorliegt.
- 2. Hautläsionen, Turgor, Trockenheit, Haarausfall.
- 3. Neurologische Anzeichen - V., VII., IX., X., XI., XII. Hirnnerv (haben mit dem Schlucken zu tun).
- 4. Einschränkungen bei den Sinnesorganen – Sehen, Schmecken, Tasten, Hören
- 5. Mundhöhle – Sauberkeit, Zustand der Zähne, einschließlich Karies an Wurzel und Oberfläche, Sitz der Zahnprothese, o. ä., Läsionen, Zustand des Zahnfleischs und der Zunge. Zahnarzt zu Evaluation und Behandlung hinzuziehen.
- 6. Hals – Schluckfähigkeit. Logopäden zum gründlichen Assessment hinzuziehen.
- 7. Atmung - Einschränkende Erkrankung, die die Nahrungsaufnahme oder die Verträglichkeit größerer Mengen beeinträchtigt. Atemtherapeuten hinzuziehen, falls nötig.
- 8. Herz – Herzinsuffizienz, Stadium III oder IV, oder unzureichend therapierte Angina pectoris, Hinweis auf eine Aktivitätsintoleranz.
- 9. Gastrointestinaltrakt – Hiatushernie, hypo- oder hyperaktiver Darm (Verstopfung oder Durchfall, Bauchschmerz oder Druckempfindlichkeit, Divertikelkrankheit.

- 10. Kraft und Koordination – Neuro- und muskuloskelettale Untersuchung, z. B. Sitzhaltung, Gebrauch der oberen Extremitäten, einschließlich Motilität, Tremor, Feinmotorik. Ziehen Sie die Beschäftigungstherapeutin und Krankengymnastin zum Assessment hinzu, falls angezeigt.
- 11. Psychologische Einschätzung – Affektive Störungen, besonders Depression.
- 12. Schmerz – Generell oder lokal, besonders im Kiefer, Mund, Hals, Gastrointestinaltrakt.
- 13. Endokrines System – Nüchternblutzucker, Mikroalbuminämie und schilddrüsenstimulierende Hormone bei Gewichtsverlust, um festzustellen, ob ein nichtdiagnostizierter/schlecht eingestellter Diabetes oder eine Schilddrüsenerkrankung vorliegen.
- 14. Medikation – Sedierung, abnormale Bewegungen. Pharmakologen hinzuziehen, um Polypharmazie zu beurteilen.

C. Einfuhr (genaue Messung erforderlich, da Schätzungen ungenau sein können):
- 1. Kalorienzählen über 3 Tage (einschließlich eines Wochenendtages, wenn es um ein Heim geht).
- 2. Nahrungsmittel wiegen (vor und nach den Mahlzeiten, wenn die Einfuhr ganz genau festgestellt werden soll).
- 3. Biochemische Untersuchungen – Bei Laborwerten auf Normabweichungen achten.
- 4. Ernährungsanamnese – Von Diätfachkraft entworfen und vom Pflegepersonal durchgeführt.

D. Kognition – nach der durch neuropsychologischen Test festgestellten Diagnose (verwenden Sie die vier A der Alzheimer-Erkrankung, weil sie das Essverhalten beeinflussen und Anorexie):
- 1. Aphasie – Kann seine Vorlieben nicht verbal mitteilen.
- 2. Apraxie – Kann die Essgeräte und die Nahrungsmittel vor dem Essen nicht handhaben, kann das Essen im Mund nicht bewegen/schlucken.
- 3. Agnosie – Erkennt die Utensilien/das Essen nicht.
- 4. Amnesie – Patient vergisst, dass er gegessen hat, bemerkt nicht, dass er essen sollte.
- 5. Anorexie – Kein Wunsch nach Essen vorhanden, möglicherweise psychologische Ursache, Gedeihstörung.

E. Umgebung/Umfeld:
- 1. Speisesaal oder Patientenzimmer – Persönliche Ausstattung versus unpersönliches Umfeld, keine Behandlungen oder andere Aktivitäten während der Mahlzeiten keine Ablenkungen.
- 2. Geschirr – Verwendung von normalem Geschirr, d. h. Porzellantellern, Gläsern, Tassen und Untertassen, Essbesteck, Tischdecke, Serviette versus Einmalgegenständen und «Lätzchen».
- 3. Möbel – der alte Mensch sitzt auf einem Stuhl mit Armstützen, der Tisch hat die richtige Höhe versus Essen im Rollstuhl oder Bett.
- 4. Geräuschpegel – Minimale Musik- und Fernsehgeräusche, leises Personal, das persönliche Gespräch zwischen Patient/Bewohner und Pflegenden wird gefördert.

- 5. Licht – Angemessen und nicht blendend versus dunkel, verschattend oder blendend.
- 6. Geruch – Vertraute Küchengerüche versus Zubereitung des Essens weit entfernt vom Patienten/Bewohner oder Gerüche nach Medikamenten oder Unrat.
- 7. Hilfsmittel – Vorhanden, angemessen und sauber, Pflegende und/oder alter Mensch weiß sie zu gebrauchen. Beschäftigungstherapeutin hilft bei der Evaluation.

F. Beziehung zu den Pflegekräften:
- 1. Gesellige Atmosphäre – Gemeinsame Mahlzeit versus Pflichterfüllung.
- 2. Sitzposition der Pflegekraft – Augenkontakt, in Augenhöhe.
- 3. Tempo und Wahlmöglichkeit – Pflegeperson gestattet dem alten Menschen das Essen auszuwählen und das Esstempo zu bestimmen, geht auf seine Vorlieben ein, wenn bekannt, verbal oder durch Gesten und/oder Geräusche vermittelt.
- 4. Stichworte – Pflegekraft gibt bei Bedarf mit Worten oder Gesten Impulse.
- 5. Selbstständiges Essen – Förderung des selbstständigen Essens durch verschiedene Methoden versus Verabreichung der Nahrung, um Zeit zu sparen.

III. Evaluation der erwarteten Ergebnisse

A. Patient/Bewohner:
- 1. Bei der Aufnahme wird ein Ernährungsassessment durchgeführt und dokumentiert.
- 2. Gewicht und Größe werden bei der Aufnahme und dann mindestens wöchentlich gemessen.
- 3. Assessment des Patienten/Bewohners, der Esssituation und der Interaktion mit der Pflegeperson nach Mahlzeiten, bei welchen weniger als 50 % der angebotenen Menge gegessen wurde.
- 4. Diagnostische Kontrolle, Pflege und Behandlung durch das interdisziplinäre Team, wenn Abweichungen von der erwarteten Norm vorliegen.
- 5. Korrektive und unterstützende Strategien sind im Pflegeplan enthalten.
- 6. Aspekte der Lebensqualität werden beachtet, indem die soziale Komponente des Essens Berücksichtigung findet.
- 7. Entscheidungen über die Ernährung in der Endphase des Lebens werden respektiert.

B. Pflegende/Ärzte:
- 1. Routinemäßige Unterbrechungen der Mahlzeiten werden minimiert.
- 2. Angehörige und freiwillig Helfende werden informiert und geschult, damit sie die speziellen Bedürfnisse des Patienten/Bewohners berücksichtigen, um die Mahlzeiten sicher und effektiv zu gestalten.
- 3. Normales Ess- und Trinkverhalten des Patienten/Bewohners wird im Pflegeplan festgehalten.
- 4. Kompetenz beim Ernährungsassessment, Kenntnis der und Sensibilität für ernährungsbezogene(n) kulturelle(n) Normen schlagen sich im Pflegeplan nieder.

C. Institution:
- 1. Dokumentation des Ernährungsstatus, Essverhaltens und der Darreichung entspricht dem erwarteten Standard.

- 2. Veränderungen des Ernährungsstatus, des Ess- und Darreichungsverhaltens werden erfasst und umgehend angemessen beantwortet.
- 3. Die Einbindung des interdisziplinären Teams (Geriater, erfahrene Fachpflegekraft, Diätassistentin, Logopäde, Zahnarzt, Beschäftigungstherapeutin, Sozialarbeiter, Seelsorger, Ethiker) ist gewährleistet.
- 4. Die Nahrungsversorgung ist so gestaltet, dass die individuellen Wünsche und kulturellen Normen berücksichtigt werden können.

IV. Engmaschige Nachsorge

A. Kompetenz des Anbieters im Hinblick auf die Überwachung des Ernährungsstatus, des Essverhaltens und der Darreichungsform.
B. Dokumentation des Ernährungsstatus und des Ess- und Ernährungsverhaltens.
C. Dokumentation der Pflegestrategien und Beobachtung der Veränderungen im Ernährungsstatus und Ess- und Ernährungsverhalten.

Literatur

1. Katz S, Ford AB, Moskowitz RW, Jackson BA, Jaffe MW: The index of ADL: A standardized measure of biological and psychological function. JAMA. 1963; 185: 915–919.
2. Reuben DB, Greendale GA, Harrison GG: Nutrition screening in older persons. J Am Geriatr Soc. 1995; 45: 415–425.
3. White J, Ham R, Lipschitz D: Consensus of the Nutrition Screening Initiative: Risk factors and indicators of poor nutritional status in older Americans. J Am Dietet Assoc. 991; 91: 783–787.
4. Esberger K: Guide to gastrointestinal problems of elders. Geriatr Nurs. 1991; 12: 74–75.
5. Amella EJ: Choking: Aspiration in the elderly. In C Bradway (Ed.), Nursing Care of Geriatric Emergencies. New York: Springer Publishing Company, 1996: 154–169.
6. Schell ES, Kayser-Jones J, Porter C: The recording of percentage of food eaten by nursing home residents: Fact or fiction? Gerontol. 1995; 5 (Special Issue 1): 193–194.
7. Barrocas A, Belcher D, Champagne D, Jastram C: Nutrition assessment practical approaches. Clin Geriatr. Med. 1995; 11: 675–713.
8. Verdery R: Clinical evaluation of failure to thrive in older people. Clin Geriatr Med. 1997; 13: 769–778.
9. Norberg A, Backstrom A, Athlin E, Norberg B: Food refusal amongst nursing home patients as conceptualized by nurses' aids and enrolled nurses: An interview study. J Adv Nurs. 1988; 13: 478–483.
10. Watson R: Measuring feeding difficulties in patients with dementia: perspectives and problems. J Adv Nurs. 1993; 18: 25–31.
11. VanOrt S, Phillips LR: Nursing interventions to promote functional feeding. J Gerontol Nurs. 1995; 21(10): 6–14.
12. Deutekon EJ, Phillipsen H, Hoor TF, Abu-saad HH: Plate waste producing situations in nursing wards. Int J Nurs Stud. 1991; 28: 163–174.

13. Amella EJ: Factors influencing the amount of food consumed by nursing home residents with dementia. Gerontolo 1996; 36 (Special Issue 1): 97.

14. Athlin E, Norberg A, Asplund K, Jansson L: Feeding problems in severely demented patients seen from task and relationship aspects. Scand J Caring Sci. 1989; 3: 113–121.

15. Musson ND, Frye GD, Nash M: Silver spoons: Supervised volunteers provide feeding of patients. Geriatr Nurs. 1997: 18 (1): 18–20.

16. Eaton M, Mitchell-Bonair IL, Freidman E: The effects of touch on nutritional intake of Chronic Brain Syndrome patients. J Gerontol. 1986; 41: 611–616.

17. Ozer MN, Materson RS, Caplan LR: Management of Persons with Stroke. St. Louis, MO: Mosby Year Book; 1994.

18. Osborn CL, Marshall M: Promoting mealtime independence. Geriatric Nursing 1992; 18: 254–256.

19. Katz S. Downs TD, Cash HR, Grotz RC: Progress in the development of the Index of AdL. Gerontol. 1970; 10: 22.

20. Siebens H, Trupe E, Siebens A, Cook F, Anshen S. Hanauer R, Oster G: Correlates and consequences of eating dependency in instutionalized elderly. J Am Geriatr Soc. 1986; 34: 193.

21. American Psychiatric Association. Diagnostic and Statistical Manual of Mental Disorders (4th ed.) DSM-IV). Washington, DC: Author; 1994: 539.

22. Morley JE: Anorexia of aging: physiologic and pathologic. Am J Clin Nutr. 1997; 66: 760–778.

4. Harninkontinenz bei alten Menschen

von Christine Bradway, Sharon Hernley und der NICHE-Fakultät

Harninkontinenz ist der unwillkürliche Verlust von Urin in problematischer Menge [1]. In den Vereinigten Staaten sind mehr als 13 Millionen Menschen von Harninkontinenz betroffen [in Deutschland 4 Millionen] [2]. Die schwerwiegenden Folgen von Harninkontinenz in einer Intensivpflegestation sind: Erhöhte Gefahr von Harnwegsinfektion, Anwendung eines Verweilkatheters [3], Dermatitis, Hautinfektionen und Druckgeschwüre [4]. Harninkontinenz, die zum Abbau der Funktionen führt, prädisponiert alte Menschen für alle mit Bettruhe und Immobilität verbundenen Komplikationen [5].

4.1 Ursachen der Harninkontinenz

Kontinenz erfordert intakte, funktionierende Harnwege, die kognitive und funktionelle Fähigkeit, Entleerungssignale zu erkennen und eine Toilette zu benutzen, die Motivation, kontinent zu bleiben und eine Umgebung, die diesen Prozess unterstützt. Zur Miktion ist die willkürliche und reflexive Kontrolle von Blase, Harnröhre, Musculus detrusor und Harnröhrensphinkter erforderlich. Erreicht das Blasenvolumen etwa 400 ml, senden die Druckrezeptoren in der Blasenwand eine Botschaft an das Gehirn, ein Impuls zur Entleerung wird zurück an die Blase geschickt, der Musculus detrusor kontrahiert, der Harnröhrensphinkter entspannt sich und die Miktion findet statt [7, 8]. Normalerweise kann die Miktion willkürlich verhindert werden, zumindest für eine gewisse Zeit, bis der Mensch sich entleeren will oder einen passenden Ort dafür findet. Harninkontinenz tritt auf, wenn dieser Prozess an irgend einem Punkt unterbrochen ist.

Die Richtlinien der AHCPR (Agency for Health Care Policy and Research; Amt für Gesundheitspolitik und -forschung) unterscheiden zwei Arten von Harninkontinenz: die vorübergehende (akute) und die etablierte (chronische). Typisch für eine vorübergehende Harninkontinenz ist das plötzliche Auftreten potentiell reversibler Symptome. Dafür gibt es folgende Ursachen:

- Delir
- Infektion (z. B. unbehandelte Harnwegsinfektion)
- Atrophische Vaginitis oder Urethritis
- Arzneimittel
- Depression oder andere die Motivation beeinträchtigende psychologische Störungen
- Übermäßige Urinproduktion
- Eingeschränkte Mobilität
- Stuhlverhalt oder Verstopfung (bewirkt einen zusätzlichen Druck auf die Blase und verursacht einen verstärkten und häufigeren Harndrang)

Hospitalisierte ältere Menschen sind in Gefahr, eine vorübergehende Harninkontinenz zu entwickeln und, bei kürzeren Krankenhausaufenthalten, ohne Lösung dieses Problems entlassen zu werden. Dennoch ist die vorübergehende Harninkontinenz oft vermeidbar oder zumindest reversibel, sofern die auslösende Ursache erkannt und behandelt wird.

Die etablierte Harninkontinenz tritt entweder plötzlich oder schleichend auf und besteht oft bereits vor der Aufnahme ins Krankenhaus. Sie wird häufig zuerst von einer Pflegekraft oder einem pflegenden Angehörigen im Laufe einer akuten Erkrankung, eines Krankenhausaufenthalts, einer plötzlichen Ortsveränderung oder bei Veränderung der Alltagsroutine entdeckt [9]. Es gibt 4 verschiedene Arten etablierter (chronischer) Harninkontinenz:

1. *Stressinkontinenz:* Der unwillkürliche Verlust von Urin in Zusammenhang mit Aktivitäten, die den intraabdominalen Druck erhöhen [2]. Menschen mit Stressinkontinenz verlieren untertags meist kleine Mengen von Urin, während einer körperlichen Aktivität oder bei erhöhtem intraabdominalen Druck (z. B. beim Husten oder Niesen) [2]. Stressinkontinenz kommt überwiegend bei Frauen vor, aber auch bei Männern nach einer Prostataoperation.
2. *Dranginkontinenz:* Der unwillkürliche Verlust von Urin in Verbindung mit einem starken Drang zur Entleerung (Harndrang) [2]. Bei diesem Typ der Harninkontinenz treten neben dem Harndrang meist auch eine erhöhte Leerungsfrequenz, Nykturie und Enuresis auf. Die Menge des Harnverlusts ist mittelgroß bis groß.
3. *Überlaufblase:* Steht in Zusammenhang mit einer Überdehnung der Blase, die von einem unterdurchschnittlich aktiven Musculus detrusor oder einer Ausgangsobstruktion verursacht sein kann [2]. Menschen mit Überlaufinkontinenz berichten oft von häufigem, konstantem Tropfen, auch nach der Miktion, von Harnretention oder «Harnstottern», Harnverlust ohne erkennbaren Drang oder einem unangenehmen Druck- oder Völlegefühl im Unterbauch.

4. *Funktionelle Inkontinenz:* Durch nicht-urogenitale Faktoren verursacht, wie kognitive oder körperliche Behinderungen, die dazu führen, dass der Mensch nicht mehr selbstständig die Toilette benutzen kann. Akute körperliche oder kognitive Behinderungen können z. B. die Fähigkeit, Entleerungssignale zu erkennen und zur rechten Zeit einen angemessenen Ort zu finden, beeinträchtigen. Manchmal fehlen auch die körperlichen Voraussetzungen, die Kontinenz zu erhalten.

4.2 Einschätzungsparameter

Pflegekräfte haben bei der Einschätzung und Behandlung der Harninkontinenz hospitalisierter alter Menschen eine Schlüsselrolle inne. Da es sich bei der Harninkontinenz um ein fächerübergreifendes Problem handelt, ist die Zusammenarbeit aller Mitglieder des Gesundheitspflegeteams erforderlich. In diesem Kapitel werden die wichtigsten Anamnese- und Untersuchungstechniken beschrieben. **Tabelle 4-1** enthält ein praxisorientiertes Pflegestandardprotokoll.

Tabelle 4-1: Standardisiertes Pflegeprotokoll: Harninkontinenz bei älteren Menschen in der Akutpflege

I. Hintergrund

A. Harninkontinenz ist der unfreiwillige Verlust von Urin in problematischer Menge.
B. In den USA leiden etwa 13 Millionen Menschen an Harninkontinenz, hospitalisierte ältere Menschen sind besonders häufig betroffen.
C. Risikofaktoren für Harninkontinenz sind Immobilität, gestörte Kognition, Arzneimittelgaben, Stuhlverstopfung, geringe Flüssigkeitszufuhr, Hindernisse in der Umgebung, Diabetes mellitus und Schlaganfall.
D. Pflegekräfte spielen beim Erkennen von und im Umgang mit der Harninkontinenz eine entscheidende Rolle.

II. Assessmentparameter

A. Dokumentieren Sie bei allen Patienten bei der Aufnahme, ob eine Harninkontinenz vorliegt oder nicht.
B. Dokumentieren Sie, ob ein Verweilkatheter vorhanden ist oder nicht.
C. Bei inkontinenten Patienten:
  – 1. Stellen Sie fest, ob das Problem vorübergehend oder dauerhaft ist.
  – 2. Identifizieren und dokumentieren Sie die möglichen Ursachen der Harninkontinenz.
  – 3. Holen Sie sich von den verschiedenen Fachkräften im Team Hilfe beim Assessment und Management von Harninkontinenz.

III. Pflegestrategien

A. Grundprinzipien der Prävention und des Managements für alle Formen von Harninkontinenz:
- 1. Identifizieren und behandeln Sie die Ursachen einer vorübergehenden Harninkontinenz.
- 2. Identifizieren Sie erfolgreiche Strategien im Umgang mit Harninkontinenz vor dem Krankenhausaufenthalt und setzten Sie diese fort.
- 3. Entwickeln Sie zusammen mit den anderen Teammitgliedern einen individuellen Pflegeplan unter Verwendung der Daten aus der Krankengeschichte und körperlichen Untersuchung.
- 4. Vermeiden Sie Medikamente, die eine Harninkontinenz verstärken könnten.
- 5. Vermeiden Sie Verweilkatheter, wenn irgend möglich.
- 6. Überwachen Sie die Flüssigkeitszufuhr und sorgen Sie für einen günstigen Hydratationsplan.
- 7. Verändern Sie die Umgebung so, dass Kontinenz erleichtert wird.
- 8. Bekleiden Sie die Patienten mit der normalen Unterwäsche, in Erwartung von Kontinenz.
- 9. Verhindern Sie Hautschäden, indem Sie den Patienten nach einer Inkontinenzepisode sofort reinigen.
- 10. Setzten Sie absorbierende Hilfsmittel umsichtig ein.

B. Strategien für spezifische Probleme:
- 1. Stressinkontinenz:
  a. Beckenbodengymnastik lehren (siehe **Kasten 4-1** auf S. 70).
  b. Hilfestellung beim Gang zur Toilette und beim Blasentraining geben, je nach Bedarf.
  c. Andere Teammitglieder hinzuziehen, falls pharmakologische oder chirurgische Therapien benötigt werden.
- 2. Dranginkontinenz:
  a. Blasentraining durchführen oder Gewohnheiten trainieren.
  b. Beckenbodengymnastik lehren, die zusammen mit dem Blasentraining durchgeführt werden soll.
  c. Ziehen Sie andere Teammitglieder hinzu, falls eine pharmakologische Therapie benötigt wird.
  d. Organisieren Sie die Verlegung von Patienten, die auf o. g. Hilfen nicht ansprechen.
- 3. Überlaufinkontinenz:
  a. Genügend Zeit lassen zur Blasenentleerung.
  b. Zeigen Sie dem Patienten das Ausdrücken der Blase und den Credéschen Handgriff.
  c. Denken Sie bei Männern an externe Urinsammelvorrichtungen.
  d. Führen Sie sterile intermittierende Katheterisierungen durch oder legen Sie einen Dauerkatheter, nach Bedarf.
  e. Verweisen Sie Patienten, die eine pharmakologische oder chirurgische Intervention benötigen, an andere Teammitglieder.

– 4. Funktionelle Inkontinenz:
a. Sorgen Sie für regelmäßigen Toilettengang oder richtige Gewohnheiten.
b. Sorgen Sie für eine angemessene Flüssigkeitszufuhr.
c. Arbeiten Sie mit anderen Teammitgliedern an der Ausschaltung von Medikamenten, die einen negativen Einfluss auf die Kontinenz haben.
d. Veranlassen Sie physikalische Therapie oder Beschäftigungstherapie, nach Bedarf.

IV. Evaluation der erwarteten Ergebnisse

A. Die Patienten haben weniger oder keine Inkontinenzepisoden oder -komplikationen.
B. Pflegende/Ärzte:
– 1. Dokumentieren den Kontinenzstatus bei der Aufnahme und fortlaufend während des Krankenhausaufenthalts.
– 2. Bedienen sich der Fachkenntnisse und Maßnahmen der verschiedenen Disziplinen, um Harninkontinenz während des Krankenhausaufenthalts einzuschätzen und zu behandeln.
– 3. Schließen die Bedürfnisse durch die Harninkontinenz in die Entlassungsplanung mit ein und sorgen gegebenenfalls für eine ambulante Weiterbetreuung.
C. Institution:
– 1. Verzeichnet eine sinkende Zahl von akuten Harninkontinenzen.
– 2. Erlässt Vorschriften zur Einschätzung und Dokumentation des Kontinenzstatus.
– 3. Stellt die Richtlinie der AHCPR zur Verfügung: Harninkontinenz bei Erwachsenen: Akutes und chronisches Management [2].
– 4. Bietet dem Personal administrative Unterstützung und Fortbildung in Bezug auf Assessment und Management bei einer Harninkontinenz.

V. Nachsorge

A. Patient und Pflegende werden bei der Entlassung über ambulante Dienste und den häuslichen Umgang mit HI informiert.
B. Aufnahme von Kriterien zur kontinuierlichen Qualitätsverbesserung in bereits bestehende Programme.
C. Verbesserungswürdige Bereiche werden erkannt, mit Hilfe multidisziplinärer Fachkräfte werden Strategien zur Verbesserung erarbeitet.

4.2.1 Pflegeanamnese

Bei der Aufnahme eines Patienten sollte im Verlauf der Pflegeanamnese nach einer evtl. bereits bestehenden Harninkontinenz gefragt werden, aber auch nach Risikofaktoren, die eine Entwicklung von Harninkontinenz während des Krankenhausaufenthalts begünstigen. Dabei sollen sich die Fragen auf die charakteristischen Inkontinenzmerkmale richten: Zeitpunkt des Auftretens, Frequenz und Stärke. Ferner soll nach möglichen Auslösern (z. B. Husten, funktioneller Abbau, akute Krankheit) und der Krankengeschichte gefragt werden. Pflegekräfte sollten auch nach Symptomen des unteren Harntrakts forschen, wie Nykturie, Hämaturie, Harnstottern und nach bestehenden Strategien im Umgang mit der Harninkontinenz. Auch das Vorhandensein eines Verweilkatheters muss dokumentiert werden.

Ein Blasen- oder Entleerungsprotokoll ist das beste Standardinstrument zur Sammlung objektiver Informationen über das Entleerungsmuster des Kranken, seine Inkontinenzepisoden und die Stärke der Harninkontinenz. Es gibt dafür verschiedene Vordrucke [1, 2]; jede Einrichtung kann sich den ihren Erfordernissen am besten entsprechenden Vordruck auswählen. Auf Harninkontinenz oder Urologie spezialisierte und erfahrene Pflegekräfte können dem Stationspflegepersonal bei der Auswertung der Datensammlung behilflich sein und dann entsprechende Pflegemaßnahmen vorschlagen. Ein Blasenprotokoll, selbst wenn es nur einen Tag lang geführt wird, kann zur Identifikation einer Blasenstörung beitragen und klären, ob eine spezielle Behandlung notwendig ist.

Sehr viele Medikamente haben einen negativen Einfluss auf die Kontinenz. Die Pflegekräfte sollten bei der Aufnahme alle nicht-verschreibungspflichtigen und verschriebenen Arzneimittel dokumentieren und neu verabreichte Medikamente sorgfältig prüfen, falls ein Patient während des Krankenhausaufenthalts plötzlich eine Inkontinenz entwickelt.

4.3 Die gründliche Einschätzung

Wichtige Komponenten einer umfassenden Einschätzung sind die abdominale, genitale und rektale Untersuchung sowie die Inspektion der Haut. Die männlichen und weiblichen Genitalien können beim Waschen oder Baden oder im Zuge der Hauteinschätzung inspiziert werden. Die Pflegekraft soll auf Irritationen, Läsionen oder Absonderungen des Perineums achten. Bei Frauen kann ein Valsalva-Versuch (wenn nicht medizinisch kontraindiziert) einen Pelvisprolaps nachweisen (z. B. Zystozele, Rektozele, Uterusprolaps) oder eine Stressinkontinenz in Folge eines verstärkten intraabdominellen Drucks beim Pressen. Frauen in der Postmenopause sind besonders anfällig für eine atrophische Vaginitis, typi-

scherweise oft verbunden mit einer Entzündung des Perineums, Berührungs-
empfindlichkeit (gelegentlich durch Berührung ausgelöstes Trauma) und dünne,
blasse Gewebe.

Die Einschätzung des funktionalen und mentalen Status sowie der Umgebung
sind ebenfalls wichtige Komponenten der Einschätzung von Harninkontinenz bei
älteren Menschen. Die Pflegekraft sollte den Kranken bei der Miktion beobachten, um seine Mobilität und die Notwendigkeit von Hilfsmitteln beurteilen zu
können aber auch festzustellen, ob Hindernisse vorliegen, die den angemessenen
Gebrauch der Toilette oder eines Toilettenersatzes verhindern.

4.4 Pflegestrategien in der Akutpflege

Vorübergehende Ursachen für Harninkontinenz müssen erfragt, erkannt und
behandelt werden. Bei Patienten, die mit einer bestehenden Harninkontinenz ins
Krankenhaus aufgenommen werden, sollen ihre Toilettengewohnheiten und
Kontinenzstrategien umgehend und so weit wie möglich in den Plan der Akutpflege integriert werden. Pflegekräfte spielen bei der Durchführung der Entlassungsplanung sowie bei der Schulung des Patienten und seiner Pflegenden hinsichtlich aller Aspekte der Harninkontinenz eine herausragende Rolle. Sie sollen
diese Rolle bereits bei der Aufnahme wahrnehmen und dann dem jeweiligen
Bedarf anpassen.

Es empfiehlt sich, die Gegebenheiten im Krankenhaus so zu gestalten, dass Kontinenz gefördert wird. Der Kranke soll die Bettklingel gezeigt und diese in bequemer Reichweite befestigt bekommen. Ist mit einer Bewegungseinschränkung zu
rechnen, müssen ein erhöhter Toilettensitz, eine Urinflasche oder ein Steckbecken
verwendet werden. Freiheitsbeschränkende Maßnahmen, einschließlich Bettgitter,
sind möglichst zu vermeiden. Die Patienten sollen vor dem Gang zu einer Untersuchung aufgefordert werden, Wasser zu lassen. Die Pflegekräfte sollten Fachkräfte
für Krankengymnastik und Beschäftigungstherapie hinzuziehen, damit die passenden Gehhilfen eingesetzt, ein Gehtraining durchgeführt und die mit Kontinenz
verbundenen Selbstversorgungsaktivitäten weiter eingeschätzt werden. Oft erweist
sich das Training der Beckenbodenmuskulatur (Beckenbodengymnastik, BBG) als
hilfreich. **Kasten 4-1** enthält Tipps für das Lehren der Beckenbodengymnastik.

Kasten 4-1 Tipps für das Lehren der Beckenbodengymnastik (BBG)

- Den Zweck erklären: BBG oder Kegel-Übungen stärken die Pelvismuskulatur und können Stress- oder Dranginkontinenz günstig beeinflussen.
- Der Patientin helfen, den richtigen Muskel zu finden:
  - Durch verbale Erklärung und Aufforderung, den rektalen oder vaginalen Muskel leicht anzuspannen.
  - Durch manuelle Hilfestellung bei der Identifizierung des Muskels; die Aufforderung, während einer vaginalen oder rektalen Untersuchung den eingeführten Finger fest zu umschließen.
- Patientinnen bitten, die Bauch-, Gesäß- oder Oberschenkelmuskulatur nicht anzuspannen (weil das den intraabdominellen Druck nur erhöht), sondern sich ganz auf das Erkennen des Pelvismuskels zu konzentrieren.
- Erklären, dass jede Übung idealerweise so abläuft: 10 s anspannen, 10 s entspannen. Manche Patientinnen können vielleicht anfangs nur 3 oder 5 s üben und die Spanne später, mit steigender Muskelkraft verlängern.
- Die Patientinnen auffordern, 50 Übungen pro Tag durchzuführen, jedoch nicht mehr als 25 Übungen auf einmal.
- Darauf hinweisen, dass sich eine Verbesserung nicht sofort, sondern erst nach 2 bis 4 Wochen einstellen kann. Die Bereitschaft zur Mitarbeit stärken und die Nachsorge durch eine Kontinenzfachkraft sicherstellen.

Die Entscheidung zur Katheterisierung erfordert eine sorgfältige Abwägung aller Vor- und Nachteile. Verweilkatheter sollten vermieden werden. Dowd und Campbell [10] stellten bei der Anwendung eines Verweilkatheters eine Infektionsrate des Harntrakts von 10 % fest. Diese Infektionen verlängern möglicherweise die Krankenhausverweildauer des Patienten und hindern das Pflegepersonal daran, Inkontinenz als Problem oder Entlassungsthema zu erkennen. Sterile, intermittierende Katheterisierung zieht weniger Infektionen nach sich [11] und kann eine gangbare Alternative zu einem Dauerkatheter darstellen.

4.5 Nachsorge und Zusammenfassung

Obwohl akute Krankenhausaufenthalte meist kurz sind, stellt die Harninkontinenz ein bedeutsames Gesundheitsproblem dar, das nicht übersehen werden sollte. Ist der Patient kognitiv, körperlich und emotional in der Lage zu kooperieren, sind Pflegekräfte aufgefordert, Verhaltensempfehlungen zu geben und unterstützende Therapien einzusetzen. Darüber hinaus sind die klinischen Pflegekräfte verpflichtet, einen Nachsorgeplan aufzustellen und eine auf Kontinenz spezialisierte Pflegekraft oder einen Arzt/eine Ärztin in die Nachsorge einzubinden.

Die fortlaufenden Aktivitäten zur Qualitätsverbesserung sollen auch ein effektives Harninkontinenzprogramm umfassen. Qualitätsindikatoren für Harninkontinenz können beispielsweise die angemessene Dokumentation sein, die Häufigkeit von vorübergehender oder chronischer Harninkontinenz, der Einsatz von Kathetern während des Krankenhausaufenthalts oder bei der Entlassung und die Dokumentation über die Hinzuziehung kompetenter Pflegeexperten. Auch können die Richtlinien der AHCPR für Harninkontinenz [2] in der Klinik angewandt und zur Programmentwicklung und kontinuierlichen Verbesserung der Pflegequalität eingesetzt werden.

Zusammenfassend lässt sich feststellen, dass Pflegekräfte bei der Verbesserung der Einschätzung und Behandlung von Harninkontinenz bei hospitalisierten älteren Menschen eine entscheidende Rolle spielen. Sie können darüber hinaus helfen, eine Einstellungsveränderung in bezug auf Harninkontinenz zu bewirken und den einzelnen Kranken, aber auch die ganze Einrichtung und die Öffentlichkeit entsprechend aufklären.

Literatur

1. Urinary Continence Guideline Panel: U. S. Department of Health and Human Services, Agency for Health Care Policy and Research, Public Health Service. Urinary Incontinence in Adults. (Clinical Practice Guideline. AHCPR Publication Nr. 92-0038.) Rockville, MD; Author: March 1992.
2. Fantl JA, Newman DK, Colling J, et al: U. S. Department of Health and Human Services. Urinary Incontinence in Adults: Acute and Chronic Management. (Clinical Practice Guideline No. 2, 1996 update. AHCPR Publication No. 96-0682.) Rockville, MD: Author; March 1996.
3. Sier H, Ouslander J, Orzeck S: Urinary incontinence among geriatric patients in acute care hospital. JAMA. 1987; 257: 1767–71.
4. U. S. Department of Health and Human Services, Agency for Health Care Policy and Research, Public Health Service. Pressure Ulcers in Adults: Prediction and Prevention, (Clinical Practice Guideline. No. 3 AHCPR Publication No. 92-0047.) Rockville, MD: The Agency; May 1992.
5. Harper CM, Lyles RM: Physiology and complications of bedrest. J Am Geriatr Soc. 1988: 36: 1047–54.
6. Jirovec MM, Brink CA, Wells TH: Nursing assessments in the inpatient geriatric population. Nurs Clin North Am. 1988; 23: 219–30.
7. Gray M, Rayome R, Moore K: The urethral sphincter: an update. Urol Nurs. 1995; 15: 40–53.
8. Wanich CK, Chapman EB. Long term care patient management simulations. Rowyaton, CT: Medical Age Publishing Co.; 1989.
9. Palmer MH: Urinary Continence: Assessment and Promotion. Gaithersburg, MD: Aspen; 1996.

10. Dowd TT, Campbell JM. Urinary incontinence in the acute care setting. Urol Nurs. 1995; 15: 82–85.
11. Terpenning MS, Allada R: Kauffaman CA. Intermittent urethral catherization in the elderly. J Am Geriatr Soc. 1989; 37: 411–6.

5. Das Assessment der kognitiven Funktionen[*]

von Marquis D. Foreman, Kathleen Fletcher, Lorraine C. Mion, Lark J. Trygstad und der NICHE-Fakultät

5.1 Lernziele

Nach der Lektüre dieses Artikels sollten Sie Folgendes können:

1. Fünf Begründungen für ein Assessment der Kognition nennen.
2. Drei Kategorien der kognitiven Verschlechterung vergleichen und erklären.
3. Die Parameter und Methoden für eine umfassende Einschätzung der kognitiven Funktionen beschreiben.
4. Formale und informale Methoden der Einschätzung kognitiver Funktionen vergleichen und erklären.

Kognitive Fähigkeiten sind Prozesse, durch die der Mensch Information wahrnimmt, erkennt, speichert, wieder abruft und einsetzt. Die kognitiven Fähigkeiten älterer Menschen sind während einer Krankheitsperiode besonders stark gefährdet. Angesichts des Stellenwerts und der Anfälligkeit kognitiver Fähigkeiten beim alten Menschen ist die Einschätzung dieser Prozesse durch die Pflegekraft von großer Bedeutung. Ihre Einschätzung des kognitiven Status eines Patienten kann entscheidend dazu beitragen, das Vorhandensein und den Verlauf spezifischer pathophysiologischer Zustände zu erkennen und zu beobachten, wie z. B. bei einer Demenz, Depression oder einem Delir (siehe **Tab. 5-1** auf S. 74), bei der

[*] Aus Foreman, M., Fletcher, K., Mion, L., Trystad, L., Assessing cognitive function. Geriatric Nursing, 1996, 17, 228–233. Mit freundlicher Erlaubnis von Mosby-Year Book. Inc.

Bestimmung der Lernbereitschaft des betreffenden Menschen, beim Setzen klinischer Ziele oder der Beurteilung der Effektivität eines Behandlungsschemas. Wir beziehen uns auf ein Standard- oder Praxisprotokoll zur Einschätzung der kognitiven Fähigkeiten (siehe **Tab. 5-2** auf S. 77).

Dem Assessment kognitiver Fähigkeiten müssen zweierlei Überlegungen vorausgehen: 1. Stellen Sie sich bei der Wahl eines Instruments zum Assessment kognitiver Fähigkeiten folgende Fragen: Welches Ziel hat die Einschätzung? Dient sie dem Screening (Siebtestung), der Überwachung, Diagnose oder noch weiteren Zielen? Jedes dieser Ziele stellt besondere Anforderungen an die Qualität des Instruments. Das Screening dient der Feststellung, ob eine Beeinträchtigung vorliegt oder nicht, deshalb sind relativ unpräzise Methoden anwendbar. Für den Zweck des Screenings sind auch die genaue Art und Ursache der Beeinträchtigung nebensächlich. Mit der Screeningmethode lässt sich nicht feststellen, ob die Behinderung etwa durch eine Demenz, ein Delir oder eine Depression verursacht wurde. Im Gegensatz dazu liefern für diagnostische Zwecke geeignetere Methoden genauere, detailliertere und umfassendere Informationen über die kognitiven Fähigkeiten eines Menschen. Diagnostische Methoden eignen sich zur präzisen Bestimmung von Art und Ursache der Beeinträchtigung, liefern aber auch Daten über die verbleibenden kognitiven Fähigkeiten eines Menschen. Die Überwachung von Aktivitäten informiert über den kognitiven Status über einen längeren Zeitraum hinweg. Diese Messungen dienen meist der Dokumentation der Reaktion des Kranken auf die Behandlung.

2. Eng verbunden mit der Frage des Zwecks der Einschätzung ist die nach der Frequenz. Je nach Zweck der Einschätzung muss sie gegebenenfalls mehr als einmal durchgeführt werden. Die erste Einschätzung sollte in einer geschützten Umgebung stattfinden, um die maximale Leistungsfähigkeit des Kandidaten oder der Kandidatin festzustellen, die zweite jedoch unter realistischeren Bedingungen, um beurteilen zu können, wie die Testperson die Anforderungen des Alltags bewältigt. Die Beobachtung von Aktivitäten und Funktionen erfordert meist mehrere Einschätzungen.

Tabelle 5-1: Vergleich der klinischen Bilder von Delir, Demenz und Depression

Klinisches Bild	Delir	Demenz	Depression
Beginn	Akut/subakut, je nach Ursache	Chronisch, meist schleichend, je nach Ursache	Bei großen Veränderungen im Leben, oft abrupt
Verlauf	Kurz, täglich schwankende Symptome, Verschlechterung am Abend, in der Dunkelheit und beim Aufwachen	Langfristig, keine tageszeitlichen Schwankungen, progressive Symptomatik relativ stabil über einen längeren Zeitraum	Tageszeitliche Schwankungen, typische Verschlechterung am Morgen, situationsbedingte Schwankungen, doch geringer als beim Delir
Fortschreiten	Abrupt	Langsam, aber gleichmäßig	Unterschiedlich, schnell oder langsam, doch gleichmäßig
Dauer	Stunden bis fast einen Monat	Monate bis Jahre	Mindestens 6 Wochen, von mehreren Monaten bis Jahre
Bewusstsein	Vermindert	Klar	Klar
Wachheit	Schwankend, lethargisch oder hyperwach	Meist normal	Normal
Aufmerksamkeit	Gestört, schwankend	Meist normal	Geringfügig gestört, doch leicht ablenkbar
Orientierung	Meist gestört, Stärke schwankend	Meist normal	Selektive Desorientierung
Gedächtnis	Kurzzeitgedächtnis gestört	Kurz- und Langzeitgedächtnis gestört	Selektive Störung, intakte «Gedächtnisinseln»
Denken	Verwirrte, unzusammenhängende Sprache, verlangsamt oder beschleunigt	Probleme mit der Abstraktion, Gedankenverarmung, Wortfindungsstörung	• Intakt, doch um Hoffnungslosigkeit oder Selbstverachtung kreisend • Intakt, keine Selbsttäuschung
Wahrnehmung	Verdreht, Illusionen Selbsttäuschung und Halluzinatio-	Wahnideen normalerweise nicht vorhanden	Meist keine wahnhaften Störungen oder Halluzinationen,

Klinisches Bild	Delir	Demenz	Depression
	nen, Schwierigkeit, zwischen Realität und Wahn zu unterscheiden		außer in schweren Fällen
Psychomotorisches Verhalten	Unterschiedlich, hypokinetisch und gemischt	Normal, Apraxie möglich	Unterschiedlich, psychomotorisch verlangsamt oder erregt
Schlaf-Wach-Zyklus	Gestört, Zyklus umgekehrt	Zerstückelt	Gestört, meist frühes Erwachen
Weitere Erscheinungen	Unterschiedliche affektive Veränderungen, Symptome von Übererregtheit übersteigerte Persönlichkeitsmerkmale, verbunden mit akuter körperlicher Erkrankung	• Affekte meist oberflächlich, unangemessen und labil • Versuch, intellektuelle Defizite zu überspielen • Persönlichkeitsveränderungen • Aphasie, Agnosie, • Einsicht vorhanden möglich, fehlende Einsicht	Deprimierte, dysphorische Gefühlslage, übertriebene und detaillierte Klagen, mit persönlichen Gedanken beschäftigt, geschickte Verbalisierung
Assessment	Zerstreutheit, viele Fehler	Oft betonen die Angehörigen die Ausfälle, «fast richtige» Antworten, bemüht sich, den Test zu bestehen, große Anstrengung die richtige Antwort zu finden, häufiges Nachfragen und Bitten um Bestätigung	Ausfälle werden von der Person betont, antwortet oft mit «ich weiß nicht», geringe Bereitschaft sich anzustrengen, gibt schnell auf, steht dem Test gleichgültig gegenüber, bemüht sich nicht um Antworten

5.2 Einschätzung/Assessment

Für die Beurteilung der kognitiven Fähigkeiten eines Menschen wurden zahlreiche Instrumente entwickelt. Die einen benötigen die ganze Bandbreite verschiedener Versuchsreihen und stellen hohe Anforderungen an die Fertigkeiten sowohl der untersuchenden als auch der untersuchten Person, andere sind ganz einfach und können direkt am Krankenbett eingesetzt werden. Manche Instrumente dienen der Erfassung einer einzelnen Komponente (z. B. der Aufmerksamkeit) in allen Details, andere decken die ganze Bandbreite kognitiver Prozesse ab, einschließlich Affekte und Funktion.

Jeder Ansatz hat Vor- und Nachteile. Ein Vorteil der Einschätzung nur eines kognitiven Prozesses besteht darin, dass die Anforderungen an Untersuchenden und Untersuchten gering sind, andererseits läuft man bei der Konzentration auf einen Aspekt Gefahr, ein anderes schwerwiegendes Defizit auf einem anderen Gebiet zu übersehen, wie z. B. das Urteilsvermögen.

Umgekehrt liefert die Einschätzung aller kognitiven Prozesse zwar ein umfassendes Bild aller kognitiven Fähigkeiten eines Menschen, ist jedoch zeitaufwendig, stellt hohe Anforderungen an die untersuchte Person und geht bei Einzelaspekten weniger in die Tiefe. Eine ausführliche Darstellung dieser Instrumente erfolgt an anderer Stelle [1].

Tabelle 5-2: Assessment der kognitiven Fähigkeiten – ein Überblick

---

I. Konzepte und Kategorien

A. Definition: Kognitive Funktion: der Prozess, durch den ein Mensch Informationen aufnimmt, sich merkt, wieder ins Gedächtnis ruft und verwendet.
B. Kategorien kognitiver Veränderungen/Verluste.
  – 1. Demenzzustände (z. B. Alzheimer-Krankheit, vaskuläre Ursache) sind chronische, progressive, schleichende und andauernde Zustände kognitiver Beeinträchtigung.
  – 2. Delirium/Akute Verwirrtheit: Eine akute und plötzliche Beeinträchtigung der Kognition, die als vorübergehend gilt; meist mit einer benennbaren, biophysikalischen Ursache.
  – 3. Beeinträchtigung der Denkprozesse.

II. Assessment

A. Assessmentmethoden
  – 1. Formal-kognitiver Test mit standardisierten Instrumenten:
  a. Vorteil: Standardisierung, erlaubt Vergleiche
  b. Nachteil: Leistungsfähigkeit des Menschen kann durch Schmerzen, Bildungsstand, Ermüdung, kulturellen Hintergrund, Wahrnehmungsfähigkeit und körperliche Fähigkeiten beeinflusst sein

- 2. Informeller Test – durch strukturierte Beobachtungen der Pflegekraft-Patient-Interaktionen:
  a. Vorteil: Hat möglicherweise eine größere Aussagekraft über die aktuellen kognitiven Fähigkeiten/Leistungen des Patienten
  b. Nachteil: Veränderungen des Zustands sind schwer zu beurteilen; unterschiedliche Interpretationen
B. Weitere Überlegungen zum Assessment
  - 1. Merkmale des Umfelds beim Assessment
  a. Räumliches Umfeld:
    i. Angenehme Raumtemperatur
    ii. Gute, nicht blendende Beleuchtung
    iii. Keine Ablenkungen, z.B. Testperson soll allein und mit nichts anderem beschäftigt sein
    iv. Setzen Sie sich so, dass die sensorischen Fähigkeiten des Patienten maximal zur Geltung kommen
  b. Interpersonales Umfeld:
    i. Passen Sie sich an das Tempo des Patienten an
    ii. Entspannte, nicht bedrohliche Atmosphäre schaffen
  - 2. Überlegungen zum Zeitpunkt:
  a. Der Zeitpunkt soll die aktuellen kognitiven Fähigkeiten des Patienten spiegeln, ohne fremde Einflüsse
  b. Folgende Tageszeiten sollen vermieden werden:
    i. Unmittelbar nach dem Aufwachen, 30 min vor und nach den Mahlzeiten
    ii. Unmittelbar vor oder nach einer diagnostischen oder therapeutischen Maßnahme
    iii. Wenn der Patient Schmerzen hat oder sich nicht wohl fühlt

C. Assessmentparameter

- 1. Wachheit/Bewusstseinszustand: Die grundlegendste kognitive Fähigkeit, Grad der Ansprechbarkeit und Reaktionsbereitschaft auf Stimuli, die durch Interaktion mit dem Patienten entstehen, Feststellung des Grades aufgrund der Sehfähigkeit sowie der verbalen und motorischen Reaktion auf die Stimuli.
  a. Wachheit – Fähig, sinnvoll mit der untersuchenden Person zu interagieren
  b. Lethargie oder Somnolenz – Nicht ganz wach; Person neigt zum Einschlafen, wenn sie nicht stimuliert wird, verminderte spontane Körperbewegungen, verliert den Gedankenfaden, Gedanken wandern
  c. Benommenheit – Vorübergehender Zustand zwischen Lethargie und Stupor; schwer ansprechbar, kein Test möglich, braucht fortlaufende Stimulierung, um eine Antwort zu bekommen
  d. Stupor oder Halbkoma - Der Patient reagiert mit Murmeln/Seufzen auf anhaltende, starke körperliche Stimulation
  e. Koma – Nicht erweckbar, keinerlei Reaktion auf Stimuli
- 2. Aufmerksamkeit: Fähigkeit, auf einen Stimulus zu reagieren/sich zu konzentrieren: Kann einer Anweisung folgen, besonders einer dreiteiligen Anweisung; leicht abzulenken.

- 3. Gedächtnis: Fähigkeit, alte und neue Informationen zu bemerken, zu behalten und wieder ins Bewusstsein zu rufen. Kann sich der Patient Ihren Namen merken? Kann er neue Informationen aufnehmen und sich daran erinnern?
- 4. Orientiert zu Zeit, Ort und Person.
- 5. Denken: Fähigkeit, Gedanken zu ordnen und mitzuteilen; die Gedanken sollten geordnet, sinnvoll verbunden und angemessen sein.
- 6. Wahrnehmung: Vorhandensein/Abwesenheit von Illusionen, Wahnvorstellungen, visuellen oder auditorischen Halluzinationen.
- 7. Psychomotorisches Verhalten: Fähigkeit, einfache motorische Handlungen zu erfassen und durchzuführen. Bitten Sie den Patienten, je nach seinen Fähigkeiten, bestimmte Selbstversorgungsaktivitäten/Instrumentelle Selbstversorgungsaktivitäten durchzuführen, eine dreiteilige Anweisung zu befolgen oder eine Figur nachzumalen.
- 8. Einsicht: Fähigkeit, sich selbst und die Situation, in der man sich befindet, zu verstehen.
- 9. Urteilsvermögen: Fähigkeit, eine (reale oder hypothetische) Situation richtig einzuschätzen und eine angemessene Handlung zu wählen.

III. Assessment der Ergebnisse

A. Patient:
- 1. Abweichungen werden schnell und früh erkannt, die Pflege und Behandlung erfolgt zeitgerecht.
- 2. Pflegepläne unterstützen die verbleibenden, ausgleichenden kognitiven Funktionen.
B. Pflegende/Ärzte:
- 1. Assessment und Dokumentation der kognitiven Funktionen.
- 2. Angemessene Strategien zur Behandlung einer gestörten kognitiven Funktion.
- 3. Kompetenz beim Assessment der kognitiven Funktionen.
- 4. Nachweis der Fähigkeit, die verschiedenen Arten kognitiver Veränderung/ Verschlechterung zu erkennen.
C. Institution:
- 1. Vermehrte Dokumentation von kognitiven Funktionen.
- 2. Vermehrt Hinzuziehung spezialisierter Fachkräfte (z. B. Geriater/Gerontologe, Altenpflegefachkräfte, Psychiatrische Fachpflegekräfte).

Abraham et al. [3], Foreman und Grabowski [4]. Mandell et al. [5], Smith et. al. [6], Strub und Black [7], Tombaugh und McIntyre [8], Dellasega [9] und Milisen et al. [10].

5.3 Die Auswahl eines Instruments

Welcher Grad der Beeinträchtigung soll eingeschätzt werden? Es ist wichtig, ein Instrument zu wählen, das dem Grad der Behinderung angemessen ist. Ein Instrument kann Teilbereiche einer Behinderung hochsensibel erfassen und beispielsweise für geringe bis mäßige Beeinträchtigungen geeignet sein, Unterschiede stärkerer Grade jedoch nicht berücksichtigen. Viele Instrumente stufen z. B. einen Menschen mit Demenz als hochgradig kognitiv beeinträchtigt ein, sind aber nicht im Stande zwischen einem Menschen, der völlig pflegeabhängig ist, und einem anderen, der noch gehen und selbstständig essen kann, zu unterscheiden.

Für welche spezifische Bevölkerungsgruppe ist das Instrument geschaffen? Die Antwort auf diese Frage hilft, den generellen Inhalt und den Grad der Fähigkeit festzustellen, die von diesem Instrument erfasst werden. Menschen mit geringem Bildungsstand, einer anderen Muttersprache oder verschiedenen körperlichen Behinderungen sind Beispiele für solche Untergruppen. Man kann auch ein Instrument zur Einschätzung kognitiver Fähigkeiten wählen, das sich an den Fähigkeiten oder Behinderungen des zu untersuchenden Menschen orientiert. Lezak [2] liefert eine ausgezeichnete Darstellung von Eigenschaften, die bei der Auswahl eines Instruments bedacht werden müssen, wenn es bei Menschen mit sensomotorischen Behinderungen oder schweren Hirnverletzungen eingesetzt werden soll. Ferner sollen Charakteristika der zu untersuchenden Person, wie Alter, Bildungsstand, Ethnie und sozioökonomischer Status berücksichtigt werden.

Soll zwischen subjektiver (Selbsteinschätzungen) und objektiver (Beobachtungen oder Tests der Pflegekraft oder einer anderen Person) Einschätzung unterschieden werden? Auch die Beantwortung dieser Frage ist von vielen vorhergehenden Fragen beeinflusst. Oft sind für eine zutreffende Diagnose subjektive und objektive Beweise von entscheidender Bedeutung.

Das Instrument soll in einem geschützten Raum eingesetzt werden, in dem sich untersuchende und untersuchte Person wohl fühlen. Er soll hell und angenehm temperiert sein, damit keiner der beiden Beteiligten von der kognitiven Aufgabe abgelenkt wird. Die Beleuchtung muss ausreichend sein, damit die untersuchte Person das Material gut erkennen kann, darf aber keinesfalls blenden. Beschichtetes Material erzeugt Spiegelungen. Deshalb muss eine gute Sitzposition gewählt werden. Die Umgebung, in der die Einschätzung stattfindet, soll frei sein von störendem Außenlärm, das Testmaterial darf nicht ungeordnet herumliegen und die untersuchende Person soll keine bunten oder gemusterten Kleider und glänzenden Schmuck tragen [2].

Die Einschätzung sollte möglichst nicht in Anwesenheit einer anderen Person durchgeführt werden, weil diese stören könnte. Ist der andere Anwesende eine nahestehende Person, entstehen weitere Probleme. Bleibt die untersuchte Person

z. B. eine Antwort schuldig oder antwortet falsch, übernehmen Angehörige gern die Beantwortung oder machen Bemerkungen, wie: «Das weißt du doch», oder: «Das ist falsch». In den meisten Fällen erhöht die Anwesenheit einer anderen Person nur den Druck.

Die Einschätzung sollte in einer Umgebung stattfinden, die emotional nicht bedrohlich ist. Ältere Menschen reagieren oft sehr sensibel auf jede Andeutung, sie könnten ein «Gedächtnisproblem» haben. Die untersuchende Person befindet sich deshalb in dem Dilemma, zwar die Wichtigkeit der Einschätzung betonen zu müssen, dabei aber die Angst der untersuchten Person nicht mit Fragen nach Problemen mit dem Gedächtnis zu verstärken. Oft hilft die Erklärung, dass diese häufig im Zusammenhang mit verschiedenen Krankheiten auftreten. Es ist wichtig, ein Ambiente zu schaffen, das die Leistungsbereitschaft und -fähigkeit stärkt; Druck und Angst wirken leistungsmindernd. Die Aussage, der Test bestehe aus «einfachen», «schlichten» oder «dummen» Fragen, ist kontraproduktiv. Versagt der Proband oder die Probandin mehrmals hintereinander, steigt die Angst. Lezak [2] schlägt in dem Fall vor, die Themenabfolge zu variieren, um auch Erfolgserlebnisse zu ermöglichen.

Auch sollten verschiedene Charakteristika der untersuchenden und untersuchten Person bedacht werden. Viele Instrumente zur Einschätzung kognitiver Fähigkeiten können von der Testperson leicht als aufdringlich, einschüchternd, ermüdend oder gar beleidigend empfunden werden, was die Qualität der Leistung erheblich einschränken kann. Deshalb empfiehl Lezak [2] eine Zeitspanne von 15 bis 20 min zur Kontaktherstellung einzuplanen. In diesem Zeitraum zeigt sich auch, ob die Person den Test durchstehen kann. Diese Periode kann der Feststellung spezieller Probleme dienen, die möglicherweise das Untersuchungsergebnis oder seine Interpretation beeinflussen (z. B. Sinnesbeeinträchtigungen). Bei älteren Menschen, deren Sinne leicht eingeschränkt sind, kann die Leistungsfähigkeit mit einfachen Methoden verbessert werden. Ist der Proband oder die Probandin z. B. schwerhörig, sollte sich die untersuchende Person direkt gegenüber oder ein wenig seitlich setzen. In dieser Position kann die Testperson alle nonverbalen Zeichen des Gegenüber aufnehmen und von ihren oder seinen Lippen lesen. Etwas seitlich am besser hörenden Ohr zu sitzen ist ebenfalls hilfreich.

Die Einschätzung der kognitiven Fähigkeiten ist für beide beteiligten Personen oft sehr anstrengend. Deshalb muss auf Anzeichen von Ermüdung geachtet werden. Nicht alle Testpersonen äußern sich entsprechend. Lezak [2] empfiehlt, auf körperliche Ermüdungssymptome, wie verwaschene Aussprache, motorische Verlangsamung und Unruhe, zu achten. Bei Ermüdung sollte die Untersuchung gegebenenfalls vorläufig abgebrochen werden. Viele Einschätzungsinstrumente können in Teilabschnitten eingesetzt werden; muss die Einschätzung jedoch mitten in einem Abschnitt beendet werden, ist es ratsam, ihn komplett zu wiederholen.

Bestimmte Tageszeiten sind zum verlässlichen und richtigen Einschätzen der kognitiven Fähigkeiten weniger geeignet. Die Zeiten unmittelbar nach dem Erwachen, kurz vor und nach den Mahlzeiten, kurz vor und nach medizinischen, diagnostischen oder therapeutischen Maßnahmen sollen generell vermieden werden. Auch Schmerzen oder Unbehagen stellen Hinderungsgründe dar. Der Zeitpunkt der Einschätzung soll so gewählt werden, dass die Fähigkeiten des Menschen exakt erkannt und ohne störende äußere Einflüsse erfasst werden können.

Die Interpretation der Einschätzungsergebnisse ist nicht einfach und sollte mehr umfassen als die beim Test erreichte Punktzahl. Folgende Punkte müssen bei der Betrachtung der Resultate beachtet werden: Die Art und Weise, wie die Testperson auf die Untersuchung reagierte, ihr Verhalten während des Tests, ihre Krankengeschichte, der Kontext der Einschätzung, die Ergebnisse der körperlichen Untersuchung, die Laborbefunde und andere Befunde, Bildungsgrad, Beruf, Familiengeschichte, aktuelle Lebenssituation, der Grad der gesellschaftlichen Einbindung und das Vorhandensein sensorischer oder motorischer Defizite.

Art und Muster der Testantworten können wertvolle Informationen über den kognitiven Status eines Menschen liefern. Oft erleichtert die wörtliche Aufzeichnung der Testantworten die Differentialdiagnose.

Anekdotische Anmerkungen über die Testsituation, Umgebung und Erscheinung der Probandin oder des Probanden dienen oft dem besseren Verständnis der erbrachten Testleistung. Zusätzliche Informationen über die Krankengeschichte der Testperson, über die Ergebnisse der körperlichen Untersuchung, Laborergebnisse und andere Befunde, können wertvolle Einsichten über die erbrachte Leistung vermitteln.

Die Feststellung des kognitiven Status eines Menschen ist also im Laufe einer Erkrankung und ihrer Behandlung von großer Bedeutung. Kompetenz bei der Einschätzung der kognitiven Fähigkeiten setzt Folgendes voraus: 1. Wissen über und Fertigkeiten zur Durchführung einer kognitiven Einschätzung, 2. Sensibilität für Faktoren, die das Ergebnis möglicherweise negativ beeinflussen könnten, 3. sorgfältige und ausführliche Dokumentation der Einschätzung, 4. die Berücksichtigung der Einschätzungsergebnisse in die Entwicklung des Pflegeplans dieser Person.

Literatur

1. Foreman MD: Measuring cognitive status. In: Frank-Strombborg M, Olsen S, Eds. Instruments for Clinical Research in Health Care, 2nd ed. Wilsonville, OR: Jones and Barlett: 1997.
2. Lezak MD. Neuropsychological Assessment, 3rd. ed. New York: Oxford University Press; 1995.
3. Abraham IL, Manning CA, Snustad DG, Brashear HR, Newman MC, Wofford AB: Cognitive screening of nursing home residents: Factor structures of the Mini-Mental State Examination. J Am Geriatr Soc. 1994; 42: 750–756.
4. Foreman MD, Grabowski R. Diagnostic dilemma: Cognitive impairment in the elderly. J Gerontol Nurs. 1992: 18 (9): 5–12.
5. Mandell AM, Knoefel JE, Albert ML: Mental status examination in the elderly. In: Albert ML, Knoefel JE. Clinical Neurology of Aging, 2nd ed. New York: Oxford University Press; 1994: 277–313.
6. Smith MJ, Breitbart WS, Platt MM: A critique of instruments and methods to detect, diagnose, and rate delirium. J Pain Symptom Manage. 1995: 10: 35–77.
7. Strub RL, Black FW: The Mental Status Examination in Neurology, 2nd ed. Philadelphia: Davis, 1985.
8. Tombaugh TN, McIntyre NJ: The Mini-Mental State Examination: A Comprehensive Review. J Am Geriatr Soc. 1992: 40: 922–35.
9. Dellaseca C: Assessment of Cognition in the Elderly. Pieces of a Complex Puzzle. Nurs Clin North Am. 1998; 33 (3): 395–405.
10. Milisen K, Foreman MD, Godderis J, Abraham IL, & Broos PLO: Delirium in the hospitalized elderly. Nursing assessment and management. Nurs Clin North Am. 1998; 33 (3): 417–439.

6. Akute Verwirrtheit/Delir: Strategien der Einschätzung und Behandlung

von Marquis D. Foreman, Lorraine C. Mion, Lark J. Trygstad, Kathleen Fletcher und der NICHE-Fakultät

6.1 Lernziele

Nach der Lektüre dieses Kapitels sollten Sie Folgendes können:

1. Die vier häufigsten Gründe für ein Delir/eine akute Verwirrtheit aufzählen.
2. Zwei Merkmale der ätiologischen Basis eines Delirs/einer akute Verwirrtheit erläutern.
3. Risikopatienten für eine Deliriumsphase/akute Verwirrtheit beschreiben.
4. Einen Pflegeplan für einen verwirrten Kranken entwickeln.

6.2 Standardisierte Richtlinien für die Praxis: Akute Verwirrtheit/Delir

Akute Verwirrtheit, auch Delir genannt, ist ein verbreitetes Syndrom und eine der Hauptursachen für schlechte Resultate bei der Pflege hospitalisierter alter Menschen. Sie zeigt sich in einer Bewusstseinsveränderung mit verminderter Konzentrationsfähigkeit, Störungen der Aufmerksamkeit, Wahrnehmungsstörungen oder Fehldeutungen, die sich innerhalb kurzer Zeit entwickelt und im Tagesverlauf schwankend ist [1]. Diese Störungen können sich als überlange Wachzustände, Unaufmerksamkeit, Desorientiertheit, Gedächtnisstörungen, Illusionen, Halluzinationen oder Falschinterpretationen von Stimuli manifestieren und zu einem für diesen Menschen unpassenden oder ungewöhnlichen Verhalten führen. Die Stärke dieser Symptome schwankt im Tagesverlauf; sie sind jedoch abends und beim ermüdeten Kranken am ausgeprägtesten [2]. Die Dauer einer

Kasten 6-1 Das Assessment bei akuter Verwirrtheit/Delirium		
Merkmal	**Assessmentparameter**	**Befunde bei akuter Verwirrtheit**
Wachheit	Bewusstseinszustand: Verhaltensbeobachtung. • wach (normal) • vigilant (überwach) • lethargisch (schläfrig, aber leicht zu wecken) • Stupor (schwer zu wecken) • Koma (nicht zu wecken)	Fluktuiert zwischen stuporös und überwach
Aufmerksamkeit	Konzentrationsfähigkeit: Beim normalen Gespräch, durch Beobachtung des Verhaltens oder durch einen formalen Test, z. B.: • Vorwärts- und Rückwärtszählen • Aufmerksamkeitstest «A» • Substraktionsreihen • Rückwärtsbuchstabieren	Unaufmerksam, leicht ablenkbar, möglicherweise Schwierigkeiten, die Aufmerksamkeit von einem Thema zu lösen und auf ein anderes zu richten; hat Schwierigkeiten, den Anweisungen zu folgen.
Orientierung	Fragen nach Orientiertheit zu Person, Ort und Zeit: beim normalen Gespräch oder durch formalen Test	Zeitlich und örtlich desorientiert; jedoch nicht zur Person.
Gedächtnis	Fragen nach jüngsten oder länger zurückliegenden Ereignissen Tägliche Beobachtung	Unfähigkeit, sich an die Umstände der Hospitalisierung und Krankheit zu erinnern; kann sich nicht an Anweisungen erinnern, vergisst Namen, Ereignisse, Aktivitäten, Neuigkeiten etc.
Denken	Beim normalen Gespräch	Desorganisiertes Denken; Abschweifen, oberflächliche, unzusammenhängende Gespräche; unklare oder unlogische Gedankengänge; oder sprunghafter Themenwechsel; Schwierigkeiten, Bedürfnisse und Sorgen mitzuteilen; evtl. verwirrte Sprache.
Wahrnehmung	Erkennen von Objekten und Personen	Wahrnehmungsstörungen, z. B. Halluzinationen und Fehleinschätzungen, wie eine fremde Person

Merkmal	Assessmentparameter	Befunde bei akuter Verwirrtheit
		mit dem Namen eines Verwandten ansprechen.
Psychomoto- risches Verhalten	Beobachtung des Verhaltens • hypo- oder hyperkinetisch • ungewöhnlich oder unangemessen Tägliche Beobachtung	Variabel, von träge und sehr verlangsamten Bewegungen zu Rastlosigkeit und Agitiertheit. Für diese Person ungewöhnliches oder der Situation nicht ange- messenes Verhalten.

Bearbeitet aus Foreman und Zanel [8]

akuten Verwirrtheit ist höchst unterschiedlich und hängt teilweise davon ab, wie schnell sie bemerkt wird und wie prompt die richtige Behandlung erfolgt [3]. Meist dauert eine akute Verwirrtheit weniger als fünf Tage; Fälle eines mehr als sieben Tage andauerndem Delirs sind selten [2,3].

Bei verwirrten Patienten oder Bewohnern treten bei therapeutischen Medi-kamentengaben vermehrt Nebenwirkungen auf, sie stürzen öfter, entwickeln Druckgeschwüre und Infektionen. Wegen ihrer Unfähigkeit klar zu Denken, kön-nen akut verwirrte Kranke nicht für sich selbst sorgen. Sie legen oft gefährdende Verhaltensweisen an den Tag, brauchen deshalb eine verstärkte pflegerische Über-wachung [4] und werden daher häufiger fixiert [5]. Die Krankenhausverweildauer dieser Patienten liegt über dem Durchschnitt und übersteigt regelmäßig den erstattungsfähigen Zeitraum [6,7].

Trotz der unterschiedlichen Gründe für eine akute Verwirrtheit herrscht Einig-keit, was die Hauptursachen betrifft [2]: 1. Arzneimittelgaben, insbesondere Medi-kamente mit anticholinergen Eigenschaften oder solche mit starken Auswirkungen auf das zentrale Nervensystem, z. B. Diphenhydramin (Benadryl), 2. eine Infektion, insbesondere des Harntrakts und der Atemwege, 3. Dehydratation und gestörter Elektrolythaushalt, insbesondere Hypo- oder Hypernatriämie und Hypo- oder Hyperkaliämie, 4. Stoffwechselstörungen, wie Azotämie (Stickstoffüberschuss), veränderte pH-Werte und ernährungsbedingte Mangelerscheinungen.

Zusammenfassend ist festzuhalten, dass die Ursachen für eine akute Verwirrt-heit 1. multifaktoriell sind und physiologische, psychologische, soziologische und umgebungsbezogene Faktoren umfassen, 2. dynamisch sind, d. h., dass sich die Ursachen für eine akute Verwirrtheit im Laufe der Zeit und je nach Patienten-population verändern. All das macht die Diagnose der spezifischen Ursachen einer akuten Verwirrtheit komplex und schwierig. Sie ist selbst für sehr erfahrene Pflegekräfte eine Herausforderung.

6.3 Pflegestrategien bei akuter Verwirrtheit

Wenn fest steht, dass der Patient in Gefahr ist, akut verwirrt zu werden oder es bereits ist, stellt sich die Frage: Was kann getan werden, um die akute Verwirrtheit zu verhindern oder zu behandeln? Die folgenden Richtlinien wurden zur wirksamen Verhütung und Behandlung akuter Verwirrtheit erarbeitet. Der erste Grundsatz ist die Verhinderung, Ausschaltung oder Verringerung der auslösenden Ursache(n). Folgende Strategien sind dabei einzusetzen: Sorgfältige Verabreichung von Medikamenten, Infektionsprävention, Erhalt des Flüssigkeitsvolumens und Förderung eines ausgeglichenen Elektrolythaushalts. Der zweite Grundsatz besteht in der Schaffung einer therapeutischen Umgebung und einer generell unterstützenden pflegerischen Versorgung (siehe **Kasten 6-2**) [8].

Kasten 6-2 Pflegestrategien bei akuter Verwirrtheit		
Auslösende Ursache	**Körperliche Befunde**	**Pflegehandlungen**
Arzneimittelgaben		
Achtung bei anticholingischen Zusammensetzungen: • Thioridazin • Amitriptylin • Neuroleptika • Trizyklischen Antidepressiva • Atropin • Theophyllin • Diphenhydramin Histamin-H_2-Rezeptoren-Blocker: • Cimetidin • Ranitidin Analgetika: • Meperidin • Nicht-steroidale antiinflammatorische Substanzen Sedativa-Hypnotika: • Halcion • Benzodiazepine	Unterschiedlich, je nach spezifischer Wirkungen der Medikamente, Medikamentenwechselwirkung. Und der zugrunde liegenden Gesundheitsprobleme und des Gesundheitszustandes der Person.	Überwachen Sie die Wirkungen (erwünschte und unerwünschte). Achten Sie besonders auf die Wechselwirkungen der Medikamente. Betrachten Sie jedes neu auftretende Symptom zuerst als Reaktion auf ein Medikament. Empfehlen und verabreichen Sie nur die wirklich notwendigen Medikamente. Lindern Sie Schmerzen durch angemessene Gaben der richtigen Analgetika und alternative Therapien. Ziehen Sie eine entsprechende Pflegefachkraft oder die Stationsleitung hinzu. Dokumentieren Sie die Maßnahmen und Patientenreaktionen in den Krankenakten.

Auslösende Ursache	Körperliche Befunde	Pflegehandlungen
Kardiovaskuläre Medikamente: • Nifedipin • Quinidin		
Infektionen Häufigste Formen: • Harnwege • Atemwege Oft übersehen: • Mund • Füße	Harnwege: • Dysurie oft fehlend • Häufiges Wasserlassen • Harndrang • Nykturie • Inkontinenz • Anorexie • Kulturen evtl. negativ • Eiweiß- und/oder Blutteststreifen Atemwege: • Husten trocken, verschleimt oder fehlend • leichte Zyanose • Anorexie • Übelkeit • Erbrechen • Tachykardie • Frösteln, Fieber und erhöhte Leukozyten evtl. nicht vorhanden Kulturen evtl. negativ Atemgeräusche: • Pfeifen, Knistern oder Gurgeln möglich • Als erstes Anzeichen oft Veränderungen im Funktionsniveau des Patienten	Bestimmen Sie die Ursache und den Ort der Infektion. Ausreichend Flüssigkeit anbieten, 2 Liter/Tag, falls nicht kontraindiziert. Kühlende Anwendungen z. B. Zudecken entfernen oder Kühlmatratze/Alle 2 Stunden auf gerötete, heiße Haut, Tachykardie, Veränderungen der Körpertemperatur und Atemgeräusche kontrollieren oder je nach Zustand des Patienten. Decken verwenden. Einfuhr und Ausfuhr überwachen. Für die Atmung: Luftbefeuchter aufstellen, abhusten und durchatmen lassen nach Bedarf, für regelmäßige Mundhygiene sorgen, schleimlösende Maßnahmen. Ziehen Sie eine entsprechende Pflegefachkraft oder die Stationsleitung hinzu.
Dehydratation	• Hypotonie mit deutlichen, orthostatischen Veränderungen – Tachykardie • Hyperthermie • Schwäche • Übelkeit • Anorexie	Stellen Sie die Ursache der Dehydratation fest, z. B. verminderte Flüssigkeitszufuhr oder erhöhter Flüssigkeitsverlust. Überprüfen Sie, ob der erhöhte Flüssigkeitsverlust durch Medikamente ausgelöst

Auslösende Ursache	Körperliche Befunde	Pflegehandlungen
	• Oligurie • Trockene Schleimhäute und Haut • Schwacher Turgor • Starker Durst	wird, z. B. von Diuretika. Überprüfen Sie, ob der Patient schlucken kann oder ob mechanische Hindernisse der Flüssigkeitszufuhr entgegen stehen. Ziehen Sie eine entsprechende Pflegefachkraft oder die Stationsleitung hinzu. Halten Sie den Flüssigkeitsersatz bereit und stellen Sie sich auf weitere diagnostische und therapeutische Maßnahmen ein. Überwachung alle 2–6 h fortsetzen, je nach Status des Patienten. Maßnahmen und Patientenreaktion in den Krankenakten dokumentieren.
Hypokaliämie (< 3,5 mEq/L)	• Hypotonie • Tachykardie • Schwäche • Apathie • Verstopfung • Mattigkeit • Lethargie • Tachyarrhythmien • Niedriger Kaliumspiegel	Ursache der Hypokaliämie feststellen, z. B. ungenügende Kaliumzufuhr, schweres Essen, überhöhter Verlust durch Medikamentenwirkungen (kaliumverlierende Diuretika). Ziehen Sie die entsprechende Pflegefachkraft oder die Stationsleitung hinzu. Dokumentieren Sie die Maßnahmen und Patientenreaktionen in der Krankenakte.
Hypernatriämie (> 146 mEq/L)	• Gewichtsverlust • Orthostatische Hypotonie • Starker Durst • Schwacher Turgor • Trockene Schleimhäute • Oligurie • Lethargie • Hyperthermie • Erhöhter Hämatokrit, Blut-Harnstoff-Stickstoff	Ursache der Hypernatriämie feststellen, z. B. erhöhter Flüssigkeitsverlust (Fieber, Infektion, Erbrechen, Durchfall), verminderte Flüssigkeitszufuhr (körperliche oder kognitive Einschränkungen) oder erhöhte Natriumzufuhr. Schränken Sie die Aktivität

Auslösende Ursache	Körperliche Befunde	Pflegehandlungen
	• Kreatinin- und Serumosmolarität	ein, um Energie zu sparen. Weiter alle 2 h oder nach Zustand des Patienten die Parameter überwachen. Ziehen Sie die entsprechende Pflegefachkraft oder die Pflegedienstleitung hinzu. Dokumentieren Sie die Maßnahmen und Patientenreaktionen in den Krankenakten.
Hyponatriämie (< 136 mEq/L)	• Hypotonie • Tachykardie • Hyperthermie • Übelkeit • Unwohlsein • Lethargie • Somnolenz • Schwacher Turgor • Starker Durst • Niedriger Serumnatriumspiegel und geringe Osmolarität • Erhöhter Blut-Harnstoff-Stickstoff	Ursache der Hyponatriämie feststellen, z. B. ungenügende Zufuhr von Natrium, Nierenerkrankung, Flüssigkeitsbeschränkung, Syndrom der unzureichenden Sekretion des antidiuretischen Hormons. Elektrolyt- und Flüssigkeitsersatz vorbereiten. Aktivität einschränken, um Energie zu sparen. Weiter alle 2 h oder je nach Zustand des Patienten die Parameter überwachen. Ziehen Sie die entsprechende Pflegefachkraft oder die Stationsleitung hinzu. Dokumentieren Sie die Maßnahmen und Patientenreaktionen in den Krankenakten.
Hypoxie	• Hypertonie • Tachykardie • Tachypnoe • Zyanose (peripher und zentral) • Unruhe • Verstärkte Atemtiefe – Vermindertes pO_2 • Einsatz der Atemhilfsmuskulatur	Ursache der Hypoxie feststellen, z. B. Infektion, chronisch obstruktive Atemwegserkrankung, Perikarderguss, Bronchospasmus. Patient so lagern, dass der Luftaustausch erleichtert wird, z. B. hohe Fowler-Lagerung, je nach Toleranz. Aktivität/Tempo einschrän-

Auslösende Ursache	Körperliche Befunde	Pflegehandlungen
	• Paradoxe Atemmuster	ken, um zusätzlichen Sauerstoffbedarf zu verhindern. Blutgaswerte oder Pulsoxymetrie überwachen. Ziehen Sie die entsprechende Pflegefachkraft oder die Stationsleitung hinzu. Weiter alle 2 h oder je nach Zustand des Patienten die Parameter überwachen. Sauerstoffgabe vorbereiten. Dokumentieren Sie die Maßnahmen und Patientenreaktionen in den Krankenakten.
Belastung durch das Umfeld/die Umwelt	Unterschiedlich, je nachdem, ob die Belastung durch sensorische Überlastung oder Deprivation ausgelöst ist.	Erklären Sie dem Patienten alle diagnostischen Maßnahmen und Aktivitäten. Lagern Sie den Patienten in die Halb-Fowler-Lage, wenn er es toleriert. Abrupte Ortsveränderungen möglichst vermeiden, falls nötig, Patient mit Erklärung vorbereiten und eine Begleitperson mitschicken. Orientierungshilfe geben: Wand-, Armbanduhr, Kalender, Radio, Fernseher, Zeitungen, persönliche Gegenstände von zu Hause. Soziale Interaktionen mit dem Freundeskreis und den Angehörigen fördern. Pflegekontinuität aufrecht erhalten. Zahl der zuständigen Pflegekräfte möglichst gering halten. Sorgen Sie für ausreichenden Schlaf (Unterbrechungen vermeiden). Entfernen Sie überflüssige Gegenstände, z. B. unnötige

Auslösende Ursache	Körperliche Befunde	Pflegehandlungen
		Apparate, Vorräte, Fernseher, falls nicht gewünscht, etc. Abwechslung von Ruhe- und Aktivitätszeiten. Drücken Sie sich klar und einfach aus. Ziehen Sie eine entsprechende Fachpflegekraft oder die Pflegedienstleitung hinzu. Dokumentieren Sie die Maßnahmen und Patientenreaktionen in den Krankenakten.
Sensorische Beeinträchtigung	Fehlinterpretation visueller und auditorischer Stimuli, z. B. Halluzinationen, Illusionen, Verwechslung von Gegenständen und Personen. Verschlechterung des Hörvermögens. Verschlechterung der Sehschärfe.	Helfen Sie dem Patienten, Stimuli der Umgebung richtig zu interpretieren, indem Sie ihm die richtigen Hilfen anbieten und sicherstellen, dass sie richtig funktionieren. Schalten Sie Störquellen aus (auditorische und visuelle). Sprechen Sie langsam und deutlich, wiederholen Sie die Kernsätze, wenn notwendig. Sprechen Sie direkt in das «bessere» Ohr des Patienten Blicken Sie den Patienten beim Sprechen direkt an, damit er, wenn nötig, von den Lippen ablesen kann. Verwenden Sie große Buchstaben mit helleren Gegenständen vor dunklerem Hintergrund, legen Sie Bilder und Gedrucktes direkt vor den Patienten und verwenden Sie indirekte Beleuchtung, um Blendeffekte zu reduzieren/auszuschalten.

Bearbeitung aus Foreman und Zane (1996)

6.4 Zusammenfassung und Schlussfolgerungen

Akute Verwirrtheit tritt bei hospitalisierten alten Menschen häufig auf. Deshalb ist es wichtig, Risikopatienten oder Kranke, die bereits verwirrt sind, schnell zu identifizieren. Dafür müssen Pflegeeinschätzungen des Bewusstseinszustands routinemäßig, systematisch und gründlich durchgeführt werden. Ein praxiserprobtes Standardprotokoll liefert präzise Informationen zur Pflege von Risikopatienten und bereits unter akuter Verwirrtheit leidenden Kranken. Es umfasst die Hintergrundthemen und Risikofaktoren, die klinische Einschätzung, Pflegestrategien und die Auswertung der erwarteten Resultate zur optimalen Einschätzung und Behandlung von akuter Verwirrtheit/Delir. Zusätzlich wird am Ende des Kapitels neuere Literatur angeführt, damit sich die klinische Pflegekraft weiterführende Informationen verschaffen kann.

Literatur

1. American Psychiatric Association. Diagnostic and statistical manual of mental disorders (4th ed.). Washington, DC, Author: 1994.
2. Foreman, MD. Acute confusion in the elderly. Ann Rev Nurs Res 1993: 11: 3–30.
3. Rudberg MA., Pompei P, Foreman MD, Ross RE, Cassel CK. The natural history of delirium in older hospitalized patients: A syndrome of heterogeneity. Age Ageing. 1997; 26: 169–174.
4. Williams MA, Ward SE, Campbell EB. Confusion: Testing versus observation. J Gerontol Nurs. 1988; 14 (1): 25–30.
5. Sullivan-Marx E. Delirium and physical restraint in the hospitalized elderly. Image. 1994; 26: 295–300.
6. Francis J, Hilko E, Kapoor N. Delirium and prospective payment: The economic impact of confusion [abstact]. J Am Geriatr Soc 1994; 41(Suppl): SA 9.
7. Pompei P, Foreman MD, Rudberg MA, Inouye SK, Braund V, Cassel CK, Delirium in hospitalized older persons: Outcomes and predictors. J Am Geriatr Soc. 1994; 42: 809–815.
8. Foreman MD, Zane D. Nursing strategies for acute confusion in hospitalized elderly patients. Am J Nurs. 1996; 96 (4): 44–51.
9. Foreman MD, Fletcher K, Mion LC, Simon L, the NICHE Faculty. Assessing cognitive function. Geriatr. Nurs. 1996: 17 (5): 228–233.
10. Cole MG, Primeau F, McClusker J. Effectivenes of interventions to prevent delirium in hospitalized patients: A systematic review. Canad med Assoc J. 1996; 155: 1262–1268.
11. Cole MG, Primeau FJ, Bailey RF, Bonnycastel MJ, Masciarelli F, Engelsmann F, Pepin MJ, Ducic D. Systematic intervention for elderly inpatients with delirium: A randomized trial. Canad Med Assoc J. 1994; 151: 965–970.
12. Cronin Stubbs D. (1996). Delirium intervention research in acute care settings. Ann Rev Nurs Res. 1996; 14: 57–71.

13. Matthiesen V, Sivertsen L, Foreman MD, Cronin-Stubbs D. Acute confusion: Nursing interventions in older Patients. Ortho Nurs. 1994; 13 (2): 21–29.
14. Morency CD. Mental status change in the elderly: Recognizing and treating delirium. J Prof Nurs. 1990: 6: 356–365.
15. Nagely SJ, Dever A. What we know about treating confusion. Appl Nurs Res. 1988; 1: 80–83.
16. Neelon VJ. Postoperative delirium. CC Nurs Clin N Am. 1990; 2: 579–587.
17. Neelon VJ, Champagne MT. Managing cognitive impairment: The current basis for practice. In Funk SG. Tournquist EM, Champagne MT, Wiese RA (Eds.), Key aspects of elder care: Managing falls, incontinence, and cognitive impairment. New York: Springer; 1992, 239–250.
18. Ribby KJ, Cox KR. Development, implementation, and evaluation of a confusion protocol. Clin Nurs Spec. 1996; 10: 241–247.
19. Walker MK, Foreman DM, the NICHE Faculty. Ensuring medication safety for older adults. New York: Springer; 1999, pp. 000–000.
20. Wanich CK, Sullivan-Marx EM, Gottlieb GL, Johnson JC. Functional status outcomes of a nursing intervention in hospitalized elderly. Image. 1992; 24: 201–207.
21. Williams MA. The physical environment and patient care. Ann Rev Nurs Res. 1988; 7: 61–84.
22. Williams MA, Campbell EB, Rynor WW Jr. Mlynarczyk SM, Ward SE. Reducing acute confusional states in elderly patients with hip fractures. Res Nurs Health. 1985; 8: 329–337.
23. Wolanin MO, Phillips LRF. Confusion: Prevention and care. St. Louis: Mosby; 1981.
24. Yeaw EMJ, Abbate JH. Identification of confusion among the elderly in an acute care setting. Clin Nurs Spec. 1993; 7: 192–197.

7. Sturzprävention in der Akutpflege

von Barbara Corrigan, Karen Allen, Janet Moore, Patricia Samra, Cheryl Stetler, Joyce Thielen und der NICHE-Fakultät

7.1 Lernziele

Nach der Lektüre dieses Kapitels sollten Sie Folgendes können:

1. Die Auswirkung eines Sturzes auf das Leben eines älteren Menschen beschreiben.
2. Bekannte Risikofaktoren für Stürze von Patienten/Bewohnern nennen.
3. Risikomindernde Maßnahmen zur Sturzprävention planen.
4. Die Rolle von Datensammlung und -analyse in einem Sturzpräventionsprogramm erklären.

7.2 Hintergrund

Mit steigendem Alter der Bevölkerung Nordamerikas erhöht sich der Anteil alter Menschen, die in Krankenhäusern gepflegt werden. Die Verlagerung hin zu einer anfälligeren Population geht mit einem erhöhten Sturzrisiko und der damit verbundenen Verletzungsgefahr einher. Ein Sturz kann eine längere Bettlägerigkeit, Gewebeveränderungen, eine Lungenentzündung, Knochenbrüche, Depression, Beschwerden, Abhängigkeit und Immobilität nach sich ziehen. Selbst wenn ein Sturz nicht zu einer körperlichen Verletzung führt, schränken 25 % aller Personen nach einem Sturz ihre Aktivitäten ein und werden gesellschaftlich isoliert, weil sie sich vor einem weiteren Sturz fürchten [1]. Baraff [2] erklärt: «Ein Sturz kann als Wendepunkt im Leben eines alten Menschen betrachtet werden, der möglicherweise den Anfang eines gefährlichen Abbaus der Funktionen bedeutet» (S. 480).

Obwohl das Alter an sich noch kein Risikofaktor ist, sind 50 % aller Personen, die im Krankenhaus zu Fall kommen, über 65 Jahre alt. Es gibt jedoch eine Reihe altersbedingter Veränderungen, die Stürze und damit verbundene Verletzungen begünstigen. Verlust der Sehschärfe, verlängerte Reaktionszeit, verminderte Blasenkapazität und -kontraktionsfähigkeit, Entmineralisierung der Knochen, eingeschränktes Gleichgewicht, geringere Muskelkraft und die Gefahr einer orthostatischen Hypotonie sind Begleiterscheinungen des Alters.

In Amerika sind Stürze die zweithäufigste Ursache für den Tod durch ein Trauma. Bei Personen über 65 machen Stürze ein Drittel der Todesfälle durch Verletzungen aus. Die Zahl der Stürze mit Todesfolge ist wahrscheinlich gewaltig unterschätzt, weil die Ärzte den Totenschein nicht immer korrekt ausfüllen und einen Sturz als Todesursache nicht vermerken [3]. Hüftfrakturen sind die schwerwiegenden Folgen von Stürzen bei älteren Menschen. Mehr als 90% solcher Brüche ereignen sich bei über 70jährigen. Eine Studie von Marottoli u. a. [4] belegt, dass 20% aller Menschen mit einer Hüftfraktur innerhalb von 6 Monaten starben, alle anderen wiesen 6 Wochen und 6 Monate danach einen erheblichen Rückgang ihrer körperlichen Leistungsfähigkeit auf.

Patientenstürze liegen an der Spitze aller Zwischenfälle in Akutpflegekrankenhäusern [5]. Maciorowski u. a. [6] stellten fest, dass 70%–80% aller dokumentierten Zwischenfälle mit Stürzen zu tun haben und 20%–30% aller Stürze mit Verletzungen einhergehen. Wenn Pflegekräfte wegen Fahrlässigkeit verklagt werden, dann meist nach dem Sturz eines Patienten [7]. Die meisten Streitigkeiten wegen eines Sturzes kommen jedoch nie vor Gericht; die durchschnittliche Schadenersatzsumme beträgt dennoch 10 000 bis 15 000 Dollar [7].

In Akutkrankenhäusern haben Pflegekräfte bei der Sturzprävention eine Schlüsselrolle inne. In diesem Kapitel wird ein Sturzverhütungsprogramm beschrieben, das am Baystate Medical Center, Springfield, Massachusetts umgesetzt wurde. Es wurde mit Hilfe des wissenschaftlich abgesicherten Hendrich Fall Risk Assessment Instruments [8] entwickelt. Standardisierte Pflegerichtlinien runden das Thema ab.

7.2.1 Was ist ein Sturz?

Es gibt zu diesem Thema eine umfangreiche Literatur, aber nicht alle Autorinnen und Autoren liefern eine Definition von «Sturz» oder beschreiben dessen Begleitumstände. Viele haben festgestellt, dass eine Standarddefinition fehlt [9]. Aus diesen beschreibenden Artikeln oder Studien über Stürze wurde folgende Definition entwickelt: Ein Sturz ist ein unfreiwilliges oder ungeplantes Ereignis, bei dem die Person auf den Boden zu liegen kommt, mit oder ohne Verletzungsfolge [8, 10–12].

Für eine stimmige Datensammlung und -analyse ist es unerlässlich, dass jede Institution eine eigene, klare Definition des Begriffs entwickelt [13–14]. Die in der vorliegenden Richtlinie verwendete Definition lautet:

«Ein Sturz ist ein Ereignis, durch welches der Patient, oder ein Teil seines Körpers, versehentlich den Boden oder eine andere Fläche berührt, die tiefer liegt als er, aber auch ein Ereignis, bei dem ein Patient auf dem Boden liegend vorgefunden wird, ohne dass er sich die Situation erklären kann.»

In der Literatur wird das Ereignis eines «Beinahe-Sturzes», d. h. ein Sturz wurde nur durch das Eingreifen einer Hilfsperson vermieden, unterschiedlich gehandhabt. In der Definition dieser Pflegerichtlinie sind Kranke, die vom Pflegepersonal absichtlich vorsichtig auf den Boden gelegt werden und dabei keine Verletzung erleiden, nicht enthalten. (**Kasten 7-1** enthält die Definition eines Sturzes).

7.2.2 Kategorien der Sturzrisikofaktoren

Die Vorhersage von Stürzen ist weitgehend von der Identifikation vorhandener Risikofaktoren [8, 10, 15–20] abhängig. Einige Autorinnen und Autoren haben eine ausführliche Liste genereller Risikofaktoren zusammengestellt, andere teilen sie in Kategorien ein. Zur besseren Klärung und Identifikation von Risikofaktoren werden sie in der vorliegenden Pflegerichtlinie in drei Kategorien unterteilt: externe, interne/erwartete physiologische und interne/unerwartete physiologische Faktoren [7, 8, 20, 21]. Sie werden in **Tabelle 7-1** auf S. 101 beschrieben.

Kasten 7-1 Standardisierte Pflegerichtlinie zur Sturzprävention

I. Ziel: Vermeidung von Stürzen und sturzbedingten Verletzungen.
Zweck: Diese Pflegerichtlinie soll der professionellen Pflegekraft helfen:
- A. Eine erprobte Methode der Einschätzung von Sturzgefährdung anzuwenden, und
- B. ihr eine objektive Basis für die Planung von Pflegeinterventionen zur Sturzprävention liefern.

II. Definition:
Ein Sturz ist ein Ereignis, das dazu führt, dass die ganze Person oder einer ihrer Körperteile unabsichtlich auf den Boden oder eine andere, tiefer gelegene Ebene als sie selbst, fällt und liegen bleibt.
- A. Diese Definition umfasst auch Personen, die auf dem Boden liegend vorgefunden werden und sich die Situation nicht erklären können.
- B. Ausgeschlossen sind Patienten oder Bewohner, die vom Pflegepersonal absichtlich auf den Boden gelegt werden und keine Verletzungen davontragen.

III. Kategorien der Sturzrisiken
- A. Externe: Äußere oder umfeldbedingte Risikofaktoren.
- B. Interne/Erwartete physiologische Faktoren: Patientenmerkmale oder Diagnosen, die gemessen werden können, um die individuelle Sturzgefährdung einzuschätzen.

- C. Interne/Unerwartete physiologische Stürze: unvorhersehbar, wenn keine früheren Stürze vorliegen und bei der körperlichen/funktionalen Einschätzung keine Risikofaktoren festgestellt wurden.

IV. Einschätzung des Sturzrisikos
- A. Alle Patienten sind bei der Aufnahme ins Krankenhaus, bei der Verlegung auf eine andere Station und einmal pro Schicht mit dem Hendrich-Fall-Risk-Instrument auf ihr Sturzrisiko einzuschätzen.
- B. Das Sturzrisiko des Patienten ist durch Beachtung der folgenden, erwiesenen Risikofaktoren einzuschätzen und der Risikograd zu benennen.
- C. Beträgt der Risikograd 3 oder mehr, muss der Risikograd des Patienten bei seiner Aufnahme ins Krankenhaus, bei der Verlegung auf eine andere Station und einmal pro Schicht mit dem Hendrich-Fall-Risk-Assessment-Instrument dokumentiert werden.

1. Sturzanamnese (Ausrutscher oder Stolpern nicht inbegriffen):
   Stürze innerhalb der letzten 3 Monate, einschließlich Stürze zu Hause,
   bei früheren Krankenhausaufenthalten oder während des aktuellen
   Krankenhausaufenthalts: 7 Punkte
2. Veränderte Ausscheidungsmuster: Inkontinenz, häufiger Harndrang
   oder Nykturie, muss öfters oder dringend zur Toilette gehen, muss während
   der Nacht ausscheiden, braucht Hilfe beim Gang zur Toilette, leidet unter
   Harndrang oder Durchfall: 3 Punkte
3. Verwirrtheit/Desorientierung: Kann nicht zuhören und den Anweisungen
   folgen, hat desorganisierte oder unrealistische Denkmuster, kann einfachen
   Anweisungen nicht folgen und sich nicht daran erinnern, geringes
   Urteilsvermögen oder fehlendes Bewusstsein für die eigenen
   Sicherheitsrisiken und damit verbundenen Einschränkungen.
   Überschätzt/Vergisst die eigenen Einschränkungen oder schätzt die
   eigenen Fähigkeiten nicht richtig ein: 3 Punkte
4. Depression: Weist mehrere Symptome von Depression auf, wie
   Erschöpfung, Gewichtsverlust, Lethargie, Schlaflosigkeit, Verstimmtheit,
   Irritierbarkeit, Weinkrämpfe. Hat Gefühle von Hoffnungslosigkeit.
   Berichtet von Niedergeschlagenheit oder Verzweiflung. 4 Punkte
5. Benommenheit/Schwindel: Weist orthostatische Veränderungen auf,
   durch Nebenwirkungen von Medikamenten oder wegen einer Krankheit: 3 Punkte
6. Unangepasste Mobilität/allgemeine Schwäche: Unsicherer Gang,
   verwendet Gehhilfen oder braucht Hilfe beim Gehen, benutzt
   Krücken/Stock/Gehwagen oder Möbel als Gehhilfe, leidet unter
   generalisierter Schwäche oder Bewegungseinschränkung
   der unteren Extremitäten: 2 Punkte
7. Geringes Urteilsvermögen: Hat kein Sicherheitsbewusstsein, über-
   schätzt die eigenen Fähigkeiten. Braucht Hilfe beim zu Bett gehen und
   Aufstehen, hält sich aber trotzdem für unabhängig. Braucht Gehwagen
   oder Krücken zur Fortbewegung, stützt sich zusätzlich an den Möbeln ab: 3 Punkte

Tabelle 7-1: Die verschiedenen Risikofaktoren

Extrinsisch – Externe Risikofaktoren:

• Umgebung – Nasse Fußböden, Treppen
• Instabile Möblierung – Nachtkästchen, Schemel
• Fehlende Fußbekleidung, ungünstige Fußbekleidung
• Unsichere Aktivität mit dem Infusionsständer oder anderen Geräten
• Schlechte Beleuchtung
• Niederer Toilettensitz
• Räder von Bett oder Stuhl nicht festgestellt

Intrinsisch [7]/*Antizipiert physiologisch* [24] – Interne Risikofaktoren, die zu einem verringerten Anpassungsniveau der Person führen:

• Sturz in der jüngeren Vergangenheit (kein Ausrutschen/Stolpern)
• Veränderte Ausscheidungsmuster (Inkontinenz, Nykturie, häufiger Harndrang)
• Verwirrtheit/Desorientierung
• Unangepasste Mobilität/Allgemeine Schwäche
• Depression
• Benommenheit/Schwindel
• Schwaches Urteilsvermögen

Intrinsch [7]/*Nicht antizipiert physiologisch* [24] – Unvorhersehbar, wenn keine Stürze in der Vergangenheit bekannt sind und das körperliche/funktionale Assessment keine Risikofaktoren ergibt:

• Sturzattacken
• Kardiale Arrhythmien
• Krampfanfall
• Transitorische ischämische Attacke (TIA) oder Schlaganfall
• Medikamentenwirkungen/-nebenwirkungen
• Synkope
• Pathologische Fraktur der Hüfte

7.3 Assessment des Sturzrisikos

Es gibt erprobte Instrumente zum Assessment der Sturzgefährdung. Die Verwendung eines standardisierten Instruments zur Einschätzung des Sturzrisikos ist eine verlässliche Methode und bildet die Grundlage für die Pflegeplanung. Es liefert ferner den Rahmen für eine klare Kommunikation der Sturzgefährdung zwischen allen Pflegenden [8]. Kein Instrument zur Einschätzung der Sturzgefährdung kann alle Stürze verlässlich vorhersagen. Die Risikoeinschätzung muss eine allgemeine Gesundheitsanamnese, aber auch eine körperliche und funktionelle Einschätzung umfassen. Die beste Sturzprävention ist minutiöse Beobachtung, pflegerisches Urteilsvermögen und die Fähigkeit zu kritischem Denken, in Verbindung mit einem erprobten Instrument zur Einschätzung des Sturzrisikos.

Das Hendrich-Fall-Risk-Assessment-Instrument wurde für diese Pflegerichtlinie ausgewählt, weil es neben anderen Anwendungsfaktoren, ein hoch sensibles und spezifisches Instrument ist [22] (siehe **Tab. 7-2**). Das Instrument umfasst folgende sechs wesentliche Risikofaktoren: Aktuelle Sturzanamnese (Ausrutscher und Stolpern nicht inbegriffen), veränderte Ausscheidungsmuster, Verwirrtheit/Desorientiertheit, Depression, Benommenheit/Schwindel, nicht angepasste Mobilität/allgemeine Schwäche und geringes Urteilsvermögen. Hendrichs Studie von 1995 [8] nennt auch eine Krebsdiagnose als Risikofaktor, das Instrument schließt diesen aber nicht ein, weil eine jüngere, unveröffentlichte Studie, zu einem anderen Ergebnis kam [23]. Die fortlaufende Auswertung führte die Mitglieder des Sturzpräventionsprojekts des Baystate Medical Center dazu, geringes Urteilsvermögen und Verwirrtheit als je eigenen Risikofaktor zu bezeichnen. Dadurch soll die Pflegekraft aufgefordert werden, speziell auf solche Kranken zu achten, die ihre Selbstpflegefähigkeiten oder -einschränkungen falsch einschätzen.

Tabelle 7-2: Sturzrisikoassessment

Hendrich-Sturzrisikoassessment-Instrument						
Datum						
Schicht						
Sturzrisikoassessment	Punkte					
Kürzlich erfolgter Sturz (kein Ausrutschen/Stolpern)	+ 7					
Veränderte Ausscheidung (Inkontinenz, Nykturie, häufiger Harndrang)	+ 3					
Verwirrtheit/Desorientiertheit	+ 3					
Depression	+ 4					
Benommenheit/Schwindel	+ 3					
Schlechte Mobilität/allgemeine Schwäche	+ 2					
Schlechtes Urteilsvermögen (wenn nicht verwirrt)	+ 3					
Andere Faktoren						
Gesamtpunktzahl						

Aus: A. Hendrich, *Falls, Immobility, and Restraints: A resource Manual* (9–17), 1996, St. Louis, MO. Mosby. Copyright 1996. Mit freundlicher Erlaubnis.

7.3.1 Sturzanamnese

In der Literatur wird immer wieder erwähnt, dass Stürze in der Vergangenheit ein Risikofaktor für weitere Stürze sind [8, 24, 25]. Mit Hilfe der logistischen Regressionsmethode fand Hendrich [8] heraus, dass ein vor kurzem stattgefundener Sturz den signifikantesten Risikofaktor in der untersuchten Population darstellte. Morsel [24] stellt fest, dass eine Person, die einmal gestürzt ist, sehr wahrscheinlich ein zweites Mal stürzt und zwar unter den gleichen Umständen. Die Sturzanamnese kann durch Befragung des Kranken und seiner Angehörigen erhoben werden. Falls er bereits einen Sturz erlebt hat, wird nach dem Zeitpunkt und den Begleitumständen gefragt. Weiterführende Nachfragen zu in Zusammenhang mit diesem Ereignis aufgetretenen Symptomen, wie Benommenheit, Schwäche und Bewusstlosigkeit, vervollständigen die pflegerische Einschätzung.

7.3.2 Veränderte Ausscheidungsmuster

Die Daten über Stürze von Patienten/Bewohnern beweisen, dass die mit der Ausscheidung verbundenen Aktivitäten mit Abstand die riskantesten sind [8, 16]. Die Studie von Rainville berichtet, dass sich über die Hälfte aller Stürze dann ereignen, wenn der Patient versucht, den Nachtstuhl, die Urinflasche oder die Toilette zu benutzen. Barbieris Studie [16] berichtet, dass sich 52 % aller Stürze ereignen, wenn der Kranke versucht, ohne Hilfe Urin und Stuhl auszuscheiden.

Ausscheidungsmuster können durch spezifische Fragen ermittelt werden, wie z. B.: «Wenn Sie das Gefühl haben, die Toilette benutzen zu müssen, wie lange können Sie dann noch warten?», oder: «Verlieren Sie manchmal Urin und machen sich nass?», «Verschmutzen Sie manchmal Ihre Unterwäsche?», «Wie oft gehen Sie untertags zur Toilette?», «Wie oft stehen Sie in der Nacht auf, um zur Toilette zu gehen?» [27].

7.3.3 Verwirrtheit/Desorientiertheit

Je nach Ursache kann Verwirrtheit intermittierend oder fortlaufend auftreten. Hernandez und Miller [28] untersuchten Patientenstürze und fanden heraus, dass 77 % der Kranken ihrer Untersuchungsgruppe die Diagnose Demenz aufwiesen. Berryman [17] berichtet, dass Kranke mit periodischen Anfällen von Verwirrtheit und Desorientiertheit ein höheres Sturzrisiko aufweisen. Schlutz [29] stellte fest, dass ein Mangel an Sicherheitsbewusstsein Stürze begünstigt.

Ein Aspekt von Verwirrtheit und Orientiertheit kann durch erinnerungs- und orientierungsbezogene Fragen eingeschätzt werden. Ein bekannter Gedächtnistest besteht darin, drei Dinge zu nennen (Buch, Tisch, Fußboden), die der Proband sofort und dann nach einigen Minuten noch einmal wiederholen soll. Die Orientiertheit kann durch folgende Fragen festgestellt werden: «Wo befinden Sie sich jetzt?» (Stadt, Staat, Gebäude, etc.), und: «Welcher Tag ist heute?» (auch Fragen nach Jahreszeit, Monat oder Jahr sind geeignet) [30].

7.3.4 Depression

Die Anzeichen einer Depression, wie Schwierigkeiten mit dem Denken oder verminderte Konzentrationsfähigkeit, machen die betroffene Person anfällig für einen Sturz [31]. Zur Einschätzung von Depression kann der Kranke gefragt werden, ob er sich niedergeschlagen oder traurig fühlt. Bedenken Sie, dass deprimierte Menschen darauf oft mit: «Ich weiß nicht» antworten [27]. Spellbring bemerkte, dass deprimierte Patienten/Bewohner, die sich in einer Lebenskrise befinden, oft die persönliche Pflege und Sicherheit vernachlässigen. Deshalb sollen bei der Einschätzung auf Depression auch das äußere Erscheinungsbild und die Körperpflegegewohnheiten betrachtet werden.

7.3.5 Benommenheit/Schwindel

Benommenheit/Schwindel können als Nebenwirkungen von Medikamenten oder Symptom eines Krankheitsbilds auftreten. Die Arzneimittelgaben, insbesondere Diuretika, Schmerzmittel, Barbiturate, Hypnotika oder Beruhigungsmittel müssen fortlaufend überprüft werden [16]. Der Kranke soll gefragt werden, ob ihm bei einem Positionswechsel je schwindlig wurde. Der Blutdruck muss auf orthostatische Veränderungen hin bei der Aufnahme überwacht werden, und dann bei jeder wesentlichen Veränderung der Medikation oder Behandlung. Fällt der systolische Druck um 20 mm Hg oder mehr, wenn sich der Kranke vom Liegen in eine stehende Position begibt, ist die Gefahr eines hypotensiven Sturzes gegeben [17].

7.3.6 Unangemessene Mobilität/Allgemeine Schwäche

Personen, die stürzen, haben oft Probleme mit der Mobilität oder leiden unter einer allgemeinen Schwäche. So fand z.B. Tinetti [32] heraus, dass eine eingeschränkte Mobilität ein starker Indikator für Sturzgefährdung ist. Zur Einschätzung der Mobilität durch den «Get up and go»-Test wird der Kranke gebeten, sich vom Stuhl zu erheben und 3 m zu gehen, sich umzudrehen und wieder auf den

Stuhl zu setzen [33]. Auf diese Weise können Gehprobleme, geringe Standfestigkeit oder schwankende Körperhaltung festgestellt werden. Ferner soll nach dem Gebrauch von Gehhilfen gefragt werden sowie nach speziellen Fortbewegungstechniken, die zu Hause angewandt werden, wie das Festhalten an Möbelstücken als Stützen und zum Halten des Gleichgewichts.

7.3.7 Geringes Urteilsvermögen

Das Urteilsvermögen kann eingeschätzt werden, indem man dem Probanden hypothetische Situationen schildert, wie z. B.: «Das Telefon klingelt, aber es steht auf der anderen Seite des Zimmers, so dass Sie es nicht erreichen können. Was würden Sie tun?» oder einfach: «Was tun Sie, wenn Sie aufstehen und zur Toilette gehen müssen?» Schultz [29] beschreibt geringes Urteilsvermögen bei Kranken folgendermaßen: «Braucht Hilfe beim Transfer oder zum Aufstehen, hält sich aber für unabhängig», oder: «Braucht Gehwagen oder Krücken zur Fortbewegung, hält sich aber trotzdem noch an Möbelstücken fest.»

7.3.8 Weitere Risikofaktoren

Instrumente zur Einschätzung von Risiken sollten einen Bezugsrahmen darstellen, um Stürze effektiver verhüten und die entsprechenden Maßnahmen bestimmen zu können. Die Pflegekraft sollte jedoch die vom Instrument vorgegebenen Risikofaktoren mit Informationen anreichern, die für den einzelnen Kranken oder eine bestimmte Bevölkerungsgruppe spezifisch sind. Hendrich [7] fügt eine Kategorie hinzu und nennt sie «weitere Risiken», um der Einschätzung besonderer Risikofaktoren durch Pflegekräfte Raum zu geben, wie etwa eine hohe Zahl von Medikamenten, Sedierung oder exzessiver Blutverlust. Diese Faktoren können zur Erläuterung anderer festgestellter Risikofaktoren beitragen.

Alle Stürze haben eine Ursache und viele, wenn nicht die meisten, sind vermeidbar [24]. Die Einschätzung muss fortlaufend vorgenommen werden, denn Schwankungen des Krankheitszustands können auch das Sturzrisiko des Patienten verändern. Genaue, aufmerksame Einschätzung bei der Aufnahme, in jeder Schicht und bei jeder deutlichen Veränderung des Zustands wird als bester Ansatz empfohlen. Damit können Patienten/Bewohner, die risikomindernde Maßnahmen benötigen, erkannt werden. Im Baystate Medical Center ist in jeder Pflegeeinheit ein Flussdiagramm angeschlagen, um das Pflegepersonal an die Wichtigkeit fortlaufender Identifikation von Risikofaktoren zu erinnern (Flussdiagramm, siehe **Abb. 7-1** auf S. 106).

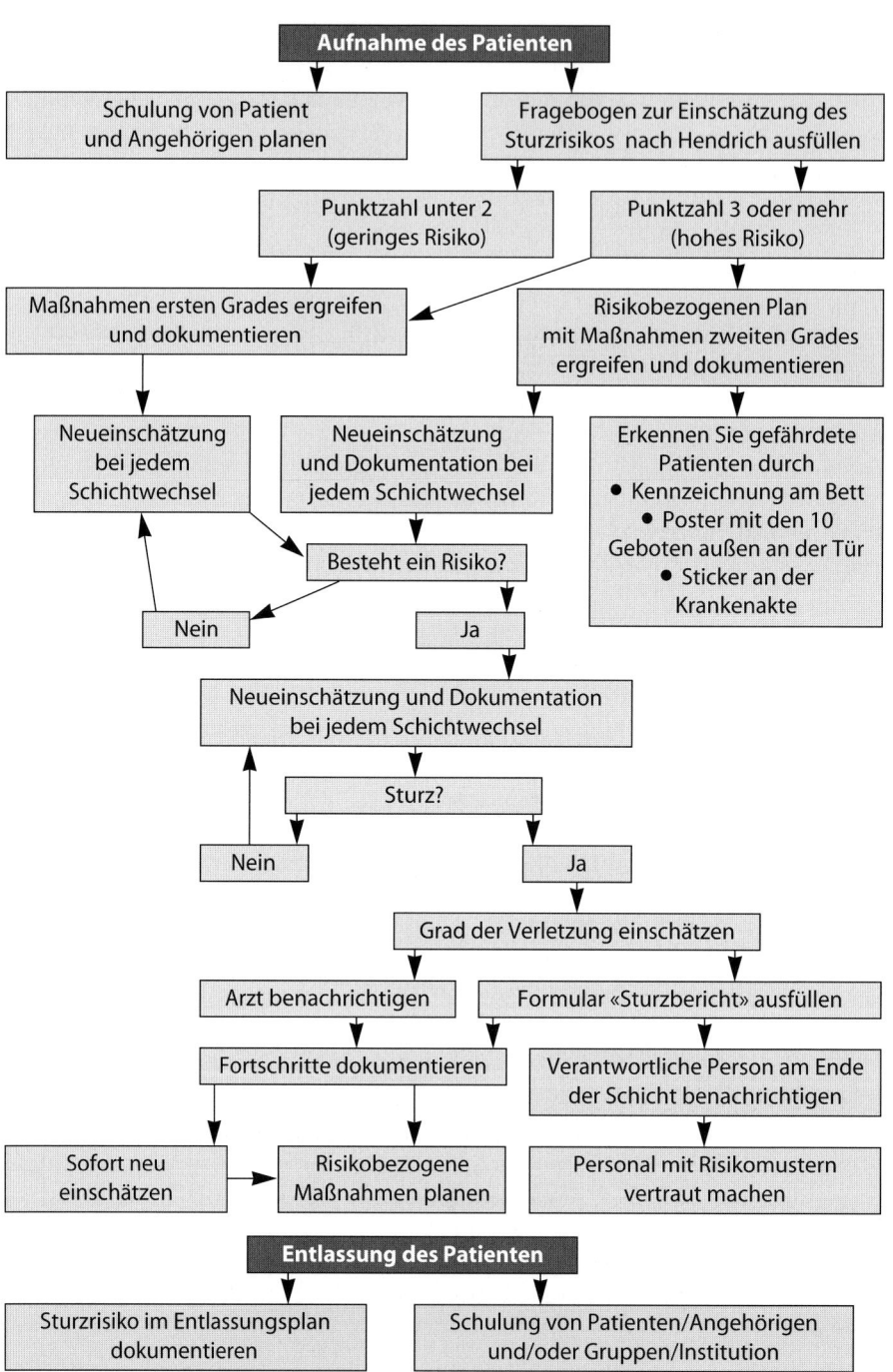

Abbildung 7-1: Flussdiagramm eines Sturzpräventionsprogramms

7.4 Maßnahmen zur Sturzprävention

Die in dieser Pflegerichtlinie vorgestellten Maßnahmen können in fünf Kategorien unterteilt werden: a. Maßnahmen zur Verringerung von Gefahren in der Umwelt, b. Methoden zur Kompensation funktioneller Einschränkungen, c. Aufklärung des Kranken/Bewohners und seiner Angehörigen, d. Aktivitäten zur Sensibilisierung des Personals für Risikofaktoren, e. patientenbezogene Maßnahmen zur Risikominderung. Die ersten 3 Kategorien werden als Maßnahmen der Stufe 1 bezeichnet und stellen den pflegerischen Minimalstandard für alle Patienten/Bewohner dar. Maßnahmen der Stufe 2 werden für Kranke empfohlen, die mit Hilfe des Hendrich-Fall-Risk-Assessment-Instruments als Hochrisikopatienten eingestuft werden (3 Punkte oder mehr). Sie umfassen alle fünf Interventionskategorien (siehe **Kasten 7-2**).

Kasten 7-2 Standardisierte Pflegerichtlinie zur Sturzprävention

I. Interventionen

A. Stufe 1. Maßnahmen zur Sturzpräventionen für alle Patienten/Bewohner, ungeachtet der einzelnen Risiken.
  – 1. Machen Sie den Kranken mit der Umgebung vertraut.
  – 2. Die Klingel muss in Reichweite sein; überzeugen Sie sich davon, dass sie auch benutzt werden kann.
  – 3. Stellen Sie das Bett niedrig und verriegeln Sie die Räder.
  – 4. Achten Sie auf passendes Schuhwerk, das rutschfest ist und richtig getragen wird.
  – 5. Bestimmen Sie die sicherste Seitengitterposition.
  – 6. Benutzen Sie am Abend und in der Nachtschicht das Nachtlicht.
  – 7. Entfernen Sie verschüttete Flüssigkeiten sofort.
  – 8. Stellen Sie die Möbel/Objekte so, dass sie sicher sind; entfernen Sie unnötige Möbel.
  – 9. Stellen Sie die Dinge, die der Patient/Bewohner oft braucht, in Reichweite.
  – 10. Im Bad, in den Krankenzimmern und im Flur müssen geeignete Handläufe angebracht sein.
  – 11. Bei der Ausscheidung die notwendige Hilfestellung leisten.
  – 12. Medikamentenwirkungen einschätzen, die den Kranken für Stürze prädisponieren.
  – 13. Bei der Gymnastik unterstützen und/oder die Krankengymnastikfachkraft die Mobilität/Sicherheit einschätzen lassen.
  – 14. Stündlich nach dem Kranken sehen.
  – 15. Den Kranken und seine Angehörigen über Sturzprävention aufklären.

B. Stufe 2. Maßnahmen zur Sturzprävention für Risikopatienten; 3 Punkte oder mehr.
  - 1. Kennzeichnen Sie sturzgefährdete Patienten/Bewohner mit folgenden Systemen:
    a. Im computerisierten Informationssystem, Kardex oder Pflegeplan.
    b. Mit einem Aufkleber/Stecker auf der Krankenakte, der auf das Sturzrisiko hinweist.
    c. Durch Aushängen eines Merkblatts mit den 10 Geboten der Sturzprävention im Stationszimmer.
  - 2. Sturzrisikobezogene Maßnahmen:
    a. Vorgeschichte
      i. Pflege aufgrund der Sturzanamnese/der früheren Muster planen.
      ii. Schutzmaßnahmen zur Verletzungsverhütung ergreifen.
      iii. Klingelrufsystem für Bett oder Sessel verwenden.
    b. Verändertes Ausscheidungsmuster:
      i. Individuellen Ausscheidungszeitplan erstellen.
      ii. Engmaschige Überwachung durchführen.
    c. Verwirrtheit/Desorientierung
      i. Verlegung des Patienten in Sichtweite.
      ii. Aufrechterhaltung einer kontinuierlichen Überwachung.
      iii. Die Angehörigen ermutigen, beim Kranken zu bleiben.
      iv. Bettklingel einsetzen.
      v. Einen Facharzt/eine Fachärztin für Geriatrie oder Psychiatrie hinzuziehen.
    d. Depression:
      i. Die Fähigkeit des Patienten/Bewohners, Informationen zu verarbeiten, einschätzen.
      ii. Dem Kranken und seinen Angehörigen wiederholt die Aktivitätsbeschränkungen und Sicherheitsvorkehrungen erklären.
    e. Benommenheit/Schwindel:
      i. Orthostatischen Blutdruck überwachen.
      ii. Den Kranken auffordern:
    Sich langsam vom Liegen in eine sitzende Haltung zu bewegen.
    Vor dem Gehen die Beine baumeln zu lassen.
    Vor dem Gehen die Fußgelenke auf und ab zu bewegen.
    Sich bei Schwindelgefühl sofort niederzusetzen.
    f. Unangemessene Mobilität/allgemeine Schwäche:
      i. Physikalische Therapie beantragen.
      ii. Gymnastische Übungen zur Muskelstärkung durchführen.
      iii. Dem Kranken bei der Fortbewegung helfen.

7.4.1 Verminderung der Gefahren in der Umgebung

Vierzehn Prozent aller Stürze von Patienten/Bewohnern sind auf Umgebungsfaktoren zurückzuführen [24]. Scheinbar geringfügige Gefahren in der Umgebung werden vom Pflegepersonal leicht übersehen. Je hinfälliger eine Person, desto gefährdeter ist sie [34]. So mag z. B. ein alter Mensch die Klingel zwar in Reichweite haben, sie aufgrund arthritischer Veränderungen oder mangelnder Sehkraft aber nicht bedienen können. Ein System, das auf leichte Berührung oder Anhauchen reagiert, oder eine in die Hand gelegte Klingel, kann für Kranke, die mit dem üblichen Klingelsystem Schwierigkeiten haben, das Richtige sein. Eine Maßnahmenliste zur Reduzierung von Umgebungsgefahren, wie Räder feststellen und für gute Beleuchtung sorgen, dient dem Pflegeteam als Erinnerungsstütze zur aktiven Risikovermeidung.

7.4.2 Methoden zur Kompensierung funktioneller Einschränkungen

Kranke mit einem hohen Sturzrisiko haben möglicherweise geringere funktionelle Fähigkeiten, weil eine chronische Behinderung vorliegt oder durch die medikamentöse Behandlung eine iatrogene Krankheit eingetreten ist. Arthritis, Einschränkungen der Sinnesorgane und gestörte Harnausscheidungsmuster sind verbreitete Begleiterscheinungen des Alterungsprozesses. Eine iatrogene Erkrankung kann durch eine Behandlung ausgelöst werden, die von einer Gesundheitsfachkraft veranlasst wurde [35]. Während eines Krankenhausaufenthalts sind Patienten aufgrund der Bewegungseinschränkungen, z. B. durch intravenöse Therapie, Blasenkatheter, Medikamente und anderen Therapien oder medizinischen Behandlungen hoch risikogefährdet. Da die Fähigkeit, auf Veränderungen angemessen zu reagieren, bei älteren Menschen herabgesetzt ist, muss das Pflegepersonal von sich aus dabei Hilfestellung anbieten.

7.4.3 Den Kranken und seine Angehörigen schulen und einbeziehen

Die Basis von Prävention besteht in der Information alter Menschen und deren Angehörigen über sturzverhütende Strategien. Patientenschulung, auf der Grundlage von Pflegeeinschätzung, wird für alle Kranken und ihre Familien empfohlen und zwar kurz nach Beginn des Krankenhausaufenthalts und bei der Entlassung. Die Bestimmung der Lernfähigkeit beginnt bei der ersten Einschätzung und wird während der fortlaufenden Einschätzung des Sturzrisikos jedes Mal überprüft. Es sind jedoch nicht alle Patienten in der Lage, an einer Schulung zur Sturzprävention teilzunehmen. Der erste Schritt bei der Planung von Schulung besteht in der

Feststellung, ob ein Kranker überhaupt lernfähig oder lernwillig ist. Die Lern-bereitschaft kann durch Veränderungen des kognitiven Status – z. B. durch ein Delir, eine Demenz oder Depression – eingeschränkt werden [36]. Andere Fakto-ren, wie Schmerz, Angst, Schlafstörungen, Seh- und Höreinschränkungen und veränderte Harnausscheidungsfunktion müssen berücksichtigt werden, bevor die Sturzprävention einsetzt. Zur Gedächtnisstütze des Kranken empfiehlt sich ein entsprechendes Informationsblatt (siehe Tabelle 7-3).

7.4.4 An das Pflegepersonal gerichtete Aktivitäten zur Förderung der Wahrnehmung von Sturzrisikofaktoren

Besteht bei einem Kranken ein Sturzrisiko, so wird dies allen an der Versorgung des Patienten beteiligten Berufsgruppen mitgeteilt. Die Pflegerichtlinien sehen vor, dass ein individualisierter Plan umgesetzt wird, sobald bei einem Kranken ein hohes Sturzrisiko festgestellt wird. Bei der Aufnahme, Verlegung auf eine andere Station und bei Veränderungen des Zustands des Kranken, soll eine klare, standardisierte Dokumentation von Risikofaktoren erfolgen und allgemeine und risikospezifische Maßnahmen ergriffen werden (Dokumentationsbogen siehe **Tabelle 7-3**). Diese Pflegerichtlinien sehen vor, dass die Gefährdung des Kranken durch Anbringen der Sturzpräventionsempfehlungen außerhalb des Kranken-zimmers und einem Aufkleber auf der Krankengeschichte dokumentiert werden. Im Baystate Medical Center wird der Grad der Gefährdung eines Patienten in die Pflegekartei des Computerinformationssystems aufgenommen. Sie kann auch auf einem Pflegeplan oder Kardex dokumentiert werden.

Tabelle 7-3: Merkblatt zur Sturzprävention für Patienten/Bewohner

Sie können einen Sturz verhindern!!

- Ein Sturz während Ihres Krankenhausaufenthalts kann zu einer Verletzung führen und Ihre Genesung verzögern.
- In fremder Umgebung und ungewohnten Situationen kommen Stürze vermehrt vor. Lärm, Licht, Untersuchungen und andere Faktoren beeinträchtigen möglicherweise Ihre Ruhezeiten. Übermüdung erhöht die Sturzgefahr.

Vorschläge zur Sturzprävention:

- Bewegen Sie Ihre Gelenke und Muskeln so viel wie möglich.
- Gehen Sie nahe an der Wand und benutzen Sie den Handlauf als Stütze.
- Benutzen Sie Hilfsmittel wie Gehwagen/Stock oder Rollstuhl, wenn angezeigt.
- Halten Sie sich in der Toilette am Haltegriff fest.
- Stehen Sie vom Bett oder Stuhl langsam auf, damit kein Schwindel auftritt. Wir vom Pflegeteam helfen Ihnen gerne dabei.
- Tragen Sie rutschfeste Fußbekleidung. Tragen Sie nur festes Schuhwerk, keine Pantoffeln.
- Melden Sie verschüttete Flüssigkeiten oder andere Gefahrenquellen dem Pflegeteam.
- Halten Sie alle oft benötigten Gegenstände in Ihrer Reichweite: Telefon, Taschentücher, Trinkwasser, Klingel usw.
- Lassen Sie sich beim Gang zur Toilette helfen.

Falls Sie stürzen:

- **Versuchen Sie, die Ruhe zu bewahren.**
- **Stehen Sie nicht schnell wieder auf, denn Sie könnten verletzt sein. Bleiben Sie liegen und warten Sie auf Hilfe.**
- **Rufen Sie Hilfe herbei. Drücken Sie die Klingel, wenn möglich oder rufen Sie laut.**

Achten Sie auf ihre Umgebung und beachten Sie diese Leitlinien: **SIE KÖNNEN EINEN STURZ VERHINDERN!!!**

7.4.5 Patientenbezogene Maßnahmen zur Risikominderung

Ein standardisiertes Sturzpräventionsprogramm ist am effektivsten, wenn die Maßnahmen individuell angepasst werden [8]. Ist in der jüngeren Vergangenheit ein Sturz vorgekommen, sind Maßnahmen angezeigt, die dessen Ursachen möglichst ausschalten. Kranke, die nach einem langen Tag zu Übermüdung neigen, sind möglicherweise am Abend stärker sturzgefährdet. Im Gegensatz dazu haben Parkinsonpatienten am Morgen ihre gefährlichere Zeit, oder dann, wenn die Wirkung ihrer Medikamente nachlässt. Im Wissen um auftretende Steifheit und geringere Mobilität, sollte das Pflegepersonal zu dieser Zeit besonders intensive Hilfestellung leisten. Verwirrte und Kranke mit veränderter Mobilität versuchen manchmal, ohne Hilfe die Toilette zu erreichen. Diuretika können eine Person veranlassen, die Toilette schnell aufzusuchen. Ein genauer Zeitplan kann dazu beitragen, Stürze in diesen Situationen zu vermeiden.

Meist werden elektronische Bewegungsmelder (an Bett oder Stuhl) als Maßnahme zur Sturzprävention empfohlen [8, 37–42]. Diese Alarmsysteme sollen dem Pflegepersonal signalisieren, dass Kranke, die Hilfe bei der Mobilität brauchen, dabei sind, Bett oder Stuhl zu verlassen. Indiziert sind solche Alarmsysteme bei Patienten/Bewohnern mit einer Sturzanamnese, unsicherer Bettmobilität, kognitiven Defiziten, Verwirrtheit oder bei Menschen, die keine Bettklingel benutzen können. Die Effizienz eines Alarmsystems hängt von der funktionierenden Technik und der Reaktionszeit des Pflegepersonals ab [39]. Zur Steigerung der Effektivität wird empfohlen, Personal, Patienten/Bewohner und Angehörige über das Prinzip und die Funktionsweise des Alarmsystems zu informieren.

7.4.6 Freiheitsbeschränkende Maßnahmen

Früher galten Fixierungsmaßnahmen als eine Methode der Sturzprävention. Sie wurden in diese Pflegerichtlinie nicht aufgenommen, weil freiheitsbeschränkende Maßnahmen heute als kontraproduktiv gelten, indem sie das Sturz- und Verletzungsrisiko der Patienten erhöhen [43]. Die Standards der Joint Commission on Accreditation of Healthcare Organizations (JACHO) [44] empfehlen, Fixierungsmaßnahmen zu vermeiden und mit anderen Mitteln eine präventive Umgebung zu schaffen. Alternativen zu freiheitsbeschränkenden Maßnahmen können darin bestehen, den Kranken näher an das Stationszimmer zu bringen, Angehörige, Menschen aus dem Freundeskreis oder Ehrenamtliche als Begleitpersonen zu engagieren und elektronische Bewegungsmelder einzusetzen [43].

7.5 Erfolgskriterien

Sturzpräventionsprogramme gelten als wenig effektiv, was auf falsche Maßnahmen und ungenügende Überwachung oder Überprüfung zurückzuführen ist [7]. Geht man bei der Programmentwicklung und -umsetzung eher rigide als flexibel vor, läuft man Gefahr, die besonderen Bedürfnisse einer spezifischen Patientenpopulation zu übersehen (z. B. die von neurologischen, kardiovaskulären, onkologischen Patienten). Fortlaufende Qualitätsverbesserung erfordert eine Methode zur Überprüfung der aktuellen Praxis auf der Station und zur Sammlung und Auswertung von Daten nach einem Sturz. So können dem Pflegepersonal die relevanten Daten zur Verfügung gestellt werden, anhand derer es seinen aktuellen Pflegestandard und dessen Auswirkung einschätzen kann.

Die Kerndaten zur Erfolgsmessung eines Sturzpräventionsprogramms sind die Sturzquote und der Verletzungsindex. Das Festhalten der Sturzquote ist ein genaueres Instrument zur Erfolgsmessung als die Anzahl der Stürze. Die Quote errechnet sich aus der Zahl der Stürze geteilt durch Patientenkrankenhaustage x 1000 [32, 35]. Sie kann je nach Art der Institution, des Krankenguts und des klinischen Angebots variieren. Die Veröffentlichung von Sturzquoten, zusammen mit den spezifischen Daten des Hauses und der Station, dient als Bezugspunkt zur Erfolgsmessung bei der Umsetzung des Programms.

Die Klassifikation des Verletzungsgrades ist ebenfalls ein wichtiger Qualitätsmaßstab. Der Verletzungsindex errechnet sich durch die Zahl der Verletzungen geteilt durch die Zahl der Stürze x 100. Hendrich [7] schlägt vor, die Verletzungen in 5 Klassen zu unterteilen: 1. keine Verletzung, 2. geringfügige Verletzung, 3. mäßige Verletzung, 4. ernsthafte Verletzung, 5. Tod (siehe **Tab. 7-4** auf S. 114).

Die Verletzungsrate (Klasse 2-5) in der Akutpflege liegt zwischen 20 % und 30 % [45]. In 2 % bis 6 % der Fälle kommt es zu ernsthaften Verletzungen (Klasse 4 und 5). Deshalb sollen die Ausgangsdaten des ganzen Hauses und jeder einzelnen Station folgende Angaben enthalten: Sturzquote, Gesamtzahl aller Verletzungen (2-5) und Zahl der ernsthaften Verletzungen (Klassen 4 und 5) (siehe **Kasten 7-3** auf S. 115).

Bei der Auswertung von Sturzpräventionsmaßnahmen ist es wichtig, sowohl die Sturzquote als auch den Verletzungsindex zu betrachten. In vielen Fällen wird die Sturzquote mit der Einführung eines Sturzpräventionsprogramms ansteigen, weil dem Thema erhöhte Aufmerksamkeit gewidmet wird und deshalb vermehrt Fälle gemeldet werden. Mit diesem Phänomen geht oft ein niedrigerer Verletzungsindex einher, weil vermehrt kleinere Stürze gemeldet werden, die ohne Verletzung verlaufen sind.

Es werden Ort, Zeit, Umstände des Sturzes sowie die Risikofaktoren des Patienten festgehalten. Mit Hilfe dieser Information sollen besonders sturzintensive

Tabelle 7-4: Klassifikation der Verletzungen

Grad	Verletzung
I. Grad: Keine Verletzung	Kein sichtbares Anzeichen einer körperlichen Verletzung (z. B. Schürfwunde, Prellung, Rötung)
II. Grad: Leichte Verletzung	Kleiner Kratzer, kleine Schürfwunde oder Prellung, die ohne Behandlung in wenigen Tagen abheilt
III. Grad: Mäßige Verletzung	Verdacht auf Knochenverletzung, Röntgen notwendig, doch kein Symptom eines Knochenbruchs. Wunde, die genäht und medizinisch behandelt werden muss
IV. Grad: Schwere Verletzung	Nachgewiesener Knochenbruch oder nachgewiesene Kopfverletzung
V. Grad: Tod	Direkte Sturzfolge. Kann auch nach einigen Stunden, Tagen oder Monaten durch später auftretende Komplikationen eintreten

Aus: A. Hendrich, *Falls, Immobility, and Restraints: A resource Manual* (9–17), 1996, St. Louis, MO. Mosby.

Zeiten erkannt werden. Diese Spitzen können dann näher betrachtet werden, um gegebenenfalls Zeitpläne oder Arbeitsabläufe zu ändern oder der Schulung des Personals besondere Priorität einzuräumen. Im Baystate Medical Center hängt auf jeder Station ein entsprechendes Poster, dessen Texte und Graphiken vierteljährlich aktualisiert werden. Es informiert über die in der Literatur genannte Sturzquote in Akutpflegeeinrichtungen, die gegenwärtige Sturzquote, den Verletzungsindex und seine Veränderungen, die sturzintensiven Zeiten, den Ort des Sturzes und die Aktivität des Kranken zum Zeitpunkt des Sturzes. Die stationsspezifischen Daten werden mit anderen stationsbezogenen Informationen in Bezug auf Stürze kombiniert, um so dem Personal die Qualität seiner Pflegepraxis vor Augen zu führen.

Die Dokumentation des Einsatzes von Schutzvorrichtungen, wie Seitengitter oder Alarmsysteme, dient der Einschätzung der Effektivität der Hilfsmittel und der Beurteilung, ob ihr Ersteinsatz tatsächlich begründet war. Früher galten Bettgitter als Schutzvorrichtung, die den Kranken im Bett halten sollten. Möglicherweise besteht eine Beziehung zwischen dem Anbringen von Bettgittern und der Schwere der Verletzungen. Zweifellos können Pflegende viel von ihren eigenen Daten lernen und so ihre Sturzpräventionsmaßnahmen verbessern.

Die Aufzeichnung und Analyse der zum Zeitpunkt des Sturzes vorliegenden Risikofaktoren hilft zu erkennen, ob zusätzliche, spezifische Maßnahmen notwendig sind. Ist z. B. die Mehrzahl der Stürze auf einer Herzstation auf den Risikofaktor Benommenheit zurückzuführen, kann das Pflegepersonal zielgerichtete Maßnahmen ausfindig machen. Die Trends können auch gemeinsame Merkmale von Kranken aufzeigen, die trotz routinemäßig eingesetzter Maßnahmen immer wieder stürzen und so kreative Problemlösungen fördern.

Ein Sturzpräventionsprogramm ist eine Neuerung zur Verbesserung der Pflegequalität. Es kann jedoch nur erfolgreich sein, wenn die individuellen Komponenten der Neuerung oder des Programms (z. B. Risikoassessmentinstrument und Maßnahmen) sorgfältig und durchgängig umgesetzt werden. Sorgfältige und fortgesetzte Überwachung ist notwendig, um den Wert der Neuerung [46] für den eigentlichen Pflegeprozess beurteilen zu können. Das Feedback aus diesen Auswertungen liefert, zusammen mit den Ergebnisdaten, Pflegekräften und Kontrollinstanzen der jeweiligen Einrichtung wertvolle Informationen zur laufenden Verbesserung des Programms.

Kasten 7-3 Standardisierte Pflegerichtlinie zur Sturzprävention

I. Erfolgskriterien:

Jede Station und Pflegeabteilung führt vierteljährlich folgende Berechnungen durch und berichtet über die durchgeführten Maßnahmen:

A. Führen Sie für die gesamte Institution und jede einzelne Station folgende Berechnungen durch:
   - 1. Sturzquote: Zahl der Stürze geteilt durch Patiententage x 1000.
   - 2. Verletzungsindex: Zahl der Verletzungen geteilt durch Zahl der Stürze x 100.
   - 3. Schwerverletzungsindex: Zahl der schweren Verletzungen (Brüche, Kopfverletzungen oder Tod) geteilt durch die Zahl der Stürze x 100.
B. Schicht und Zeitpunkte der meisten Sturzereignisse.
C. Anwendung und Effektivität des Instruments zur Risikoeinschätzung.
D. Einsatzhäufigkeit von Bettgittern oder Fixierungen.
E. Prozentsatz von Stürzen durch spezifische Risikofaktoren.
F. Prozentsatz von externen, internen und unverhofften Stürzen.
G. Einsatz und Wirksamkeit von Bewegungsmeldern am Bett.
H. Einsatz und Wirksamkeit anderer Interventionen zur Minderung der Sturzrisikofaktoren.
I. Bezug zwischen dem Anbringen von Bettgittern und der Verletzungsschwere.
J. Einschätzung der Nützlichkeit von Überwachungspersonen (Sittern).

7.6 Schlussfolgerungen

Ein Sturz kann den Verlauf eines Krankenhausaufenthalts entscheidend beeinflussen und die Lebensqualität betagter, hospitalisierter Menschen deutlich beeinträchtigen. Die frühe Identifikation potentieller Sturzereignisse mit Hilfe eines erprobten Instruments zur Risikoeinschätzung und die kritische Bewertung der Nützlichkeit entsprechender Maßnahmen sind für eine erfolgreiche Sturzprävention unerlässlich. Eine standardisierte Pflegerichtlinie, zusammen mit einem ausgeprägten pflegerischem Urteilsvermögen, erlauben den Pflegekräften die Pflegequalität hospitalisierter alter Menschen direkt zu beeinflussen.

7.7 Danksagungen

Die Entwicklung dieses Sturzpräventionsprogramms wurde von vielen Menschen durch ihre Mitarbeit unterstützt. Mary Brunell, MS, RN, VP for Nursing und Margaret Burns, PhD, RN, Director of Medical-Surgical and Critical Care Nursing haben das Projekt in seiner Entwicklungszeit administrativ begleitet. Ein besonderer Dank geht an das Team des Baystate Medical Center Fall Prevention Quality Improvement Projekts: Penny Begley, RN, Maura Bennan, MD, Catherine Buelow, RPT, Michael Davis, RN, Monica Dubiel, RN, Sally Green, JD, Eileen Grundwald, MS, RN, Lynn Guidi, RN, Patricia Humiston, RN, Theresa Oh, RN, Dianne Parelli, PTA und Carol Strobelberger, RN. Ein Dank geht auch an Maureen Sullivan von Graphic Design. Unser Dank gilt ferner Ann Hendrich für ihre Forschung zum Thema Sturzprävention und die Erlaubnis, ihr Modell für diese Pflegerichtlinien abzuwandeln.

Dieses Projekt wurde von einem Stipendium des Baystate Health Systems Insurance Company Risk Management unterstützt.

Literatur

1. Nevitt, MC, Cumming SR, Kidd S, Black D. Risk factors for recurrent nonsyncopal falls: A prospective study. JAMA. 1989; 18: 2663–2668.
2. Baraff LJ. Practice guideline for the ED management of falls in community dwelling elderly persons. Ann Emerg Med. 1997; 30: 480–492.
3. Langlois JA, Smith GS, Baker SP, Langley JD. International comparisons of injury mortality in the elderly: Issues and differences between New Zealand and the United States. Intl J Epidemiolo. 24: 136–43, 1995.
4. Marottoli RA, Berkman LF, Cooney LF. Decline in physical function following hip fracture. J Am Geriatr Soc. 1992: 40; 861–866.

5. Morgan V, Mathison J, Rice J, Clemmer D. Hospital falls: A persistent problem. Am J Pub Health. 1985; 75: 775–777.

6. Maciorowski L. Munro B, Dietrick-Gallagher M, McNew C. Sheperd-Hinkel E. Wanich C. A review of the patient fall literature. J Qual Ass. 1988; 3 (1): 18–27.

7. Hendrich A. Falls, Immobility and Restraints: A Resource Manual. St Louis, MO: Mosby; 1996.

8. Hendrich A, Nyhuis A, Kippenbrock T, Soja ME. Hospital falls: Development of a predictive model for clinical practice. Appl Nurs Res. 1995; 8 (3): 129–139.

9. Cohen L, Guin P. Implementation of a patient fall prevention program. J Neurisci Nurs. 1991; 23 (5): 315–319.

10. Morse JM, Morse RM, Tylko SJ. Development of a scale to identify the fall prone patient. Can J Aging. 1989; 366–377.

11. Schmid N. Reducing patient falls: A research-based comprehensive fall prevention program. Mili Med. 1990; 155: 202–207.

12. Hogue, CC. Managing falls: The current bases fo practice. In Key Aspects of Elder Care. New York: Springer Publishing Co.; 1992; p. 41.

13. Morse JM. Nursing research on patient falls in health care institutions. Ann Rev Nurs Res. 1993; 11: 299–316.

14. Kilpack V, Boehm J. Smith N, Mudge B. Using research based interventions to decrease patient falls. Appl Nurs Res. 1991; 4 (2): 50–56.

15. Jenkin J, Reynolds B, Swiech K. Patient falls in the acute care setting: Identifying risk factors. Nurs Res. 1986; 35–215–219.

16. Barbieri E. Patient falls are not patient accidents. J Gerontol Nurs. 1983; 9165–173.

17. Berryman E, Gaskin D, Jones A, Tolley F, MacMullen J. Point by point: Predicting elders' falls. Geriatr Nurs. 1989; July/August: 199–201.

18. Fife DD, Solomon P, Stanton M. A risk/falls program: code orange for success. Nurs Management. 1984; 15 (11): 50–53.

19. Spellbring AM, Gannon ME, Kleckner T, Conway K. Improving safety for hospitalized elderly. J Gerontol Nurs. 1988; 14 2: 31–37.

20. Tack K, Ulrich B, Kehr C. Patient falls: Profile for prevention. J Neurosci Nurs. 1987; 19 (2): 83–89.

21. MacAvoy S, Skinner T, and Hines M. Fall risk assessment tool. Appl Nurs Res. 1996; 9: 213–218.

22. Stetler CB, Morsy D, Rucki S, Broughton S, Corrigan B, Fitzgerald J, Guiliano K, Hvener P, Sheridan EA. Utilization-focused integrative reviews in a nursing service. Appl Nurs Res. 1998; 11 4: 195–206.

23. Hendrich A. Personal communication, 1997.

24. Morse, J. Preventing Patient Falls. Thousand Oaks, CA: Sage; 1997.

25. Tinetti ME, Speechley M, Ginter SF. Risk factors for falls prevention among elderly persons living in the community. New Engl J Med. 1988; 319 (26): 1701–1707.

26. Rainville N. Effect of an implemented fall prevention program. Qual Rev bull, 1984; 9: 287–291.

27. Miller C. Nursing Care of Older Adults: Theory and Practice (2nd ed.) Philadelphia: Lippincott; 1995.

28. Hernandez M, Miller J. How to reduce falls. Geriatr Nurs. 1986; March/April: 97–102.

29. Shultz A. Personal communication, 1997.

30. Folstein MF, Folstein SR, McHugh PR. Mini-Mental State: A practical method for grading the cognitive state of patients for the clinician. J Psychiatr Res. 1975; 12: 189–198.
31. Eliopoulos C. Manual of Gerontological Nursing. St Louis, MO: Mosby; 1995.
32. Tinetti ME, Williams TF, Mayewski R. Fall risk index for elderly patients based on number of chronic disabilities. Am J Med. 1986; 80: 429–434.
33. Mathias S. Nayak, US, Isaaks B. Balance in elderly patients: The get up and go test. Arch Phys Med Rehab. 1986; 67: 387–389.
34. Tinetti ME, Speechley M. Prevention of falls among the elderly. New Engl J Med. 1989; 320: 1055–1059.
35. Ross JER. Iatrogenesis in the elderly: Contributors to falls. J Gerontol Nurs. 1991; 17 (9): 19–23.
36. Foreman M, Fletcher K, Mion L, Simon L, Assessing cognitive function. Geriatr Nurs. 1996; 17: 228–232.
37. Cutillo-Schmitter TA, Rovner B, Shmuely Y, Bawduniak I. Formulating treatment partnerships with patients and their families, J Gerontol Nurs. 1996; 22 (6): 23–36.
38. Braun JV, Lipson S. Toward a Restraint-Free Environment. Baltimore MD: Health Professions Press, 1993.
39. Tideiksaar R, Finer CF Maby J. Falls prevention: The efficacy of a bed alarm system in an acute-care setting. Mt Sinai J Med. 1993; 60: 522–527.
40. Morton D. Five years of fewer falls. Am J Nurs. 1989; 89: 204–205.
41. Innes E. Maintaining fall prevention. Qual Rev Bull. 1985; 11: 217–221.
42. Hendrich, AL. An effective unit-based fall prevention plan. J Nurs Qual Ass. 1988; 3: 28–36.
43. Mion L, Strumpf N. Use of physical restraints in the hospital setting: Implications for the nurse. Geriatr Nurs. 1994; 15: 127–131.
44. Joint Commisssion on Accreditation of Healthcare Organizations. 1998 Accreditation Standards. Oakbrook Terrace, IL: 1998; p. 95.
45. Rhode JM. Myers AH, Vlahov D. Variation in risk for falls by clinical department: Implications for prevention. Infect Control Hosp Epidemiology 1990; 11 (10): 21–22.
46. Stetler C, Creer E, Effken J. Evaluating a redesign program: Challenges and opportunities. In Kelly K, (Ed.) Series on Nursing Administration (Vol. 8. St. Louis: Mosby Year Book, 1996: 231–243.

8. Dekubitusprophylaxe

von Denise M. Kresevic, Mary D. Naylor und der NICHE-Fakultät

8.1 Lernziele

Nach der Lektüre dieses Artikels sollten Sie Folgendes können:

1. Risikofaktoren erkennen, die die Entwicklung von Druckgeschwüren begünstigen.
2. Auf die Verhütung von Druckgeschwüren bezogene Einschätzungsparameter beschreiben.
3. Maßnahmen zum Erhalt des Hautintegrität beschreiben.
4. Strategien zur Vermeidung oder Verringerung der Einwirkung von Druck, Reibung und Scherkräften auf die Haut beschreiben.
5. Resultate benennen, die von der Umsetzung dieser Pflegerichtlinie erwartet werden.

Druckgeschwüre, die häufigste iatrogene Erkrankung in der Gesundheitsfürsorge, entstehen überwiegend bei Personen, die nicht mobil sind oder bei älteren Menschen mit empfindlicher Haut.

Eine gründliche Untersuchung ergab, dass in Akutpflegeeinrichtungen Druckgeschwüre in 3 % bis 28 % der Fälle auftreten [1]; der Durchschnitt liegt bei über 9 % [2]. Druckgeschwüre gehen mit schweren Komplikationen einher, wie Gewebeentzündung, Osteomyelitis und Sepsis, es sind aber auch hohe Kosten und große Schmerzen damit verbunden [3]. Patienten mit Druckgeschwüren verursachen erhöhte Pflegekosten; ihre Krankenhausliegezeiten sind länger [1]. In einer Studie wurde festgestellt, dass die Durchschnittsliegezeit bei Kranken mit Druckgeschwüren fünfmal so lang ist als bei solchen ohne [1].

8.2 Risikofaktoren

Die meisten Druckgeschwüre sind vermeidbar, dennoch sind bei manchen Hochrisikokranken Druckgeschwüre selbst durch umsichtigste und sorgfältigste pflegerische Fürsorge nicht zu verhindern [4]. Die Entwicklung eines Dekubitus wird durch verschiedene Faktoren begünstigt. Nicht ein einzelner, sondern eine Kombination von Risikofaktoren ist es, die schließlich zur Verletzung der Hautoberfläche führt [5, 6].

Risikofaktoren, die Ulzerationen nach sich ziehen können, sind Immobilisierung, brüchige Haut, Mangelernährung, Inkontinenz, kognitive Beeinträchtigungen und die herabgesetzte Fähigkeit, auf Umgebungsreize zu reagieren [7]. Diese Risikofaktoren werden mit den gebräuchlichen Instrumenten zur Einschätzung am Krankenbett erfasst. Norton- und Braden-Skala identifizieren spezifische Risikofaktoren und messen deren Schweregrad. Viele Krankenhäuser haben diese Assessmentinstrumente in ihre Aufnahmeformulare und täglichen Dokumentationsbögen integriert. Diese hoch gefährdeten Patienten brauchen Pflegemaßnahmen, die das Risiko der Hautverletzung herabsetzen. Bei Kranken mit bereits vorhandenen Druckgeschwüren, ist Behandlung, Evaluation und Überwachung notwendig, um 1. das Fortschreiten der vorliegenden Hautläsion, 2. die Entwicklung neuer Hautverletzungen und 3. Komplikationen, wie Infektionen, zu verhindern.

8.3 Den Pflegekräften Dekubitusprophylaxe lehren

Im Jahre 1992 erließ der U. S. Public Health Service Pflegerichtlinien zur Hautpflege [3, 8]. Etwa zur gleichen Zeit begannen Forscherinnen und Forscher, unterstützt von der John A. Hartford Foundation, den funktionellen Abbau hospitalisierter älterer Menschen zu untersuchen. Ein Bereich war die Verletzung der Haut. Daraufhin wurde an den Krankenhäusern der Universität von Cleveland, als ein Teil der Studie über Vorbeugemaßnahmen, eine Richtlinie zur präventiven und restaurativen Hautpflege umgesetzt. Diese Richtlinie wurde von klinischen Altenpflegefachkräften im Rahmen der Hartford Studie entwickelt **(Kasten 8-1)**.

Die Umsetzung dieser Richtlinien bot die Gelegenheit, Schulungsstrategien zu untersuchen, die dem Pflegepersonal helfen, die Hautpflegerichtlinien zu erlernen und ihre diesbezüglichen praktischen Fertigkeiten zu verbessern. Pflegekräfte des Universitätskrankenhauses von Cleveland nahmen freiwillig an einem wissenschaftlich begleiteten Schulungsprogramm teil. Die Umsetzung der Richtlinie zur Hautpflege begann mit einem Schulungsprogramm, das durch wissenschaftlich begleiteten, didaktischen Unterricht eine große Fülle von Fertigkeiten vermittelte.

Kasten 8-1 Pflegerichtlinie zur Dekubitusprophylaxe*

Ziel: Schutz vor Schädigung durch externe mechanische Kräfte: Druck, Reibung, Scherkraft.

I. Allgemeine Richtlinien

A. Alle dekubitusgefährdeten, bettlägerigen Personen sollen mindestens alle 2 h umgelagert werden, sofern es ihr Krankheitszustand erlaubt. Das systematische Drehen und Umlagern des Kranken soll auf einem Stundenplan schriftlich festgehalten werden.

B. Bei bettlägerigen Personen sollen, einem schriftlichen Plan folgend, Lagerungshilfen (wie Kissen und Schaumstoffpolster) eingesetzt werden, um den direkten Kontakt der Knochenvorsprünge (wie Knie oder Knöchel) zu verhindern.

C. Der Pflegeplan völlig immobiler bettlägeriger Personen soll den Einsatz von Hilfsmitteln umfassen, die den Druck von den Fersen nehmen, was meist durch Anheben der Fersen vom Bett geschieht. Fersenringe sind zu vermeiden.

D. Bei Seitenlagerung ist die Lagerung direkt auf dem Trochanter zu vermeiden.

E. Das Kopfteil des Bettes soll in Abstimmung mit der medizinischen Indikation und anderen Beschränkungen so niedrig wie möglich eingestellt werden. Die Zeit mit hoch gestelltem Kopfteil ist möglichst kurz zu halten.

F. Verwenden Sie Hebehilfen (anstatt zu ziehen), wie Trapez oder Laken, um Patienten, die bei Transfers und Lageveränderungen nicht mithelfen können, zu bewegen.

G. Jede dekubitusgefährdete bettlägerige Person soll auf einer druckentlastenden Matratze liegen, wie z. B. einer Schaumstoff-, Luft-, Wechseldruck-, Gel- oder Wassermatratze.

H. Alle dekubitusgefährdeten Personen sollen langes Sitzen auf einem Stuhl oder im Rollstuhl vermeiden. Sie sollen mindestens stündlich die Position wechseln, um die Druckpunkte zu wechseln oder wieder ins Bett gebracht werden, sofern dies den allgemeinen Pflegerichtlinien des Kranken entspricht. Personen, die dazu im Stande sind, sollen aufgefordert werden, das Gewicht alle 15 min zu verlagern.

I. Bei Kranken, die im Stuhl sitzen, ist der Einsatz von druckreduzierenden Auflagen, aus Schaumstoff, Gel, mit Luft gefüllt oder eine Kombination davon, angezeigt. Ringförmige Hilfsmittel sind zu vermeiden.

II. Assessment-Parameter

A. Holen Sie bei allen Kranken Informationen über das Hautpflegesystem vor der Hospitalisierung ein.

B. Benennen Sie bei der Aufnahme aller älteren Kranken, deren Ernährungszustand oder Beweglichkeit aufgrund einer Krankheit oder Behandlung beeinträchtigt sind, die Dekubitusgefährdung.

C. Schätzen Sie alle Risikopatienten mit einem standardisierten Einschätzungsinstrument ein. Die Anwendung z. B. der Braden-Skala nimmt etwa 10 min in Anspruch.

D. Dokumentieren Sie Risikofaktoren, Hauteinschätzung, Prophylaxe- und Behandlungsplan, einschließlich eines Zeitplans für den Einsatz der Einschätzungsskala und der Pflegestrategien.

III: Pflegestrategien

A. Prophylaxe
1. Informieren Sie den Kranken, seine Familienangehörigen und die Pflegenden über die Verhütung von Druckgeschwüren. Dabei sollen folgende Punkte angesprochen werden:
   - a. Ätiologie der Risikofaktoren für Druckgeschwüre
   - b. Instrumente zur Risikoeinschätzung und ihre Anwendung
   - c. Hauteinschätzung
   - d. Wahl und/oder Einsatz günstiger Liege- oder Sitzflächen
   - e. Entwicklung und Umsetzung eines individuellen Hautpflegeprogramms
   - f. Demonstration von Lagerung zur Dekubitusprophylaxe
   - g. Genaue Dokumentation
2. Benennen Sie die für die Dekubitusprophylaxe verantwortlichen Personen und beschreiben Sie deren Rollen. Nehmen Sie neue Informationen auf und bringen Sie damit das Programm regelmäßig auf den neuesten Stand.
3. Wenden Sie bei der Entwicklung, Umsetzung und Auswertung von Programmen die Grundsätze der Erwachsenenbildung an. Informieren Sie zielgruppengerecht. Bauen Sie Qualitätssicherungsstandards und -mechanismen in die Schulung ein.

Die Hautintegrität erhalten und verbessern:

1. Verwenden Sie ein standardisiertes Instrument und/oder Krankenblatt, überprüfen Sie die Haut täglich, besonders die Knochenvorsprünge und dokumentieren Sie die Ergebnisse.
2. Halten Sie die Haut sauber und trocken. Vermeiden Sie heißes Wasser, starke Seifen und andere hautreizende Agenzien wie Urin und Wundsekret.
3. Halten Sie die Haut elastisch. Verwenden Sie Feuchtigkeitsregler und/oder Luftbefeuchter. Stellen Sie die Flüssigkeitsversorgung des Kranken sicher (8 Gläser koffeinfreie Flüssigkeit pro Tag, außer bei Flüssigkeitsbeschränkung).
4. Die Haut über den Knochenvorsprüngen nicht massieren.
5. Gesunde Haut braucht gute Ernährung. Sorgen Sie dafür, dass der Kranke genügend Kalorien, Eiweiß, Vitamin C und Zink erhält.
6. Halten Sie den Kranken aktiv. Bewegung erhält die Hautintegrität.
7. Dokumentieren Sie die eingesetzten Strategien und ihre Ergebnisse.

Verletzungen der Haut durch Druckeinwirkung, Reibung und Scherkraft vermeiden:

1. Bettlägerige Kranke sollen ihre Lage alle 2 h verändern oder verändert bekommen.
2. Legen Sie Kissen oder Schaumstoffrollen zwischen die Beine, wenn der Kranke auf der Seite liegt. Nie direkt auf den Trochanter lagern.
3. Verwenden Sie Kissen oder andere Hilfsmittel (keine Ringe), um die Fersen (die leicht aufbrechen) vom Bett abzuheben.
4. Verwenden Sie bei Kranken, die ihre Lage nicht selbstständig verändern können, druckreduzierende Matratzen und Stuhlkissen.

5. Halten Sie das Kopfteil des Betts so niedrig wie möglich und beschränken Sie die Zeit mit erhöhtem Kopfteil auf ein Minimum.
6. Dokumentieren Sie die angewandten Strategien und ihre Ergebnisse.

B. Behandlung
1. Tritt eine Hautschädigung auf, inspizieren Sie die Läsion täglich und dokumentieren Sie Lage, Größe (in Zentimetern), Stadium (1-4), Geruch, Zustand der wundumgebenden Haut, Flüssigkeitsabsonderung.
2. Führen Sie den der Läsion angemessenen Behandlungsplan durch [3].
3. Unterweisen Sie den Kranken, die Angehörigen und Pflegenden in der Einschätzung, der Prophylaxe und den Behandlungsstrategien.

IV. Pflegeziele

A. Patienten:
1. Die Hautintegrität des Patienten bleibt erhalten.
2. Die Patienten verlassen das Krankenhaus ohne Druckgeschwüre.
3. Patienten und Pflegende kennen bei der Entlassung die Risikofaktoren für Druckgeschwüre und sind mit den Einschätzungs- und Präventionsstrategien vertraut.
4. Jede Verbesserung eines bereits existierenden Druckgeschwürs ist ein Erfolg.
B. Pflegende/Ärzte:
1. Verbesserung der Dokumentation des Screening, des Pflegeprozesses und der Pflegeergebnisse.
C. Institution:
1. Sinkende Dekubitushäufigkeit bei hospitalisierten alten Menschen.

V. Nachsorge/Überwachungsbedingungen

A. Leiten Sie die Pflegenden an, den Einschätzungsprozess fortlaufend durchzuführen.
B. Dokumentieren Sie die Informationsvermittlung an die nachsorgende Einrichtung.
C. Achten Sie bei der Aufnahme von Patienten auf vorhandene Druckgeschwüre.

* Eine ausführlichere Pflegerichtlinie kann bei der Autorin angefordert werden

Ziel des Programms war, den Pflegekräften Fertigkeiten zu vermitteln, die ihnen helfen, Risikofaktoren zu erkennen, Hautverletzungen zu verhindern und Druckgeschwüre zu versorgen. Die Zusammenarbeit mit einer klinischen Pflegefachkraft direkt am Krankenbett verschaffte den Pflegekräften eine einzigartige Lernmöglichkeit. Die Erwartung war, dass Pflegekräfte, die dieses Programm absolviert haben, nicht nur ihre eigenen Fertigkeiten verbesserten, sondern sie darüber hinaus zu klinischen Ansprechpersonen, Vorbildern und Mentoren für andere Pflegekräfte ihrer und anderer Stationen heranzubilden. Nach Abschluss der Schulung waren die Pflegekräfte bereit, diese Rollen für ihre Kolleginnen und Kollegen zu übernehmen.

Vor Beginn des Schulungsprogramms entwickelten die klinische Fachpflegekraft und der medizinische Direktor der Einrichtung die Richtlinie zur Hautpflege und entsprechende Überwachungsbögen. Das Pilotprogramm enthielt eine didaktische Lerneinheit zur Einschätzung und Behandlung von Druckgeschwüren, die sich an den Richtlinien des U. S. Public Health Service orientierte. Dieser folgte eine praktische Anleitung am Krankenbett. Dabei wurde der Einsatz einer Checkliste zur Beurteilung der Fertigkeiten geübt **(Kasten 8-2)**. Es konnten die Einschätzung der Risikofaktoren für Druckgeschwüre erlernt werden, die Einschätzung von Wunden, die Wundbehandlung (einschließlich Wundreinigung, -abdichtung und -ausschneidung) sowie Patientenschulung und Dokumentation. Nach dem Kurs stellten sich diese Pflegekräfte als Hauptpflegeverantwortliche für die von ihnen ins Krankenhaus aufgenommenen Patienten zur Verfügung. Alle Kranken wurden vom Tag der Aufnahme an bis zur Entlassung täglich von der verantwortlichen Pflegekraft und der klinischen Fachpflegekraft mit der Richtlinie zur Hautpflege eingeschätzt. Einschätzungen, Dokumentation und Schulung des Kranken und der Familienangehörigen wurden von der verantwortlichen Pflegekraft durchgeführt und, zur Validierung der Maßnahmen, von der klinischen Fachpflegekraft überwacht. Die Reaktionen der Patienten wurden von der verantwortlichen Pflegekraft täglich im interdisziplinären Team besprochen, wo Ärztinnen und Ärzte, Ernährungsfachleute, Physiotherapeutinnen und -therapeuten sowie Pflegekräfte für die häusliche Betreuung die Bedürfnisse und Fortschritte des Patienten besprachen.

Von den Pflegekräften, die an dem Programm teilnahmen, hatten die meisten weniger als 3 Jahre klinische Erfahrung; alle jedoch mindestens 1 Jahr. Zehn Pflegekräfte absolvierten das Programm zur Verbesserung der Hautpflege komplett. Alle beurteilten die Praxisanleitung als positive Erfahrung und effektivste Strategie, das erlernte Wissen anzuwenden und Sicherheit zu gewinnen. Die Arbeit mit einer Mentorin oder einem Mentor ermöglichte den Pflegekräften schnelles Einschätzen und Intervenieren, bei gleichzeitiger Validierung des didaktisch Erlernten. Die praktische Anleitung am Krankenbett ist ein aktiver Lernprozess, bei dem Einschätzungen, Interventionen, Patientenschulung und Dokumentation schnell geübt werden können. Die teilnehmenden Pflegekräfte hielten die Praxisanleitung auch für zeitsparend. Mentor oder Mentorin und Pflegekraft pflegten den Kranken und lernten gleichzeitig dabei. Keiner der Patienten dieser besonders geschulten Pflegekräfte entwickelte später weitere Druckgeschwüre und über die Hälfte der Patienten wies in der kurzen durchschnittlichen Liegedauer von 7,4 Tagen Wundheilung und Granulierung bereits vorhandener Wunden auf.

Ein wichtiger Bestandteil der Schulung von Patienten, Familienangehörigen und Pflegenden ist Informationsmaterial über Dekubitusprophylaxe. In den Universitätskrankenhäusern von Cleveland wird allen Patienten das Merkblatt des U. S. Public Health Service «Druckgeschwüre verhindern: Ein Patientenleitfaden» ausgehändigt. Sie werden täglich daran erinnert.

Kasten 8-2 Beurteilung der praktischen Fertigkeiten durch den Mentor/die Mentorin

Einstufung
Punkte

_ _ _ _ _ _ _ _ 1. Nennt Färbung und Tiefe der vier Wundstadien.

_ _ _ _ _ _ _ _ 2. Erstellt einen Pflegeplan, der sich an den individuellen Risikofaktoren des Patienten orientiert.

_ _ _ _ _ _ _ _ 3. Demonstriert richtige Wundsäuberung mit den angemessenen Mitteln.

_ _ _ _ _ _ _ _ 4. Demonstriert die richtige Auswahl und Anwendung von Verbandsmaterial.

_ _ _ _ _ _ _ _ 5. Demonstriert das richtige Abdichten von Wunden.

_ _ _ _ _ _ _ _ 6. Demonstriert die Dokumentation von Risikofaktoren des Patienten, von Gradeinteilung der Wunde, Maßnahmen und Patientenreaktion.

_ _ _ _ _ _ _ _ 7. Führt mit dem Patienten und/oder Angehörigen (Pflegenden) ein Gespräch über die Maßnahme.

Auswertung der Einstufung

_ _ _ _ _ _ _ _ 3 Richtige Durchführung mit geringer Anleitung/Hilfestellung

_ _ _ _ _ _ _ _ 2 Richtige Durchführung mit mäßiger Anleitung/Hilfestellung

_ _ _ _ _ _ _ _ 1 Richtige Durchführung mit erheblicher Anleitung/Hilfestellung

_____   _____
Unterschrift der Mentorin/des Mentors   Datum

_____   _____
Unterschrift der Kursteilnehmerin/des Kursteilnehmers   Datum

Weiteres Vorgehen:

_____

_____

8.4 Zusammenfassung

Die Hauptpflege bietet Pflegekräften eine der besten Gelegenheiten die Pflegequalität dramatisch und sichtbar zu beeinflussen. Pflegemaßnahmen zur Dekubitusprophylaxe und Vermeidung der schmerzhaften, kostenintensiven Komplikationen von Druckgeschwüren sind heutzutage in allen Pflegeeinrichtungen Standard. Gerade in der Akutpflege entwickeln vormals gesunde ältere Menschen durch die plötzliche Erkrankung, Immobilität, den gestörten Appetit und neu einsetzende Inkontinenz häufig unvermittelt und unerwartet ein Druckgeschwür. Akutpflegekräfte sind sich der drohenden Gefahr von Druckgeschwüren bei Akutkranken oft nicht ausreichend bewusst. Es ist sehr wichtig, Pflegekräfte in

Dekubitusprophylaxe – einschließlich Einschätzung und Maßnahmen – für diese Gruppe von Patienten zu schulen. Traditionelle Unterrichtsmethoden, ergänzt durch ein innovatives Mentoringprogramm und klinische Pflegerichtlinien, sind ein Weg um dieses zu erreichen.

Literatur

1. Allman RM. Pressure sores among the elderly. N Engl J Med. 1989; 320: 850–3.
2. Andrychuk, MA Pressure ulcers: Causes, risk factors, assessment and intervention. Orthopaed Nurs. 1988; 16 (5): 65–81.
3. U.S. Department of Health and Human Services. Agency for Health Care Policy and Research, Public Health Service. Pressure Ulcers in Adults: Prediction and Prevention. (Clinical Practice Guideline, No. 3.) Rockville, MD: AHCPR Publication No. 3 92–0047 May 1992.
4. O'Brien SP, Wind S, van Rijswijk L, Kerstein MD. Sequential biannual prevalence studies of pressure ulcers at Allegheny-Hahnemann University Hospital. Ostomy Wound Manage. 1998; Mar: 44 (3A Suppl): 78S–88S.
5. Norton D, McLaren R, Exton-Smith AN. Investigation of Geriatric Nursing Problems in the Hospital. London: National Corporation for the Care of Old People, 1962.
6. Bergstrom N, Braden, BJ, Laguzza A, Homan Z. The Braden Scale for predicting pressure sore risk. Nurs Res. 1987: 36 (4): 205–210.
7. Braden BJ. The relationship between stress and pressure sore formation. Ostomy Wound Manage. 1998; 44 (3A Suppl.): 265–365.
8. Bergman-Evans B, Cuddigan J, Bergstrom N. Clinical practice guidelines: Prediction and prevention of pressure ulcers, J Gerontol Nurs. 1994; 20 (9): 19–26.

9. Depression bei älteren Menschen

von Lenore H. Kurlowicz und der NICHE-Fakultät

9.1 Lernziele

Nach der Lektüre dieses Kapitels sollten Sie Folgendes können:

1. Die Folgen von Depression bei älteren Menschen darlegen.
2. Pflegestrategien für ältere Menschen mit Depressionen benennen.
3. Die Hauptrisikofaktoren für Depression im höheren Lebensalter darlegen.
4. Die wesentlichen Bestandteile einer systematischen Pflegeeinschätzung von Depression bei älteren Kranken nennen.

Depressive Störungen kommen im höheren Lebensalter häufig vor. Fast 4 der 31 Millionen Amerikanerinnen und Amerikaner über 65 Jahre und älter leiden darunter [1]. Häufigkeitsstudien belegen hohe Zahlen von starken und leichteren Depressionen bei verschiedenen Populationen von alten Menschen: bei Personen aus sozial schwachen Schichten (13 %), ambulant betreuten Patienten (24 %), in der Akutpflege (30 %) und in Pflegeheimen (43 %) [2]. Bestimmte Bevölkerungsgruppen weisen stärkere depressive Symptome auf, insbesondere solche mit schweren Krankheitsbildern oder chronischen Behinderungen, wie sie bei alten Menschen in Akut- und Langzeitpflegeeinrichtungen vorkommen.* Depressionen gehen auch häufig mit Demenz, insbesondere Alzheimer-Krankheit einher und zwar in 10 bis 40 % der Fälle [3, 4]. Kognitive Beeinträchtigung kann ein sekundäres Symptom von Depression sein; Depression kann in Folge von Demenz auftreten [2].

---

* Aus Kurlowicz, LH, Nursing standard of practice protocols: Depression in elderly patients. Geriatric Nursing, 18, 192–200. Mit freundlicher Erlaubnis Mosby-Year Book, Inc.

Das gleichzeitige Auftreten vieler körperlicher, sozialer und ökonomischer Probleme im höheren Lebensalter verhindert oft die rechtzeitige Diagnose und Behandlung einer Depression, was zu unnötiger Morbidität und frühzeitigem Tod führt [1]. Eine große Zahl älterer Bewohner, mit denen Pflegekräfte zu tun haben, weist klinisch relevante Depressionssymptome auf. Deshalb sind insbesonders Pflegekräfte aufgefordert, die Symptome frühzeitig zu erkennen und älteren Menschen den Zugang zu psychiatrischer Hilfe zu verschaffen. Dieses Kapitel umfasst eine Darstellung des Krankheitsbilds Depression bei älteren Menschen, unter besonderer Berücksichtigung von altersbezogenen Einschätzungsmerkmalen, klinischer Entscheidungsfindung und Pflegestrategien für alte Menschen mit Depressionen. Es enthält ferner standardisierte Pflegerichtlinien für praktisch arbeitende Pflegekräfte.

9.2 Was ist eine Depression?

Eine Depression wird im weitesten Sinn als Syndrom definiert, das eine Vielzahl von affektiven, kognitiven und somatischen oder körperlichen Manifestationen umfasst [5]. Bei vielen betagten Menschen geht eine Depression auch mit einer Angstsymptomatik einher [6].

Das aktuelle *Diagnostic and Statistical Manual of Mental Disorders* (DSM-IV) [7] listet die spezifischen Kriterien auf, die zur Diagnose einer starken depressiven Störung gehören, der schwersten Form einer Depression. Sie werden im klinischen Bereich am häufigsten als Standard zur Einschätzung von Depressionssymptomen bei alten Menschen eingesetzt [7]. Fünf von neun Symptomen (affektive, kognitive und somatische) müssen fast jeden Tag während einer zusammenhängenden Periode von 2 Wochen vorhanden sein und eine Veränderung des früheren Funktionsniveaus darstellen. Diese neun Symptome sind: 1. deprimierte, traurige oder irritierte Stimmungslage, 2. Freudlosigkeit oder herabgesetztes Interesse an gewöhnlich geschätzten Personen oder Aktivitäten, 3. Minderwertigkeitsgefühl, Selbstvorwürfe oder übertriebenes Schuldgefühl, 4. Denkprobleme oder herabgesetzte Konzentration, 5. Suizidgedanken oder -versuche, 6. Erschöpfung und Antriebslosigkeit, 7. Appetit- und Gewichtsveränderung, 7. Schlafstörungen, 9. Psychomotorische Agitation oder Retardierung. Für die Diagnose Depression muss mindestens eines der fünf Symptome, die depressive Stimmungslage sein – durch subjektiven Bericht des Kranken oder durch objektive Beobachtung durch andere belegt – oder deutlich herabgesetztes Interesse an fast allen Menschen oder Aktivitäten. Häufig sind bei alten Menschen zugleich körperliche Erkrankungen vorhanden, was die Diagnose einer Depression nicht verhindern sollte. Viele Patienten leiden an beiden Krankheitsbildern gleichzeitig.

Alten Menschen fällt es oft leichter über somatische oder körperliche Beschwerden zu berichten als über eine verdüsterte Stimmungslage [8]. Die somatischen oder körperlichen Symptome einer Depression sind jedoch oft schwer von somatischen oder körperlichen Symptomen einer akuten oder chronischen körperlichen Erkrankung zu unterscheiden oder von somatischen Symptomen, die Teil des allgemeinen Alterungsprozesses sind [9]. Chronische Lungenerkrankungen, Herzerkrankungen oder Veränderungen der Schlafmuster oder -gewohnheiten sind z.B. oft mit Schlafstörungen verbunden. Antriebsschwäche oder verstärkte Lethargie kann von einer akuten metabolischen Störung oder durch Medikamente verursacht sein. Deshalb besteht für Pflegende in Akutpflegesituationen die Herausforderung darin, somatische oder körperliche Beschwerden nicht zu übersehen, sondern die gebührende Beachtung zu schenken und zu hinterfragen, um die ganze Bandbreite depressiver Symptome bei älteren Menschen zu erfassen. Bei akutkranken betagten Menschen können anhaltende körperliche Symptome, die trotz Behandlung der Grundkrankheit oder Absetzung depressionsauslösender Medikamente fortbestehen [9], auf eine Depression hinweisen. Oft bringt der alte Mensch somatische Beschwerden mit depressiver Stimmung oder Lustlosigkeit in Verbindung. Eine Depression kann sich auch durch repetitive Verbalisierungen (z.B. Hilferufe) oder agitierte Verbalisierungen (z.B. Schreien, Brüllen, Rufen), durch repetitive Fragen, die Äußerung unrealistischer Ängste (z.B. Angst vor dem Verlassen- oder Alleingelassen werden), repetitiven Bemerkungen über ein drohendes Unheil und repetitiven Befürchtungen über den Gesundheitszustand äußern [10].

9.3 Die leichte Depression

Zwar treten starke Depressionen, wie von der ICD 10 definiert, bei älteren Menschen seltener auf als bei jüngeren, so gibt es deutliche Hinweise auf eine hohe Zahl weniger schwerer depressiver Symptome - besonders bei somatisch erkrankten älteren Menschen – die dennoch von klinischer Bedeutung und therapiebedürftig sind [11]. Solche depressiven Symptome wurden in der Literatur unterschiedlich als «leichte Depression», «subsyndromale Depression», «dysthyme Depression», «subklinische Depression», «vermehrte depressive Symptome» und «milde Depression» bezeichnet. Leichte Depressionen kommen bei alten Menschen zwei- bis viermal häufiger vor als schwere Depressionen. Sie gehen mit der großen Gefahr späterer schwerer Depressionen einher und dadurch vermehrter Inanspruchnahme von Gesundheitseinrichtungen, beeinflussen aber auch die körperlichen und gesellschaftlichen Funktionen negativ und mindern die Lebensqualität [11–13].

9.4 Verlauf einer Depression

Eine Depression kann erstmals im höheren Lebensalter auftreten oder Teil einer lange bestehenden affektiven Störung sein. Alte hospitalisierte, körperlich erkrankte Menschen mit Depressionen haben oft früher bereits an Depressionen oder anderen psychiatrischen Erkrankungen gelitten, einschließlich Alkoholmissbrauch [14]. Wie bei jüngeren Menschen auch, ist der Verlauf einer Depression bei alten von akuten Phasen, Remissionen und Chronizität charakterisiert [5]. Deshalb ist ein Zuwarten in Bezug auf die Behandlung keinesfalls ratsam.

9.5 Eine Depression im höheren Lebensalter ist ernst zu nehmen

Es ist wissenschaftlich erwiesen, dass Depressionen für den betagten Menschen mit schweren negativen Folgen verbunden sind, insbesondere für gebrechliche ältere Menschen, die sich z. B. von einer schweren Krankheit erholen oder für Bewohner von Pflegeheimen. Die Folgen einer Depression sind: Vermehrtes Schmerzempfinden, verstärkte Behinderung, verzögerte Genesung von einer Krankheit oder Operation, Verschlechterung körperlicher Symptome, erhöhte Erkrankungsgefahr, vermehrte Inanspruchnahme des Gesundheitswesens, Alkoholismus, kognitive Beeinträchtigung, Unterernährung durch Eiweiß- und Kalorienmangel sowie erhöhte Suizidraten und nicht-suizidbedingte Todesfälle [15]. Die neue, «erweiterte» Hypothese von Katz et al. [16] stellt fest, dass eine Depression verschiedene Aspekte körperlicher, psychosozialer und verhaltensbezogener Funktionen alter Menschen akzentuiert und letztendlich den Verlauf einer somatischen Krankheit beschleunigt. Bei Altenheimbewohnern geht eine Depression mit schlechter Anpassung an die Heimsituation einher, mit Widerstand gegen die tägliche Pflege, Therapieverweigerung, der Unfähigkeit, an Aktivitäten teilzunehmen und verstärkter sozialer Isolation [17]. Bei einer Alzheimer Erkrankung kann eine schwere Depression die kognitiven Beeinträchtigungen und funktionalen Behinderungen verstärken [4].

Die Mortalitätsrate durch Suizid ist bei älteren Menschen mit depressiven Störungen höher als bei solchen ohne, unabhängig von soziodemographischen Faktoren oder vorangehender Krankheit [18]. Obwohl alte Menschen 12 % der Bevölkerung ausmachen, werden 21 % aller Suizide von alten Menschen verübt [19]. Weiße Männer über 80 sind am meisten gefährdet; ihr Suizidrisiko ist sechsmal höher als das des Rests der Bevölkerung [18]. Suizid bei alten Menschen geht mit diagnostizierbarer Psychopathologie einher, in 90 % der Fälle mit einer Depression. Eine depressive Störung kann auch das Urteilsvermögen beeinflussen und der Grund für indirekt lebensgefährliches Verhalten alter Menschen sein, wie z. B. Nahrungs- Medikamenten- und Behandlungsverweigerung [19]. Untersuchungen haben gezeigt, dass mehr als die Hälfte der über 65jährigen in der Woche vor ihrem Tod einen Arzt oder eine Ärztin aufgesucht haben, 75 % im Monat davor und 90 % in den drei Monaten vor dem Suizid [16, 20, 21]. Die meisten Patienten hatten bei ihrer ersten depressiven Phase nur mäßig starke Symptome, die jedoch nicht erkannt und nicht behandelt wurden. Deshalb fällt der klinischen Umgebung beim Erkennen depressiver Störungen durch Assessment-Richtlinien die entscheidende Rolle zu.

9.6 Eine Depression im höheren Lebensalter ist therapierbar

Depressionen sind die am besten therapierbaren psychischen Störungen im höheren Lebensalter [2]. Einmal diagnostiziert, sprechen 60 % bis 80 % der Fälle gut auf die Behandlung an, und etwa 80 % der alten Menschen bleiben bei entsprechender Medikation 6 bis 8 Monate rückfallfrei. Rückfälle sind ein großes Problem, denn bis zu 40 % aller Depressionen werden chronisch, besonders nach einer akuten Erkrankung oder Hospitalisierung [22]. Deshalb ist zur Verhinderung früher Rückschläge eine kontinuierliche Behandlung und zur Verhinderung späterer Rückfälle eine Langzeitbehandlung erforderlich [16]. Selbst Depressionskranke mit einer Begleiterkrankung oder Demenz sprechen gut auf die Behandlung an. Bei dementen Personen verbessert die Behandlung der Depression erwiesenermaßen die kognitiven Fähigkeiten, die körperliche und soziale Befindlichkeit und die Zufriedenheit der Familienangehörigen [3].

9.7 Depression im höheren Lebensalter werden oft nicht erkannt

Trotz ihres häufigen Auftretens, ihrer negativen Folgen und guten Therapierbarkeit werden depressive Störungen beim alten Menschen allzu häufig nicht erkannt, falsch interpretiert und infolgedessen nicht richtig behandelt. Schätzungsweise 90 % aller alten Menschen, insbesondere Heimbewohner, die eigentlich eine psychiatrische Versorgung benötigen, haben keinen Zugang zu einer angemessener Therapie [23]. Hindernisse gibt es auf vielen Ebenen. Oft suchen alte Menschen keine Hilfe, weil sie das Stigma einer Geisteskrankheit fürchten, andere nehmen das Gefühl abgrundtiefer Traurigkeit einfach hin, ohne zu merken, dass es sich dabei um eine echte Depression handelt. Das Erkennen einer depressiven Störung wird bei alten Menschen oft durch Angst und/oder verschiedene körperliche oder demenzbegleitende Symptome erschwert. Manchmal glauben der Kranken oder die Pflegenden, dass Depression eine «natürliche» Begleiterscheinung des Alterungsprozesses sei, oder eine verständliche und logische Reaktion auf körperliche Erkrankung, Hospitalisierung, Verlegung in ein Pflegeheim und andere stressbeladene Lebensereignisse. Eine Depression – ob leicht oder schwer – die andauert oder das Alltagsleben behindert, darf in keiner Situation und unter keinen Umständen übergangen werden.

9.8 Ursachen und Risikofaktoren

Für eine Depression im höheren Lebensalter sind vermutlich mehrere biologische und psychosoziale Ursachen verantwortlich. Genetische Faktoren oder Erbanlagen scheinen bei älteren Menschen, die ihr Leben lang unter depressiven Störungen gelitten haben, eine größere Rolle zu spielen. Ferner geht man davon aus, dass ein Ungleichgewicht der Neurotransmitter oder der «chemischen Botenstoffe», oder eine Dysregulierung der endokrinen Funktionen zu den biologischen Ursachen einer Depression im höheren Lebensalter gezählt werden müssen [2]. Auch neuroanatomische Wechselbeziehungen, zerebrovaskuläre Erkrankungen und das Vorkommen des Apolipoprotein E wurden mit dem Auftreten einer Depression im hohen Lebensalter in ursächliche Verbindung gebracht [24]. Mögliche psychosoziale Ursachen für depressive Störungen bei alten Menschen umfassen kognitive Verkennungen, belastende Lebensereignisse, insbesondere Todesfälle, chronischen Stress und geringes Vertrauen in die eigenen Kräfte zur Bewältigung von Krisen [2, 25].

Die gesellschaftlichen und demographischen Risikofaktoren für eine Depression im Alter sind: weibliches Geschlecht, alleinstehend (insbesondere verwitwet), belastende Lebensereignisse und das Fehlen eines hilfreichen sozialen Netzes [5]. Bei alten Menschen kommen oft noch spezifische körperliche Befunde, wie Schlaganfall, Krebs, Demenz, Arthritis, operierter Oberschenkelhalsbruch, Myokardinfarkt, eine chronisch obstruktive Atemwegserkrankung und Parkinson-Syndrom, erschwerend hinzu. Co-Morbidität ist ein spezifisches Kennzeichen depressiver Störungen im Alter und das Unterscheidungsmerkmal von Depressionen jüngerer Bevölkerungsgruppen [1]. Eine schwere körperliche Erkrankung ist das durchgängige Korrelat von Depression bei alten Menschen [14]. Betagte Menschen mit funktionellen Behinderungen, insbesondere neu aufgetretenen, sind ebenfalls gefährdet. Je schwerer die körperliche Erkrankung und die damit einhergehenden funktionalen Behinderungen des alten Menschen, desto größer die Wahrscheinlichkeit einer Depression [16]. Chronisch Kranke, Heimbewohner, Personen kurz nach dem Tod eines nahestehenden Menschen und Angehörige, die chronisch kranke Familienmitglieder pflegen, sind eine Untergruppe alter Menschen mit erhöhtem Risiko, an einer schweren Depression zu erkranken.

9.9 Einschätzung/Assessment depressiver Störungen bei alten Menschen

Die **Tabelle 9-1** nennt standardisierte Pflegerichtlinien für depressive alte Menschen unter Betonung eines Einschätzungsleitfadens zur Früherkennung depressiver Störungen durch das Pflegepersonal in Krankenhäusern und anderen klinischen Einrichtungen. Der gezielte, routinemäßige Einsatz eines standardisierten, systematischen Testinstruments und die Durchführung eines individualisierten Depressionsassessments oder einer Befragung bei Hochrisikogruppen älterer Menschen dient der verbesserten Früherkennung [27].

Tabelle 9-1: Standardisierte Pflegerichtlinie: Depression bei älteren Patienten

I. Hintergrund

A. Depression – Schwere depressive Störungen und leichtere Depressionen kommen bei Altenheimbewohnern, bei Kranken und alten Menschen in Institutionen häufig vor.

B. Depression ist keine normale Begleiterscheinung des Alterns oder eine normale Reaktion auf akute Erkrankung und Hospitalisierung.

C. Die Folgen einer Depression sind: Stärkerer Schmerz und verstärkte Behinderung, verzögerte Genesung bei Krankheit und Operation, mehr Arzneimittelnebenwirkungen, vermehrte Inanspruchnahme der Gesundheitseinrichtungen, Beeinträchtigung der kognitiven Fähigkeiten, Unterernährung und häufigere Suizide und nicht-suizidbedingte Todesfälle.

D. Eine Depression ist meist lang andauernd und kehrt immer wieder. Deshalb ist Zuwarten nicht günstig. Sie muss umgehend klinisch behandelt werden.

E. Wird eine Depression als solche erkannt, spricht sie gut auf eine Behandlung an.

F. Bei Depressionen im höheren Lebensalter stehen oft somatische Symptome im Vordergrund und überdecken die depressive Gemütslage.

G. Bei vielen älteren Patienten vermischen sich depressive und ängstliche Stimmungen.

H. Die Diagnose einer Depression wird durch das gleichzeitige Vorkommen von körperlichen Erkrankungen erschwert, sowie durch soziale und ökonomische Probleme, die im Alter häufig sind.

I. Frühzeitiges Erkennen, schnelle Intervention und Verlegung durch Pflegekräfte können die negativen Auswirkungen einer Depression verringern.

II. Assessmentparameter

A. Identifizieren Sie Risikofaktoren/Risikogruppen:
  - 1. Spezifizieren Sie die körperlichen Erkrankungen (Schlaganfall, Krebs, Demenz, Arthritis, Hüftfraktur, Myokardinfarkt, Chronisch-obstruktive Atemwegserkrankung und Parkinson-Syndrom)
  - 2. Funktionelle Behinderung (besonders neu eingetretener funktioneller Verlust)
  - 3. Witwe/Witwer
  - 4. Pflegende
  - 5. Soziale Isolation/fehlende soziale Unterstützung
B. Erfassen Sie alle Risikogruppen mit Hilfe eines standardisierten Depressionserkennungsinstruments und dokumentieren Sie die Punktezahl. Die GDS wird empfohlen, weil ihre Anwendung nur etwa 10 min dauert, weil sie validiert ist, bei medizinisch erkrankten alten Menschen häufig verwendet wird und nur wenig somatische Symptome enthält, die mit einer körperlichen Erkrankung verwechselt werden können.
C. Führen Sie bei allen Risikogruppen ein individualisiertes Depressions-Assessment durch und dokumentieren Sie die Ergebnisse. Notieren Sie die Zahl der Symptome, den Zeitpunkt ihres Auftretens, die Häufigkeit/Muster, Dauer (besonders 2 Wochen), Veränderungen der normalen Stimmungslage, Verhalten und Stand der Funktionen.
  - 1. Depressionssymptome:
    a. Deprimierte Stimmung, Irritierbarkeit, häufiges Weinen
    b. Kein Interesse und keine Freude (an Familie, Freunden, Hobbies, Sex)
    c. Gewichtsverlust oder -zunahme (insbesondere Verlust)
    d. Schlafstörungen (insbesondere Insomnie)*
    e. Erschöpfung/Energieverlust
    f. Psychomotorische Verlangsamung/Erregtheit*
    g. Herabgesetzte Konzentrationsfähigkeit
    h. Gefühle von Wertlosigkeit/Schuldgefühle
    i. Suizidgedanken oder -versuche, Hoffnungslosigkeit
  - 2. Psychose (z. B. Wahnideen, Halluzinationen).
  - 3. Frühere Depressionen, Drogenabusus (besonders Alkohol), bisherige Bewältigungsform.
  - 4. Verluste oder Krisen in der jüngeren Vergangenheit (z. B. Tod eines Verwandten, Freundes, Haustiers, Pensionierung, Gedenktage, Umzug in ein anderes Wohn- oder Pflegeheim), Veränderungen des körperlichen Gesundheitszustands, der Familiensituation, Rolle.
D. Fragen Sie nach depressionsauslösenden Medikamenten (z. B. Narkotika, Sedativa/Hypnotika, Benzodiazepine, Steroide, Antihypertensiva, H_2-Antagonisten, Beta-Blocker, Antipsychotika, Immunsuppressiva, Chemotherapie, Alkohol).
E. Fragen Sie nach begleitenden systemischen oder metabolischen Prozessen (z. B. Infektion, Anämie, Hypothyreodismus oder Hyperthyreodismus, Hyponatriämie, Hyperkalziämie, Hypoglykämie, Herzinsuffizienz, Nierenversagen).

III. Pflegeparameter

A. Bei schwerer Depression (11 Punkte auf der GDS oder mehr, 5 bis 9 depressive Symptome [depressive Stimmung oder Freudlosigkeit muss dabei sein] plus andere positive Antworten auf das individualisierte Assessment [besonders Suizidgedanken oder Psychose]), sollten Sie den Arzt darauf aufmerksam machen. Die Behandlung kann in einer Medikation bestehen, oder einer kurzen, psychodynamischen Psychotherapie/Beratung (Einzel-, Gruppen- oder Familienberatung), Hospitalisierung oder Elektroschocktherapie.

B. Bei einer leichteren Depression (11 Punkte auf der GDS oder mehr, weniger als fünf depressive Symptome plus weitere positive Antworten beim individuellen Assessment), ziehen Sie eine Fachstelle für Psychotherapie/psychotherapeutische Beratung (Arten siehe oben) hinzu, besonders für spezielle Themen, die sich beim individuellen Assessment herausstellen und für die Entscheidung, ob eine medikamentöse Behandlung angezeigt ist. Denken Sie an die Ressourcen, wie psychiatrische Beratungspflegekräfte, erfahrene gerontopsychiatrische Fachkräfte, Sozialarbeiter, Psychologen und andere gemeinde- und institutionsspezifische Beratungsstellen für die seelische Gesundheit. Sind Suizidgedanken oder eine Psychose vorhanden, sollte immer eine umfassende psychiatrische Untersuchung veranlasst werden.

C. Entwickeln Sie bei allen Graden von Depression einen individualisierten Plan, der folgende Pflegemaßnahmen enthält:
- 1. Führen Sie Suizidpräventionsmaßnahmen durch, je nach Richtlinien des Hauses (im ambulanten Bereich, sorgen Sie für lückenlose Überwachung des Patienten bis der psychiatrische Notfalldienst eintrifft und entsprechende Verfügungen trifft).
- 2. Schalten Sie die ätiologischen Faktoren aus oder kontrollieren Sie diese.
- 3. Überwachen und fördern Sie Ernährung, Ausscheidung, Schlaf/Ruhegewohnheiten, körperliches Wohlbefinden (besonders Schmerzkontrolle).
- 4. Fördern Sie die körperlichen Funktionen (z. B. setzen Sie regelmäßiges Training/regelmäßige Aktivitäten fest, sorgen Sie für Krankengymnastik, Beschäftigungstherapie, Freizeitaktivitäten), entwickeln Sie einen täglichen Aktivitätsplan.
- 5. Fördern Sie die soziale Unterstützung (z. B. suchen Sie/mobilisieren Sie eine oder mehrere Bezugspersonen [z. B. Angehörige, nahestehende Menschen, Freunde, Krankenhausdienste, Selbsthilfegruppen, Krankenbesuchsdienst]), stellen Sie fest, ob Bedarf an spiritueller Begleitung besteht und informieren Sie den entsprechenden Geistlichen.
- 6. Bestärken Sie den Patienten in seiner Autonomie/persönlichen Kontrolle/ Selbstständigkeit (z. B. durch seine aktive Beteiligung an der Planung des Tagesablaufs, durch das Setzen kurzfristig erreichbarer Ziele).
- 7. Identifizieren und bekräftigen Sie Stärken, Fertigkeiten und Fähigkeiten.
- 8. Sorgen Sie für die Gelegenheit und ermutigen Sie den Patienten, täglich an Entspannungstherapien und angenehmen Aktivitäten teilzunehmen (legen Sie eine Liste der angenehmen Aktivitäten an).
- 9. Überwachen und dokumentieren Sie die Reaktion auf Arzneimittelgaben und andere Therapien; wiederholen Sie den Depressionserkennungstest.
- 10. Bieten Sie praktische Hilfestellung; helfen Sie beim Lösen von Problemen.

- 11. Bieten Sie emotionale Unterstützung (z. B. empathisches, «aktives» Zuhören, fördern Sie den Ausdruck von Gefühlen, vermitteln Sie Hoffnung), unterstützen Sie adaptives Verhalten, verstärken Sie angenehme Erinnerungen.
- 12. Informieren Sie den Patienten über die körperliche Erkrankung und Therapie/ Therapien (z. B. dass Depressionen häufig vorkommen, behandelbar und immer unverschuldet sind).
- 13. Betonen Sie die Wichtigkeit, sich an den Behandlungsplan der Depression zu halten (besonders die Medikation), um einen Rückfall zu verhindern, klären Sie über spezifische Nebenwirkungen auf.
- 14. Erkundigen Sie sich nach ambulanten Nachsorgediensten für psychisch Kranke und nach der häuslichen Betreuung.

IV. Evaluierung der erwarteten Ergebnisse

A. Patient:
- 1. Die Sicherheit des Patienten ist gewährleistet.
- 2. Patienten mit schweren Depressionen werden von psychiatrischen Fachkräften untersucht.
- 3. Patienten weisen weniger Symptome auf, die auf eine Depression schließen lassen. Die Punktzahl des GDS geht deutlich zurück, Suizidgedanken und Psychosen verschwinden.
B. Pflegende/Ärzte:
- 1. Verbesserte Früherkennung gefährdeter Patienten, mehr Konsile und Interventionen wegen einer Depression und bessere Dokumentation der Ergebnisse.
C. Institution:
- 1. Die Zahl der Patienten mit einer Depression steigt an.
- 2. Die Zahl der Suizidversuche im Krankenhaus steigt nicht an.
- 3. Die Zahl der Beratungen durch psychiatrische Dienste steigt an.
- 4. Die Zahl der Überweisungen an psychiatrische Nachsorgedienste steigt an.
- 5. Das Personal bekommt Weiterbildung über das Erkennen von Depression, das Assessment und die Maßnahmen bei Depression.

V. Nachsorge

A. Fortlaufende Dokumentation der Häufigkeit von Depression bei Risikogruppen.
B. Dokumentation der Informationsübermittlung an psychiatrische Nachsorgeeinrichtungen.
C. Leiten Sie die Pflegenden an den Assessmentprozess fortzusetzen.

Somatische Symptome, die auch bei vielen körperlichen Erkrankungen auftreten, sind oft mit Nr. 1 und 2 verknüpft; deshalb sollte die ganze Bandbreite depressiver Symptome abgefragt werden. Referenzen 1, 2, 7, 9, 16, 27, 28.

9.9.1 Screeninginstrument

Die pflegerische Einschätzung depressiver Störungen bei alten Menschen wird durch den Einsatz eines Assessmentinstruments, wie der Geriatric Depression Scale (GDS, Geriatrische Depressionsskala), erleichtert. Die GDS ist ein 30 Fragen umfassendes Screeninginstrument, das in vielen verschiedenen klinischen Einrichtungen verwendet wird. Diese Skala wurde validiert und bei alten Menschen sehr oft angewandt, auch bei geistig kranken, leicht bis mittelmäßig kognitiv behinderten oder institutionalisierten Personen. Die Fragen werden nur mit ja oder nein beantwortet und nehmen etwa 10 min in Anspruch. Die GDS enthält nur wenig somatische Punkte, die mit Symptomen einer körperlichen Erkrankung verwechselt werden könnten. Eine GDS-Punktzahl von 11 oder mehr gilt als deutlicher Hinweis auf eine Depression [27]. Die GDS ist kein Ersatz für eine individualisierte Einschätzung oder eine Anamnese durch eine psychiatrische Fachkraft, stellt jedoch ein nützliches Instrument zur Erkennung einer Altersdepression dar.

9.9.2 Individualisierte Einschätzung und Befragung

Kernpunkt der individualisierten Einschätzung und Befragung ist die Berücksichtigung des ganzen Symptomspektrums (neun Symptome) einer schweren Depression, wie sie die ICD-10 aufführt [7]. Darüber hinaus sollen alte Menschen direkt gefragt werden, ob sie Suizidphantasien kennen, d. h. glauben, dass das Leben nicht mehr lebenswert ist, konkrete Suizidgedanken hegen oder bereits einen Suizidversuch unternommen haben. Die Zahl der Symptome, Art, Dauer, Häufigkeit und Muster der depressiven Symptome werden schriftlich festgehalten. Beim individuellen Assessment wird nach dem Vorkommen von psychotischem, insbesondere wahnhaftem Denken gefragt, nach den Daten von Gedenktagen, Todestagen oder anderen belastenden Ereignissen, dem bisherigen Bewältigungsstil, insbesondere Alkohol- oder anderem Abusus, nach Beziehungsveränderungen, Veränderungen der körperlichen Gesundheit und früheren depressiven Störungen, die einer Behandlung bedurften. Es folgt eine generelle Bestandsaufnahme von Verlusten, Krisen und aktuellen Stressfaktoren. Ferner empfiehlt sich eine Befragung der Familienangehörigen oder Pflegenden, um über die verbalen und nonverbalen Mitteilungen des alten Menschen hinaus, weitere Informationen zu erhalten.

9.9.3 Erkennen von medizinischen oder iatrogenen Ursachen einer Depression

Wenn depressive Symptome festgestellt wurden, soll nach medizinischen oder medikamentenbezogene Ursachen geforscht werden. In den **Tabellen 9-2** und **9-3** auf S. 140 werden körperliche Erkrankungen und pharmakologische Wirkstoffe genannt, die beim alten Menschen mit depressiven Symptomen einhergehen können. Bei älteren Kranken, die oft multimorbid sind und vielerlei Medikamente verschrieben bekommen, nehmen diese «organischen» Faktoren als Ursache einer Depression bei der pflegerischen Einschätzung einen großen Raum ein [29]. In Zusammenarbeit mit dem zuständigen Arzt sollen alle Bemühungen darauf gerichtet sein, den metabolischen oder systemischen Zustand zu behandeln, zu korrigieren oder zu stabilisieren, und, wenn medizinisch möglich, depressionsauslösende Medikamente zu eliminieren, zu minimieren oder durch weniger depressionsauslösende zu ersetzen.

Tabelle 9-2: Körperliche Erkrankungen, die bei alten Patienten oft mit einer Depression verbunden sind

Metabolische Störungen

– Dehydratation
– Azotämie, Urämie
– Säure-Basen-Störungen
– Hypoxie
– Hypo- und Hypernatriämie
– Hypo- und Hyperglykämie
– Hypo- und Hyperkalziämie

Endokrine Störungen

– Hypo- und Hyperthyreodismus
– Hyperparathyreodismus
– Diabetes mellitus
– Cushing-Syndrom
– Morbus Addison

Infektionen

– Viral
  Pneumonie
  Enzephalitis
– Bakteriell
  Pneumonie
  Harntrakt
  Meningitis
  Endokarditis

– Andere
  Tuberkulose
  Brucellose
  Meningitis durch Pilze
  Neurosyphyilis

Kardiovaskuläre Störungen

– Herzinsuffizienz
– Myokardinfarkt, Angina pectoris

Lungenerkrankungen

– Chronisch-obstruktive Atemwegserkrankung
– Maligne Erkrankung

Gastrointestinale Störungen

– Maligne Erkrankung (besonders des Pankreas)
– Kolon irritabile
– Andere organische Ursachen von chronischem Bauchschmerz, Ulcus, Divertikulose
– Hepatitis

Urogenitale Störungen

– Harninkontinenz

Muskuloskelettale Störungen

– Degenerative Arthritis
– Osteoporose mit vertebraler Kompression oder Hüftfrakturen
– Rheumatische Polymyalgie
– Paget-Krankheit

Neurologische Störungen

– Zerebrovaskuläre Erkrankung
– Vorübergehender ischämischer Anfall
– Schlaganfall
– Demenz (alle Arten)
– Gehirn
– Primäre oder metastasierende Tumore
– Parkinson-Syndrom

Andere Krankheiten

– Anämie (jeder Ursache)
– Vitaminmangel
– Hämatologische oder andere maligne Systemerkrankung

Immunschwächen

Tabelle 9-3: Medikamente, die zur Behandlung körperlicher Erkrankungen eingesetzt werden und bei alten Menschen eine Depression auslösen können

Antihypertensiva

- Reserpin
- Methyldopa
- Propranolol
- Clonidin
- Hydralazin
- Guanethidin
- Diuretika*

Analgetika

- Narkotika
- Morphine
- Codein
- Meperidin
- Pentazocin
- Propoxyphen

Nicht-Narkotika

- Indomethacin

Antiparkinsonmittel

- L-Dopa

Antimikrobien

- Sulfonamide
- Isoniazid

Kardiovaskuläre Agenzien

- Digitalis
- Lidocain**

*Hypoglykämische Agenzien****
Steroide*

- Kortikosteroide
- Östrogene

Andere

- Cimetidin
- Chemotherapeutische Mittel

---

*   Durch Verursachung von Dehydratation oder Elektrolytstörung
**   Toxizität
*** Durch Verursachung von Hypoglykämie

9.10 Klinische Beurteilung und Behandlung

In welcher Einrichtung sich der alte Mensch auch befindet, wenn gewisse Symptome auftreten, die auf eine schwere Depression schließen lassen, insbesondere Suizidgedanken oder eine Psychose, und er eine kritische Punktzahl auf der Depressionseinschätzungsskala erreicht (z. B. 10 Punkte auf der GDS), muss eine umfassende, gründliche psychiatrische Untersuchung veranlasst werden. Alte Menschen mit weniger schwerer Symptomatik, ohne Suizidgedanken oder Psychose, die aber auf der Einschätzungsskala auch eine Depression erkennen lassen, sollten dem zuständigen sozialpsychiatrischen Dienst zur Psychotherapie oder einer anderen psychosozialen Therapie zugewiesen werden (z. B. an psychiatrische Fachpflegekräfte in der Nachbetreuung, gerontopsychiatrisch erfahrene Pflegekräfte, Sozialarbeiter, Psychologen), wobei auch der Bedarf an antidepressiver Medikamente festgestellt werden soll.

Bei der Behandlung depressiver Störungen alter Menschen werden zwei Hauptkategorien unterschieden: die biologischen Therapien (z. B. Pharmakotherapie und Elektroschocktherapie) und psychosoziale Therapien (z. B. Psychotherapien, wie Verhaltenstherapie, Einzelgespräche und psychodynamische Kurztherapie), in Einzel- oder Gruppensitzungen [5]. Auch eine Ehe- und Familientherapie kann bei älteren, depressiven Menschen hilfreich sein. Art und Ausmaß der depressiven Symptome bestimmen die Art des therapeutischen Ansatzes. Generell ist festzuhalten, dass eine schwerere Depression, besonders wenn sie mit Suizidgedanken oder einer Psychose einhergeht, eine intensivere psychiatrische Behandlung braucht: Krankenhauseinweisung, die Gabe von Antidepressiva oder antipsychotischen Medikamenten, Elektroschocktherapie, und eine intensive psychosoziale Unterstützung [2]. Eine leichtere Depression, ohne Suizidgedanken oder Psychose, erfordert eine psychotherapeutische oder medikamentöse Behandlung, die oft auch ambulant erfolgen kann.

9.11 Individualisierte Pflegemaßnahmen bei einer Depression

Psychosoziale und verhaltenstherapeutisch orientierte Maßnahmen können in den Pflegeplan integriert werden und sich an den individuellen Bedürfnissen des erkrankten alten Menschen orientieren. Dabei haben Sicherheitsmaßnahmen für suizidgefährdete Personen den Vorrang. Ist die Suizidgefahr hoch und der Personalstand zu gering, um den Kranken fortlaufend zu überwachen, kann die Verlegung von der Akutpflegestation einer medizinischen Klinik in ein psychiatrisches Fachkrankenhaus angezeigt sein. Im ambulanten Bereich muss für eine kontinuierliche Überwachung des Kranken gesorgt werden, während der psychiatrische Notdienst die Lage einschätzt und entsprechende Vorkehrungen trifft.

Die Verbesserung der Ernährung, Ausscheidung, des Schlaf-/Ruhemusters, körperlichen Wohlbefindens und der Schmerzkontrolle werden speziell für körperlich kranke, depressive alte Menschen empfohlen [29]. Zur Angstlinderung und begleitend zum Schmerzmanagement können Entspannungstechniken angeboten werden. Die Pflegemaßnahmen sollen sich auf folgende Themen konzentrieren: die Verbesserung der körperlichen Funktionen des alten Menschen durch strukturierte und regelmäßige Aktivitäten und Übungen, Verordnung von Krankengymnastik oder Beschäftigungstherapie, Freizeitangebote und die Entwicklung eines Tagesplans der Aktivitäten, auf die Verstärkung der sozialen Unterstützung durch Finden, Mobilisieren oder Bestimmen einer Unterstützungsperson, etwa eines Familienangehörigen, einer Vertrauensperson, eines Freundes oder einer Freundin, einer ehrenamtlichen oder anderer Person, die dem Krankenhaus zur Verfügung steht, dem Mitglied einer Kirchengemeinde, Selbsthilfegruppen, Krankenhausbesuchsdienste, insbesondere aber auch durch Einbindung des entsprechenden Geistlichen für den spirituellen Beistand; auf die Maximierung der Autonomie des alten Menschen, der persönlichen Kontrolle, Selbstbestimmung und Entscheidungsfindung über klinische Pflege, Tagesablauf und persönliche Gewohnheiten [30]. Eine abgestufte Aufgabenzuteilung, d. h. die Unterteilung eines größeren Schritts oder Ziels in mehrere kleinere Schritte, kann zur Leistungsfähigkeit betagter Menschen beitragen und ihnen positive Erfahrungen vermitteln, damit sie sich wieder mehr Aktivitäten zutrauen [29]. Die regelmäßige Teilnahme an festgesetzten, angenehme Aktivitäten kann bei älteren Menschen mit depressiver Symptomatik zu positiven Stimmungsveränderungen führen [31]. Eine Sammlung der erfreulichen Dinge – vom Kranken erfragt – ermöglicht die Einbindung dieser angenehmen Aktivitäten in den Tagesplan des alten Menschen [31].

Angenehme Erinnerungen können das Selbstwertgefühl heben und führen manchmal zu einer Stimmungsaufhellung [32]. Eine diesbezügliche pflegerische Maßnahme besteht darin, die depressive Person direkt nach ihrer Vergangenheit zu fragen oder historische Ereignisse mit ihrer persönlichen Geschichte zu verknüpfen. Auch Fotografien, alte Zeitschriften, Notizbücher und andere Objekte helfen das Gespräch in Gang bringen. Pflegekräfte können deprimierten älteren Menschen emotionale Unterstützung bieten, indem sie empathisch und freundlich zuhören, sie ermuntern, über ihre Trauer oder Rollenveränderungen zu sprechen, adaptive Copingstrategien unterstützen, Stärken und Fähigkeiten erkennen und betonen, ihre Privatsphäre erhalten, ihnen Achtung entgegenbringen und Hoffnung machen.

Ältere Patienten müssen engmaschig auf potentielle Nebenwirkungen von Antidepressiva überwacht werden, um festzustellen, ob eine Dosisveränderung angezeigt ist. Obwohl bei alten Menschen die Einstiegsdosierung von Antidepressiva im Allgemeinen niedrig sein wird, muss sichergestellt werden, dass Patienten mit anhaltenden depressiven Symptomen eine angemessene Behandlung bekommen [33]. Wichtig ist, die Kranken darauf hinzuweisen, dass ihre Symptome Teil einer therapierbaren Depression darstellen und keinesfalls auf persönliche Schuld oder persönliches Versagen zurückzuführen sind.

9.12 Schlussfolgerung

Depressive Störungen können die Gesamtpersönlichkeit und Lebensqualität alter Menschen erheblich schädigen. Bei schneller und angemessener Behandlung ist eine Depression oft reversibel **(Kasten 9-1)**. Die Früherkennung wird durch den Einsatz standardisierter Pflegerichtlinien, die eine systematische Methode zur Einschätzung depressiver Störungen enthalten, deutlich verbessert. Frühes Erkennen depressiver alter Menschen, anschließende Intervention und ihre erfolgreiche Behandlung demonstrieren der Gesellschaft, dass eine Depression zu den psychischen Problemen im höheren Lebensalter gehört, die am besten zu behandeln sind. Blazer [8] bemerkt dazu: «Wo Depression herrscht, gibt es Hoffnung.»

Kasten 9-1 Fallbeispiel

Die 76jährige Frau M. bekam in diesem Alter zum ersten Mal in ihrem Leben eine Depression, während sie einer Reihe psychosozialer Belastungen ausgesetzt war: Sie pflegte ihren an Alzheimer und mehreren anderen körperlichen Erkrankungen leidenden Mann, zog aus ihrer Wohnung aus, die ein Leben lang ihr Zuhause gewesen war, musste sich von ihrem Freundeskreis trennen, dann einer großen Operation mit anschließender Heilbehandlung unterziehen und schließlich den Tod ihres Mannes erleben. Frau M. war ihrem Alltag nicht mehr gewachsen, empfand keine Freude mehr an ihren Freizeitbeschäftigungen und hatte bereits an Selbstmord gedacht, hatte sich selbst jedoch nie für depressiv gehalten. Während eines Krankenhausaufenthalts mit Intensivpflege erkannte die Pflegekraft ihre depressiven Symptome, zog eine gerontopsychiatrische Fachpflegekraft hinzu und sorgte für eine psychiatrische ambulante Betreuung nach der Entlassung. Dadurch konnte Frau M. ihre Symptome als Teil einer behandelbaren Depression erkennen. Sie erklärte sich zu einer psychiatrischen Untersuchung bereit, dann wurde eine Therapie mit Antidepressiva eingeleitet. Darüber hinaus bekam sie eine individuelle Psychotherapie, nahm an einer Trauerbegleitungsgruppe teil, die ihre Kirchengemeinde anbot, und wurde von einer Altenhilfeorganisation ihrer Kommune unterstützt. Frau M. sprach gut auf die verschiedenen Maßnahmen an. Ihre depressiven Symptome gingen zurück, sie dachte nicht mehr an Selbstmord, und ihre körperliche Leistungsfähigkeit und seelische Belastbarkeit nahmen zu. Nach einigen Monaten stellte sie fest: «Ich bin natürlich nicht glücklich – noch immer trauere ich um meinen Mann, mit dem ich 55 Jahre verheiratet war – und an manchen Tagen fällt mir alles schwer, aber jetzt habe ich die Hoffnung, dass alles besser wird.»

Literatur

1. Lebowitz BD. Diagnosis and treatment of depression in late life. An overview of the NHI consensus statement. J Am Geriatr Soc. 1996; 4 (Suppl. I): S3–S6.
2. Blazer DG. Depression in Late Life. (2nd ed.) St. Louis: Mosby-Year Book; 1993.
3. Teri L, Wagner A. Alzheimer's disease and depression. J Consult Clin Psychol. 1992; 60: 379–391.
4. Pearson JL, Teri L, Reifler BV. Functional status and cognitive impairment in Alzheimer's patients with and without depression. J Am Geriatr Soc. 1989; 34: 1117–1121.
5. NIH Consensus Development Panel. Diagnosis and treatment of depression in late life. JAMA. 1992; 268: 1018–1024.
6. Blazer DG, Hughes DC, George LK. The epidemiology of depression in an elderly community population. Gerontologist 1987; 27: 281–287.
7. American Psychiatric Association. Diagnostic and Statistical Manual of Mental Disorders. 4th ed. Washington, DC: American Psychiatric Association; 1994.
8. Blazer DG. Depression in the elderly. N Engl J Med. 1089; 320: 164–166.
9. Kurlowicz LH. Depression in hospitalized medically ill elders: Evolution of the concept. Arch Psychiatr Nurs. 1994; 8: 124–126.
10. Cohen-Mansfield J, Werner P, Marx MS. Screaming in nursing home residents. J Am Geriatr Soc. 1990; 38: 785–792.
11. Koening HG, Blazer DG. Minor depression in late life. AM J Geriatr Psych. 1996; 4 (Suppl. I): S14–S21.
12. Broadhead WE, Blazer DG, George LK; Tse CK. Depression, disability days, and days lost from work in a prospective epidemiologic survey. JAMA. 1990; 264: 2524–2568.
13. Wells KD, Stewart A, Hays RD, Brunam A, Rogers W, Daniels M, et al. The functioning and well-being of depressed patients. Results from the medical outcome study. JAMA. 1989; 262: 914–919.
14. Koenig HG, Meador KG, Cohen HJ, Blazer DG. Depression in elderly patients with medical illness. Arch Intern Med. 1988; 148: 1929–1936.
15. Katz IR. On the inseparabiltiy of mental and physical health in aged persons. Lessons from depression and medical comorbidity. Am J Geriatr Psychiatr. 1996; 4: 1–16.
16. Katz IR, Streim J, Parmalee P. Prevention of depression, recurrences and complications in late life. Preventive Med. 1994; 23: 743–750.
17. Parmalee PA, Katz IR, Lawton MP. Depression and mortality among institutionalized elderly. J Gerontol. 1992; 47: P3–10.
18. Conwell Y. Suicide in the elderly. In: Schneider LS. Reynolds BD, Lebowitz BD, Friedhoff AJ. Eds. Diagnosis and Treatment of Depression in Late Life: Results of NIH Consensus Development Conference. Washington, DC, American Psychiatric Press; 1994.
19. Conwell Y, Caine ED, Olsen K. Suicide and cancer in late life. Hosp Comm Psychiatr. 1990: 41: 1334–1338.
20. Barraclough BM, Bunch J, Nelson B. A hundred cases of suicide: Clinical aspects. Br J Psychiatr. 1974; 125: 355–373.
21. Miller M. Geriatric suicide. The Arizona study. Gerontologist 1978; 18: 488–495.

22. Koening HG, George L, Peterson B, Pieper C, Fowler N, Sanfelippo T. Course of depression and predictors of recovery in medically ill hospitalized elderly: A preliminary report. Gerontol Abs. 1996; 36.
23. Bruns BJ, Taub CA. Mental health services in general medical care and in nursing homes. In: Fogel BS, Furino A, Gottlieb G, Eds. In: Washington, DC: American Psychiatric Press; 1990.
24. Krishnan KR, Gadde KM. The pathophysiologic basis for late life depression. Am J Geriatr Psychiatr. 1996; 4 (Supp. I): S22–S33.
25. Holahan CK, Holahan CJ. Self-efficacy, social support, and depression in aging: A longitudinal analysis. J. Gerontol. 1987; 42: 65–68.
26. Keane SM, Sells S. Recognizing depression in the elderly. J Gerontol Nurs. 1990; 16: 21–25.
27. Yesabage JA, Brink TL, Rose TL, Lum O, Huang V, Adey M, et al. Development and validation of a geriatric depression screening scale: a preliminary report. J Psychiatr Res. 1983; 1737–49.
28. Dreyfus JK. Depression assessment and interventions with medically ill frail elderly. J Gerontol Nurs. 1988; 14: 27–36.
29. Parmalee PA, Katz IR, Lawton MP. The relation of pain to depression among institutionalized aged. J Gerontol. 1991; 46: 15–21.
30. Koenig HG. Depressive disorders in older medical inpatients. Am Fam pract. 1991; 44: 1243–1250.
31. Osborn C. Reminiscence: when the past meets present. J Gerontol Nurs. 1989: 15: 6–12.
32. American Association of Geriatric Psychiatry. Position statement. Psychotherapeutic medication in nursing homes. J Am Geriatr Soc. 1992; 4: 946–949.

10. Sichere Medikation bei älteren Menschen

von Mary K. Walker, Marquis D. Foreman und der NICHE-Fakultät

10.1 Lernziele

Nach der Lektüre dieses Kapitels sollten Sie Folgendes können:

1. Drei Faktoren nennen, die bei alten Menschen Medikationsprobleme auslösen können.
2. Vier Gruppen von Medikamenten beschreiben, die manchmal durch ihre toxische Wirkung alte Menschen gefährden.
3. Eine umfassende Bestandsaufnahme der Medikation durchführen.
4. Strategien planen, die häufig auftretenden, von Medikamenten verursachten Problemen bei alten Menschen begegnen.
5. Einen individuellen Pflegeplan entwickeln, der die Medikationssicherheit eines alten Menschen erhöht.

10.2 Medikamentensicherheit: Eine Richtlinie für pflegerisches Handeln

Alte Menschen sind für Nebenwirkungen von Medikamenten besonders anfällig. Die typischen physiologischen Veränderungen prädisponieren alte Menschen über 65 verstärkt zu unerwünschten Nebenwirkungen. Sie haben hauptsächlich drei Auslöser:

1. Altersbedingte physiologische Veränderungen, die zu einer anderen Pharmakokinese und Pharmakodynamik führen (gestörter Abbau und gestörte Ausscheidung von Medikamenten, veränderte Permeabilität der Blut-Gehirn-Schranke, die zum Eindringen ins zentrale Nervensystem führt);

2. Mehrfachverschreibung von Medikamenten (Polypharmazie) bei chronischen Erkrankungen, die oft von verschiedenen Stellen verordnet werden;
3. Konsum krankheitsunabhängiger, unspezifischer Medikamente zur Behandlung altersbedingter Symptome (Selbstmedikation). Die Anfälligkeit für unerwünschte Arzneimittelwirkung tritt zu einer Zeit ein, wenn viele alte Menschen Gefahr laufen, durch Umgebungseinflüsse und Therapie geschädigt zu werden [1]. Eine eingehende Erklärung der physiologischen und pharmakologischen Zusammenhänge ginge über das Thema dieses Kapitels hinaus, die interessierte Leserschaft sei jedoch auf verschiedene Kapitel und Artikel verwiesen, die zum Verständnis dieser komplexen Reaktionen älterer Menschen beitragen [2, 3].

Alte Menschen sind hierzulande eine Hauptzielgruppe von Arzneimittelverschreibung und -konsum. Schätzungsweise 25 bis 40 % aller Medikamentenverschreibungen in den Vereinigten Staaten entfallen auf alte Menschen [5–8]. Die Hospitalisierungsrate wegen Problemen mit Medikamenten und Toxizität liegt bei zwischen 10 % und 30 %, was ihre Anfälligkeit für medikamentenbedingte Gesundheitsprobleme widerspiegelt [6, 9].

Der Altenheimbewohner nimmt im Schnitt täglich vier bis sechs Medikamente ein und bekommt dreizehn Verschreibungen pro Jahr [8]. Menschen im Krankenhaus dagegen nehmen während ihres Krankenhausaufenthalts pro Tag durchschnittlich neun verschiedene Medikamente ein [10]. Die medikamentöse Behandlung erstreckt sich auch auf die subakute Phase und die Zeit unmittelbar nach der Krankenhausentlassung. Conn u. a. untersuchten ein Gruppe von 179 alten Menschen zwischen 65 und 101 Jahren kurz nach ihrer Entlassung und stellte fest, dass diesen aus der Akutpflege entlassenen Personen insgesamt 950 Rezepte für Medikamente ausgestellt wurden, die eingelöst und richtig eingenommen werden sollten, oft ohne Aufklärung oder Aufsicht [9]. Deshalb liegt der Medikamentenkonsum alter Menschen in Häufigkeit und Dosierung über dem der Durchschnittsbevölkerung, ungeachtet der Tatsache, dass die Medikamente oft erwiesenermaßen wenig wirksam oder unnötig sind [5]. Solche Verschreibungspraktiken führen zu therapeutischen Misserfolgen, die sich in Krankenhausaufenthalten oder Wiedereinweisung in Akutpflegeeinrichtungen wegen Problemen mit der Medikation niederschlagen.

10.3 Hochrisikomedikationen

Walker u. a [3, 4, 6, 8, 11] benannten eine Reihe von Medikamentenarten, die bei alten Menschen eine relativ hohe Gefahr von Toxizität und Nebenwirkungen haben. Darunter fallen viele häufig verabreichte Medikamente, die vermutlich, jedoch nicht nachweislich, alternden Menschen gut tun.

10.3.1 Blutdrucksenkende Arzneimittel

Ein beträchtlicher Teil der alten Bevölkerung leidet unter Bluthochdruck. Es scheint jedoch, dass alte Menschen für die potentiellen Nebenwirkungen dieser Art von Medikamenten anfälliger sind als jüngere. Besonders auffallend ist, dass die Medikamente bei dieser Bevölkerungsgruppe ihr volles Wirkspektrum entfalten, was die Gefahr von unerwünschten Nebenwirkungen steigert. Alle Antihypertonika haben die Tendenz, unerwünschte Zustände auszulösen, wie orthostatische Hypotonie, Sedierung, depressive Symptome, Impotenz und Verstopfung [12]. Diese Nebenwirkungen treten auch bei unter 65jährigen auf. Deshalb ist ein umfassendes und fortlaufendes Assessment der Schlüssel zur Überwachung der Medikamentenwirkung.

Wegen der für den Alterungsprozess typischen Veränderungen des Fetthaushalts und Körpergewichts vertragen Betagte im Allgemeinen keine fettlöslichen Betablocker. Wasserlösliche, in Einzeldosen verabreichte Medikamente sind bei alten Menschen tatsächlich wirksamer, wohingegen bei fettlöslichen Medikamenten eine erhöhte Halbwertzeit zu erwarten ist. Darüber hinaus machen die Veränderungen durch den altersbedingten Abbau der Blut-Gehirn-Schranke alte Menschen auch anfälliger für unliebsame Zwischenfälle mit Alpha-Agonisten. Es wird berichtet, dass es bei alten Menschen, die diese Medikamente zur Regulierung von Bluthochdruck einnehmen, zu Veränderungen des kognitiven Status, insbesondere Verwirrtheit und demenzähnlichen Zuständen kam [13].

Von den angiotensin-konvertierenden Enzyminhibitoren (ACE-Hemmer) ist bekannt, dass sie die Nierenfunktion beeinträchtigen, wenn die renale Clearance altersbedingt bereits herabgesetzt ist. Der Ketteneffekt solcher Medikamentenwirkung ist, dass sich die im Blut zirkulierende Medikamentenmenge erhöht, weil alte Menschen Medikamente nicht in der gleichen Geschwindigkeit abbauen können wie junge. Deshalb ist aufgrund der Wechselwirkung zwischen den bekannten Arzneimitteleigenschaften und den physiologischen Auswirkungen des Alterns eine toxische Reaktion zu erwarten. Orthostatische Hypotonie ist bei alten Menschen mit fortgesetzter bluthochdrucksenkender Medikation eine ernste Gefahr. Hypovolämie ist eine häufige körperliche Begleiterscheinung bei hypertonen Menschen mit orthostatischen Erscheinungen [8]. Es ist bekannt, dass es infolge orthostatischer Hypotonie vermehrt zu Stürzen kommt. Wegen der größeren Verletzungsgefahr sind Stürze bei gebrechlichen oder funktionell beeinträchtigten alten Menschen ein echtes Trauma und stellen einen medizinischen Notfall dar. Sturzfolgen, einschließlich Hüftfraktur und Schädeltraumen sind, für fast 60 % der medikamentenbedingten Verletzungen verantwortlich. Sie machen 6 % aller Todesfälle von Patienten in dieser Bevölkerungsgruppe aus [1, 14, 15], überwiegend durch Probleme, die mit Immobilität einhergehen (z. B. Pneumonie, Embolie).

10.3.2 Psychoaktive Medikamente

Bei 15 bis 20 % der über 65jährigen treten schwerere psychiatrische Symptome und Störungen auf [16]. Alte Menschen machen 29 % der Patienten in staatlichen psychiatrischen Kliniken aus. Über 80 % der Bewohner von Langzeitpflegeeinrichtungen leiden an einer psychiatrischen Erkrankung oder weisen Verhaltensveränderungen auf, die so schwerwiegend sind, dass sie mit Psychopharmaka behandelt werden. Avorn, Dreyer, Connelly und Soumerai haben in der Tat festgestellt, dass 39 % aller Pflegeheimbewohner mit antipsychotischen Medikamenten behandelt werden [19].

Schlafprobleme sind eine häufige Begleiterscheinung depressiver, psychotischer oder dementer Symptome bei alten Menschen. Entgegen der vorherrschenden klinischen Praxis sollte der Einsatz von Sedativa und Hypnotika bei alten Menschen um fast jeden Preis vermieden werden. Häufig kommt es bei der Gabe dieser Medikamente zu Übersedierung, Atemdepression und anderen Veränderungen der kognitiven Kapazität sowie zu Stürzen. Zur Verbesserung des Schlafvermögens empfehlen Cadieux, Foreman, Wykle und die NICHE-Fakultät die Einführung eines regelmäßigen Schlaf-Wach-Zeitplans, die Vermeidung von Koffein und Alkoholkonsum, die Reduzierung der Nickerchen untertags und die Vermeidung stimulierender Medikamente [20, 21].

Psychoaktive Medikamente umfassen neben Sedativa und Hypnotika auch Antidepressiva (Tricyclide, SSRIs), anxiolytische Substanzen (z. B. Diazepam), Antipsychotika (Neuroleptika), stimmungsstabilisierende Präparate (Lithium) und psychoaktive Stimulantien. Letztere haben bekanntlich einen relativ eng umschriebenen Anwendungsbereich, selbst bei voll funktionsfähigen, jüngeren Erwachsenen. Psychoaktive Präparate werden meist zur Sedierung bei agitiertem Verhalten, zur Stimmungsstabilisierung und zu pharmakotherapeutischen Zwecken bei schweren depressiven Zuständen verschrieben. Der Konsum dieser Medikamente ist jedoch wegen Veränderungen der Absorption, des Metabolismus, der Verteilung und Ausscheidung sowohl des Trägermedikaments als auch der psychoaktiven Metaboliten, für alte Menschen gefährlich. Diese Veränderungen führen zu vorhersehbaren, unerwünschten Wechselwirkungen, die von den klinischen Fachkräften sorgfältig überwacht werden müssen.

Die Halbwertzeit psychoaktiver Arzneimittel ist bei älteren Menschen verlängert, weshalb diese Art von Medikamenten mit äußerster Vorsicht eingesetzt werden muss, um keine Stürze und andere traumatische Verletzungen zu verursachen. So beträgt z. B. die Halbwertzeit von Diazepam, einem Anxiolytikum, beim Erwachsenen mindestens 8 bis 12 h. Von einem seiner wichtigsten Metaboliten jedoch weiß man, dass seine Halbwertzeit 54 h beträgt und zwar bei Menschen mit intakter renaler und hepatischer Clearance. Trägermedikament und Metaboliten zirkulieren bei über 65jährigen länger in der Blutbahn, weshalb die Dosis des verabreichten Medikaments und die Häufigkeit seiner Verabreichung bei der Medikation alter Menschen besonders kritischer Abwägung bedarf.

Hinzu kommt, dass die Gefahr unerwünschter Medikamentenwirkungen mit der Zahl der verabreichten Präparate und der Höhe der Dosierung exponentiell steigt. Cadieux [20] hat belegt, dass bei einer Verschreibung von fünf Medikamenten in nahezu 50 % der Fälle unerwünschte Nebenwirkungen auftreten. Sload [22] behauptet, dass die Wahrscheinlichkeit widriger Effekte fast 100 % beträgt, wenn 8 Arzneimittel verschrieben und konsumiert werden.

Während angstlösende Wirkstoffe, wie Benzodiazepine, Sedativa und Hypnotika bei alten Menschen im Allgemeinen zu häufig verschrieben werden, geschieht mit Antidepressiva, namhaften Klinikern zufolge, genau das Gegenteil. Schätzungsweise 15 % der alten Bevölkerung weisen deutlich depressive Symptome auf [23]. Die Zahl alter Menschen mit depressiven Störungen liegt noch höher, wenn die in einer psychiatrischen Einrichtung oder einem Langzeitpflegeheim lebenden Menschen und alte Menschen, die in einem depressionsanfälligen Milieu leben, dazu gerechnet werden.

Viele schrecken bei dieser Population vor einer antidepressiven Pharmakotherapie zurück, weil sie die bei der Verabreichung dieser potentiell hilfreichen psychotropischen Medikation häufig auftretenden anticholinergen Nebenwirkungen fürchten. Symptome wie Mundtrockenheit, Sehstörungen, Urinretention – insbesondere bei vorhandener Prostatavergrößerung –, kognitive Veränderungen, Kardiotoxizität und Verstopfung signalisieren dem aufmerksamen Kliniker, dass das antidepressive Medikamentenprofil reevaluiert und möglicherweise neu angepasst werden muss. Desipramin, Nortriptylin und Trazodon sind trizyklische Antidepressiva mit geringen anticholinergen Wirkungen. Fluoxetin (Prozac) und Sertralin (Zoloft) sind relativ neue nontrizyklische Antidepressiva, die ebenfalls nur wenig anticholinerge Effekte haben. Da es jedoch nur wenige Studien über die Medikation alter Menschen gibt, dürfen diese Präparate zur Behandlung depressiver Symptome nur mit großer Vorsicht eingesetzt werden.

Bei Menschen über 65, die im Zusammenhang mit Demenz agitiertes Verhalten an den Tag legen, werden oft als erste pharmakotherapeutische Intervention Antipsychotika eingesetzt [24]. Ihrer Anwendung wurde in letzter Zeit vermehrt wissenschaftliche Aufmerksamkeit gewidmet. Viele Wissenschaftler und Kliniker sind heute der Meinung, dass solche Medikamente bei älteren Menschen nur begrenzt hilfreich sind. Diese hochwirksamen Arzneimittel müssen bei der genannten Klientel mit äußerster Vorsicht angewandt werden, weil die Gefahr besteht, dass durch die Gabe von Neuroleptika unnormale, unkontrollierte Bewegungen auftreten, die oftmals irreversibel sind (z. B. medikamentenbedingtes Parkinson-Syndrom und verzögerte dyskinetische Bewegungen). Darüber hinaus verdoppelt sich bei der Gabe von Antipsychotika das Risiko einer Hüftfraktur durch einen Sturz [25].

10.3.3 Anticholinergika

Medikamente mit hohen anticholinergen Eigenschaften müssen beim alten Menschen aus mehreren Gründen mit Vorsicht eingesetzt werden. In diese Gruppe fallen nicht nur die eben erwähnten Antidepressiva und Neuroleptika, sondern auch Antihistaminika und Darm- und Blasenrelaxantien [8]. Über die bekannten unerwünschten Nebenwirkungen hinaus kommt es bei der Gabe von Medikamenten mit anticholinergen Eigenschaften oft zu Blutungen im oberen Magen-Darm-Trakt, insbesondere bei alten Menschen, die nichtsteroidale Antiphlogistika (NSAIDs, nonsteroidal antiinflammatory drugs) zur Behandlung arthritischer Symptome einnehmen. Bei Menschen, die eine erhebliche Blutung des oberen Magen-Darm-Trakts entwickeln, liegt die Mortalitätsrate schätzungsweise zwischen 10 % und 20 % [11].

Synkopen und Stürze sind häufige Folgen hochdosierter Gaben von Anticholinergika, was die Morbidität und Mortalität alternder Menschen ebenfalls erhöht.

10.3.4 Kardiotonika

Vom heutigen Stand der Wissenschaft aus betrachtet ist der Einsatz von Digoxin bei kongestivem Herzversagen bei Kranken mit normalem Herzrhythmus fragwürdig [26, 27]. Für eine Untergruppe von Kranken mit ventrikulärem Galopprhythmus (unzureichende systolische Auswurfphase) sind sie jedoch hilfreich. Wegen des schmalen Therapiefensters dieses Medikaments und seiner Wasserlöslichkeit ist die Dosierung für ältere Menschen ein schwieriges Unterfangen. Eine Digitalisvergiftung führt beim alten Menschen zu Sehstörungen, Herzrhythmusstörungen oder Tod. Deshalb wird heute in den Kliniken vor der Verschreibung dieses potentiell letalen Medikaments das Vorkommen und der Grad einer systolischen Dysfunktion abgeklärt [8].

10.3.5 Nicht rezeptpflichtige Medikamente

Pollow u. a. haben die Notwendigkeit nachgewiesen, alle Arten und die Menge der nicht rezeptpflichtigen Medikamente, die alte Menschen gemeinhin konsumieren, genau zu beschreiben. Oft sind dies Analgetika, Antazida, Erkältungsmittel, Mittel zur Schleimhautabschwellung, Flüssigkeitspillen, Laxantien und Pflanzenpräparate [4]. Lamy stellte fest, dass bei alten Menschen oft Salizylate, wie Aspirin, für unerwünschte Nebenwirkungen eines Medikaments verantwortlich sind [28]. Auch alkoholhaltige Erkältungsmittel führen im Alter zur Potenzierung von Medikamentenwirkungen. Alkoholgenuss bleibt in der Krankengeschichte alter

Patienten in der Tat oft unerwähnt, obwohl bekannt ist, dass Alkohol, wegen seiner Wasserlöslichkeit, ein hochwirksamer Stoff ist, der mit nicht verschreibungspflichtigen und verschreibungspflichtigen Medikamenten auf mehr oder weniger subtile Weise zusammenwirkt und Schaden verursacht.

10.4 Das umfassende Medikamenten-Assessment

Pesznecker und Kollegen [29] empfehlen, jedes umfassende Medikamenten-Assessment mit einer gründlichen Medikamentenanamnese zu beginnen und dazu den alten Menschen selbst oder einen verlässlichen Informanten oder eine Informantin zu befragen. Folgende spezifische Fragen sollen geklärt werden:

– Stellen Sie die Zahl und die Art der Medikamente fest, die der alte Mensch üblicherweise konsumiert und eruieren Sie ihre Anwendungsdauer. Es ist zu empfehlen, dass der alte Mensch alle Medikamente sammelt und vorlegt, damit festgestellt werden kann, welcher Art sie sind, wie die Dosierungsanleitung lautet, wann sie erstmals und wie lange sie eingenommen wurden. Fragen Sie zum Erstellen eines Medikamentenprofils auch direkt nach Nikotin- und Alkoholgenuss, der Einnahme von Vitamin- und Pflanzenpräparaten und anderen, nicht verschreibungspflichtigen Medikamenten. Mit dieser Methode kann festgestellt werden, ob verschiedene Personen Rezepte ausstellen oder bei mehreren Apotheken eingekauft wird, ob es Anzeichen von Polypharmazie gibt und/oder ein Medikamentenabusus vorliegt, insbesondere von Analgetika, Anxiolytika, Sedativa und Hypnotika.

– Erfragen Sie, ob der alte Mensch versteht, wofür, wie oft und wann (z. B. zu den Mahlzeiten) das Medikament verabreicht wird und andere Aspekte der Selbstmedikation, die darüber informieren, ob die Medikamente sinnvoll eingesetzt werden. Bitten Sie den alten Menschen zu erzählen, unter welchen Umständen er das Medikament nicht oder anders als verschrieben verwendet hat.

– Fragen Sie den alten Menschen direkt, ob er glaubt, dass das Medikament tatsächlich seinen Zweck erfüllt. Betonen Sie dabei, dass Sie nur versuchen, genaue Informationen zu bekommen und dass genaue Information der wichtigste Aspekt des Gesprächs ist.

– Erfassen Sie Befürchtungen, Meinungen und Probleme in Bezug auf die Medikamente. Berücksichtigen Sie auch technische Faktoren, z. B. die Fähigkeit, den Verpackungsaufdruck zu lesen, das Medizinbehältnis zu öffnen und das verschriebene Medikament wie gewünscht einzunehmen oder selbst anzuwenden.

– Sprechen Sie die Kostenfrage an. Viele Arzneimittel, vor allem neu zugelassene, sind unverhältnismäßig teuer, insbesondere für Personen mit begrenztem Budget. Fragen Sie nach, ob Bedenken wegen der Kosten und Risiken der Medikamente bestehen. Nutzen Sie die Gelegenheit, um auf klare und unkomplizierte Weise wichtige Informationen zu geben. Stellen Sie Beipackzettel oder anderes schriftliches Material zur Verfügung, selbst wenn das Medikament schon lange Zeit verwendet wird.

– Fragen Sie nach nicht-verschreibungspflichtigen Medikamenten, «Stärkungsmitteln», Alkoholkonsum, Pflanzenpräparaten oder anderen Hausmitteln; achten Sie dabei auf die tatsächliche Menge und unter welchen Umständen diese Substanzen verwendet werden. Genaue Information kann Symptome erklären helfen, die sonst nicht einzuordnen sind.

– Stellen Sie fest, ob der Patient das Prinzip von Medikamenten, die nur bei Bedarf eingesetzt werden, versteht. Für viele alte Menschen sind bedarfsabhängige Medikamente ein Buch mit sieben Siegeln. Erläuterungen, unter welchen Umständen diese Arzneimittel zum Einsatz kommen, sind ein wichtiger Teil der Patientenaufklärung und fördern die Sicherheit der Medikation.

– Schätzen Sie den kognitiven und affektiven Status ein, um sicherzustellen, dass mit einer Depression zusammenhängende Gedächtnisprobleme oder vegetative Symptome dem sicheren Gebrauch rezeptpflichtiger Medikamente nicht entgegenstehen (siehe Kapitel 5) [30].

– Erkundigen Sie sich gezielt nach dem Aufbewahrungsort der Medikamente und anderen Details, z. B. danach, wie sie jeden Tag eingenommen werden, um zu erfahren, ob diese Aspekte von Medikamentensicherheit tatsächlich verstanden werden.

– Gehen Sie auf die Handhabung von Medikation ein, wie die Zugänglichkeit für Familienangehörige oder andere Hilfspersonen, die auf richtige Medikamenteneinnahme achten, erkundigen Sie sich, wie Rezepte eingelöst und erstattet werden und wer die von der Krankenkasse verlangten Änderungen der Medikation überwacht.

10.5 Zusammenfassung und Schlussfolgerungen

Medikamentensicherheit ist bei alten Menschen ein wichtiges Anliegen. Medikamente, die eigentlich die Zeichen und Symptome von Krankheit und Leiden heilen sollten, verursachen nur allzu häufig Zwischenfälle durch falsche Medikation. Um die therapeutische Wirkung der Pharmakotherapie sicherzustellen, haben wir Richtlinien erarbeitet, wie die zur Sicherheit der Medikation, die folgende Themen umfasst: 1. die zum Medikamenten-Assessment notwendigen Kenntnisse und Fertigkeiten, 2. die genaue und umfassende Dokumentation des Assessments,

3. die Entwicklung eines individualisierten Plans zur Förderung der Medikamentensicherheit bei alten Menschen (siehe **Tabelle 10-1**).

Tabelle 10-1: Medikamentensicherheit: Ein Leitfaden für das Pflegehandeln

I. Hintergrund

A. Definitionen:
- 1. Medikamentenbezogene Probleme: Alle unerwünschten Medikamentenwirkungen, Arzneimittelnebenwirkungen, Polypharmazie, falscher Medikamentengebrauch, Medikamentenmissbrauch.
- 2. Unerwünschte Arzneimittelwirkung: Bekannte Wirkungen eines Medikaments (z. B. orthostatische Hypotonie), die bei der Verordnung oder Verabreichung des Medikaments jedoch nicht beabsichtigt wurde.
- 3. Nebenwirkung: Jede schädliche oder unbeabsichtigte Reaktion auf ein Medikament.
- 4. Polypharmazie: Die Verschreibung, Verabreichung oder der Gebrauch von mehr Medikamenten als bei der betreffenden Person klinisch indiziert.
- 5. Falscher Medikamentengebrauch: Unangemessener Gebrauch eines zu therapeutischen Zwecken eingesetzten Mittels.
- 6. Medikamentenmissbrauch: Der nicht-therapeutische Gebrauch einer jeden psychoaktiven Substanz, die das Leben der betreffenden Person negativ beeinflusst.

B. Epidemiologie:
- 1. 25–40 % aller Verschreibungen von Medikamenten in den USA betreffen ältere Menschen (13 % der Bevölkerung).
- 2. 10–33 % der Aufnahmen in Akutkrankenhäuser erfolgen aufgrund medikationsbezogener Probleme.
- 3. Alte Bewohner von Pflegeheimen konsumieren im Durchschnitt täglich 4–6 Medikamente.
- 4. 40–50 % aller nicht rezeptpflichtigen Medikamente werden von alten Menschen konsumiert.
- 5. Alte Menschen im Krankenhaus konsumieren täglich durchschnittlich 9 Medikamente.

C. Ursachen medikamentenbezogener Probleme:
- 1. Altersbezogene physiologische Veränderungen der Pharmakodynamik und -kinetik.
- 2. Gehäufte Verschreibung von Medikamenten (Polypharmazie).
- 3. Arzneimittelkonsum wegen Altersbeschwerden (Selbstmedikation).

D. Folgen der medikationsbezogenen Probleme:
- 1. Krankenhauseinweisung.
- 2. Zusätzliche körperliche, kognitive und affektive Symptome.
- 3. Erhöhte Morbidität und Mortalität.
- 4. Verlust der funktionalen Unabhängigkeit.

II. Medikamente mit hohem Risiko

A. Antihypertensiva
- 1. Angiotensinkonversionshemmer (ACE-Hemmer), z. B. Captopril
- 2. Zentrale Alpha-Agonisten, z. B. Clonidin, Guanabenz, Guanfacin, Methyldopa
- 3. Beta-Blocker, z. B. Propanolol

B. Psychoaktive Medikamente:
- 1. Antipsychotika/Neuroleptika, z. B. Haloperidol, Phenothiazin
- 2. Sedativ-hypnotische Medikamente, z. B. Chlorhydrat, Benzodiazepine
- 3. Antidepressiva, z. B. Amitriptylin, Doxepin
- 4. Anxiolytika: z. B. Meprobamate

C. Anticholinergika:
- 1. Atropin, Scopolamin, Hyoscyamin, Oxybutinin
- 2. Phenothiazin

D. Kardiotonika:
- 1. Digoxin
- 2. Quinidin-Zubereitungen

E. Rezeptfreie Arzneimittel:
- 1. Analgetika
- 2. Erkältungs- und Grippemittel
- 3. Nicht-steroidale antiinflammatorische Medikamente (NSAID)
- 4. Antazida
- 5. Laxantien

F. H2-Rezeptor-Antagonisten:
- 1. Cimetidin
- 2. Ranitidin
- 3. Nizatidin
- 4. Famotidin

G. Alkohol

H. Heilkräuter oder andere Hausmittel

III. Pflegehandlungen

A. Eine gründliches Medikamentenassessment umfasst:
- 1. Informationsquellen:
  a. den alten Menschen
  b. Angehörige oder Bezugsperson
  c. Pflegende
  d. Apotheker
  e. Pflegekraft der Sozialstation für häusliche Krankenpflege
  f. Untersuchung aller aktuellen Medikamentenpackungen
- 2. Assessmentparameter:
  a. Medizinische Diagnosen, Erkrankungen oder Gesundheitsprobleme
  b. Früher aufgetretene Nebenwirkungen
  c. Anzahl und Arten der Arzneimittel
  d. Zeitraum der Medikamenteneinnahme
  e. Zeitpunkt der letzten Beurteilung der Verschreibung durch eine kompetente Person

f. Anweisungen für die Verabreichung der Medikation

g. Abweichungen von der Verschreibung

h. Aufbewahrung der Medikamente

i. Beabsichtigte Wirkung/en der Medikamente

j. Nebenwirkung/en der Medikamente

k. Funktionaler, sensorischer, kognitiver, affektiver Status und Ernährungszustand

l. Technische Probleme mit dem Medikamentengebrauch, z. B. Fähigkeit, die Verpackung zu öffnen und die Aufschriften zu lesen

m. Allergien

B. Medikamentensicherheit:

– 1. Informieren Sie den Patienten und/oder seine Angehörigen über:

a. Medikamentenplan

b. Medikamente, die mit anderen Medikamenten, Lebensmitteln und Alkohol interagieren

c. Medikamente, die leicht zur Gewohnheit werden und süchtig machen

d. Methoden zur Überwachung der Medikamenteneinnahme

e. Anzeichen von Problemen bei der Medikation

IV. Evaluation der erwarteten Ergebnisse

A. Patienten:

– 1. Weisen weniger medikationsbezogene Probleme auf.

– 2. Verstehen ihre Medikamentenpläne.

B. Pflegende/Ärzte:

– 1. Sind im Stande, ein umfassendes Medikamentenassessment durchzuführen.

– 2. Dokumentieren diesen Prozess fortlaufend.

– 3. Vermehren ihr Wissen über die Medikamentensicherheit bei alten Menschen.

C. Institutionen:

– 1. Stellen fest, dass die medikationsbedingte Morbidität und Mortalität sinken.

– 2. Verbessern ihre Dokumentation über den Medikamentenverbrauch.

– 3. Möglicherweise steigt die Zahl der Beratungen von entsprechenden Spezialisten (z. B. Geriater, gerontologische Fachpflegekraft oder Nachbetreuungs- und/oder Beratungsdienste).

V. Nachbetreuung zur Überwachung der Effektivität der Richtlinie

A. Kompetenz des Personals beim Assessment des Medikamentenverbrauchs.

B. Fortlaufende und angemessene Dokumentation des Medikamentenassessments.

C. Fortlaufende und angemessene Pflege und Nachsorge beim Auftreten von medikamentös bedingten Problemen.

D. Art und Ursache von medikamentös bedingten Problemen werden zeitnah ermittelt.

E. Das Vorkommen von medikamentös bedingten Problemen sinkt.

F. Häufige Schulungen und Wiederholungen des Gelernten, um sicherzustellen, dass die richtige Medikamentengabe verstanden und praktiziert wird.

Aus: Hazzard W. et al. *Principles of Geriatric Medicine & Gerontology* (3rd ed.), 324, 326, 1994. McGraw-Hill Companies, New York. 1994. Mit freundlicher Erlaubnis der The McGraw-Hill Companies.

Literatur

1. Tinetti ME, Speechley M, Ginter SF. Risk factors for falls among elderly persons living in the community. N Engl J Med. 1988; 319: 1701–1707.
2. Schwertz DW, Buschmann MBT. Pharmacogeriatrics. Crit Care Nurs Q. 1989; 12 (1): 26–37.
3. Walker MK. Drugs and the critically ill older adult. In TT. Fulmer & MK. Walker (Eds.), Critical care nursing of the elderly. New York: Springer Publishing Co. 1992: 83–101.
4. Pollow R, Stoller E, Forster L, Duniho T. Drug combinations and potential for risk of adverse drug reaction among community-dwelling elderly. Nurs Res. 1994: 43 (1): 44–49.
5. Tideiskaar R. Principles of drug therapy in the elderly population. Geriatr Nurs 1995; 20: 29–52.
6. DeMaagd G. High risk drugs in the elderly population. Geriatr Nurs 1995; 16: 198–207.
7. Flavo D, Holland B, Brenner J, Benshoff J, Medication use practices in the ambulatory elderly. Health Val. 1990; 3 (14): 10–16.
8. Hobson, M. Medications in older patients. West J Med. 1992; 157: 539–543.
9. Conn V, Taylor S, Steinmann A. Medication management by recently hospitalized older adults. J Commun Health Nurs. 1992; 9 (1): 1–11.
10. Montamat SC, Cusack B. Overcoming problems with polypharmacy and drug misuse in the elderly. Clin Geriatr Med. 1992; 8 (1): 1–11.
11. Katz, M. Anticholinergic increase of adverse drug reactions in elderly. Provider. 1993; 20: 53–62.
12. Applegate WB, Miller ST. Choice of antihypertensive medication regimen. Clin Geriatr Med. 1989: 5 (4): 803–811.
13. Applegate WB, Rutan GH. Advances in management of hypertension in older persons. J Am Geriatr Soc. 1992; 40 (11): 1164–1174.
14. Rebenson-Piano M. The physiologic changes that occur with aging. Crit Care Nurs Qu. 1998; 12 (1): 1–14.
15. Tinetti ME, Speechley M. Prevention of falls among the elderly. New Engl. J Med. 1989; 320: 1055–1059.
16. Wanich CK, Sullivan-Marx EM, Gottlieb GL, Johnson JC. Functional status outcomes of a nursing intervention in hospitalized elderly. Image: J Nurs Scholar. 1995; 24: 201–207.
17. Cadieux R, Kales, Zimmerman. Am Fam Phys. 1985; 131 (5): 105–111.
18. Rovner BW, Steele CD, German P, Clark R, Folstein MF. Psychiatric diagnosis and uncooperative behaviour in nursing homes. J Geriatr Psychia Neurol. 1992; 5: 102–105.
19. Avorn J, Dreyer P, Connelly K, Soumerai SB. Use of psychotropic medication and the quality of care in rest homes. N Engl J Med. 1989; 320: 227–232.
20. Cadieux R. Geriatric psychopharmacology: A primary care challenge. Postgrad Med. 1993; 4 (93): 281–301.
21. Foreman MD; Wykle M, the NICHE Faculty. Nursing standard of practice protocol: sleep disturbance in elderly patients. Geriatr Nurs. 1995; 16: 238–43.

22. Sloan RW. Drug interactions. Am Fam Physic. 1985: 27 (2): 229–238.
23. Martin L. Day care for the elderly mentally ill. Nurs Times. 1990; 86 (23): 36–37.
24. Class CA, Schneider L, Farlow MR. Optimal management of behavioral disorders associated with dementia. Drugs Aging. 1997; 10: 95–106.
25. Ray WA, Griffin MR, Schaffner W. Baugh DK, Melton LJ III. Psychotropic drug use and the risk of hip fracture. N Engl J Med. 1987; 316: 363–369.
26. Luchi RJ. Taffet GE, Teasdale TA. Congestive heart failure in the elderly. J Am Geriatr Soc. 1991; 39: 810–825.
27. Mulrow CD, Feussner JR, Velez R. Reevaluation of digitalis efficacy: New light on an old leaf. Ann Inter Med. 1984; 101 (1): 113–117.
28. Lamy P. Prescribing for the elderly. Littleton, MA: John-Wright. 1980.
29. Pesznecker B. Patsdaughter C, Moody K, Albert M. Medication regimens and the home care client: A challenge for health care providers. In O'Connor K. (ED.), Facilitating self care practices in the elderly. Binghamton, NY: Haworth, 1990: 9–68.
30. Foreman MD, Fletcher K, Mion LC, Simon L, the NICHE Faculty. Assessing cognitive function. Geriatr Nurs. 1996; 17 (5): 228–233.

11. Schmerzmanagement

von Terry T. Fulmer, Lorraine C. Mion, Melissa M. Bottrell und der NICHE-Fakultät*

11.1 Lernziele

Nach der Lektüre dieses Kapitels sollten Sie folgendes können:

1. Verbreitete Irrtümer über Schmerzmanagement diskutieren.
2. Die Gate-Controll-Theorie von Schmerz beschreiben.
3. Auf verbreitete Ängste von Kranken hinsichtlich der Schmerzmedikation eingehen.

Ein Schmerzmanagement bei älteren Menschen ist eine komplexe, schwierige, letztlich aber dankbare Aufgabe für eine Pflegekraft, die mit dem notwendigen Grundwissen ausgestattet, schmerzgeplagten betagten Menschen helfen kann. Dieses Kapitel enthält eine Zusammenfassung der Literatur zum Thema, sofern sie sich auf alte Menschen bezieht, und eine Pflegerichtlinie für die Akutpflege. Die Pflegerichtlinie ist für praktisch arbeitende Pflegekräfte gedacht, die mit schwierigen Schmerzmanagementproblemen konfrontiert sind und eine Leitschnur möchten, um davon ausgehend individuelle Schmerzmanagementpläne zur Pflege alter, unter Schmerzen leidender Menschen zu erstellen.

---

* Aus Fulmer, TT, Mion, LC, Bottrell, MM, Pain management protocol. Geriatric Nursing, 1996, 17, 222–227. Mit freundlicher Erlaubnis von Mosby-Year Book, Inc.

11.2 Hintergrund

Die wissenschaftliche Literatur über das Schmerzmanagement befasst sich erst seit kurzem speziell mit dem älteren Klientel [1-3]. Schmerzmanagement bei alten Menschen ist mit schwierigen klinischen Fragen verbunden: Wie hoch darf die Dosierung der Medikamente sein, um sich noch im sicheren Bereich zu bewegen? Bei wem und unter welchen Umständen sollen die verschiedenen Möglichkeiten der Schmerzlinderung eingesetzt werden? Wie können Pflegende bei älteren Kranken mit kognitiven Einschränkungen den Schmerz einschätzen und dann Linderung verschaffen? Soll alten Menschen eine Schmerzmedikation sparsam oder eher großzügig verabreicht werden, um eine lückenlose Schmerzfreiheit sicher zu stellen?

Obwohl sich diese Fragen bei allen Patienten stellen, sind sie besonders für die Gruppe der älteren bedeutsam. Alte Menschen leiden doppelt so häufig unter Schmerzen als junge; alte Menschen in bescheidenen Wohnverhältnissen sind zwischen 25 % und 50 % von Schmerz betroffen [1-4]. In Langzeitpflegeeinrichtungen erreicht die Quote bis zu 85 % [1]. Eine alarmierend hohe Zahl alter Menschen leidet an Krankheiten, die chronischen Schmerz verursachen, wie Arthritis, Gicht und periphere Gefäßerkrankungen. Darüber hinaus steigert die im hohen Alter häufig vorliegende Co-Morbidität die Wahrscheinlichkeit, dass Schmerzmanagement bei alten Menschen zum ernsten Problem wird. Die begrenzt vorhandene Literatur beweist, dass diesem Thema bislang zu wenig Aufmerksamkeit gewidmet wurde. Die Richtlinien AHCPR (Agency for Health Care Policy and Research; Amt für Gesundheitspolitik und -forschung) sind zwar ausgezeichnet und wurden im klinischen Alltag dringend erwartet, schenken jedoch dem Thema Schmerzmanagement im Alter nicht die notwendige, spezielle Aufmerksamkeit.

11.2.1 Was ist das Besondere am Schmerzmanagement bei alten Menschen?

Vorweg ist festzustellen, dass die Mehrzahl der allgemeinen Schmerz- und Schmerzentstehungstheorien auch auf alte Menschen zutreffen [6]. So wurde z. B. mit der Gate-Controll-Theorie, die das schmerzverhindernde Potential des spinalen Wegs beschreibt [7, 8], der Schmerzmechanismus aller Altersstufen dargestellt. Man unterscheidet schnell leitenden akuten, brennenden, schneidenden, stechenden Schmerz und langsam leitenden, pochenden, dumpfen, peinigenden Schmerz. All diese unterschiedlichen Arten von Schmerz kommen auch beim alten Menschen vor. Schmerzlindernde Maßnahmen, wie Entspannungstherapie [9], transkutane elektrische Nervenblockade und antidepressive Therapien werden bei alten Menschen seltener eingesetzt, weil ihre Auswirkungen auf die kognitiven Funktionen gefürchtet werden, die Fragen der Verträglichkeit ungeklärt und die Erfahrungen mit möglichen Therapieformen begrenzt sind. Die Beeinträchtigung der Selbstversorgungsaktivitäten durch Schmerz ist bei alten Menschen stärker als bei jungen, mit den entsprechenden Auswirkungen auf die Lebensqualität im Alter. Prävention und frühzeitige Intervention kann der Abwärtsspirale, die in Gang kommt, wenn der Schmerz einmal eingesetzt hat, Einhalt gebieten.

11.2.2 Vorurteile über alte Menschen

Oft begegnet man Behauptungen, wie: «Alle alten Menschen klagen immer über Schmerzen», «Alte Menschen kommen mit komplexen Therapien nicht zurecht», «Sie sind mit selbst zu steuernden Analgetika überfordert» und: «Ihre Schmerzberichte und Angaben sind unzuverlässig.» Vieles, was wir über Schmerzmanagement wissen, stammt aus der Literatur über Krebs [10], was zwar hilfreich ist, in Bezug auf ältere Menschen jedoch nicht ausreicht. Die Lücke der wissenschaftlichen Erkenntnisse in Sachen Schmerz und Schmerzmanagement bei alten Menschen ist tatsächlich gewaltig.

11.3 Assessmentmethoden

Wesentliche Faktoren beim Schmerzmanagement sind die systematische Einschätzung, Feststellung und frühe Behandlung des Schmerzes. Oft erzählen alte Menschen nichts über ihre Schmerzen. Sie betrachten Schmerz als normale Alterserscheinung und machen das klinische Personal nicht darauf aufmerksam, einfach weil sie nicht als lästig, hypochondrisch oder medikamentenabhängig gelten wollen. Manchmal ist ihnen der Schmerz auch zum ständigen Begleiter geworden, und sie vergessen, ihn zu erwähnen, wenn sie wegen eines anderen, «dringenderen» Problems, wie z. B. akutem Brustschmerz, befragt und behandelt werden. Obwohl sicher niemand glaubt, dass chronischer Schmerz vordringlicher ist als akuter, muss das Assessment chronischer Schmerzen immer Bestandteil der Einschätzung des Gesundheitszustands sein.

Es existieren ausgezeichnete Richtlinien zur Schmerzeinschätzung, von der einfachen Intensitätsskala bis zu komplexen Anleitungen [11]. In Krankenhäusern haben Pflegekräfte einen großen Einfluss auf die Art der Einschätzung und des Umgangs mit Schmerz, sofern sie ein strukturiertes Instrument verwenden und eng mit dem interdisziplinären Basisteam zusammenarbeiten. Schmerzeinschätzung und -management ist in der Akutpflege ein Prozess, der rund um die Uhr stattfindet. Sorgfältige Überwachung kann die Schmerzursache und die bei dieser bestimmten Person effektivsten Linderungsstrategien offenbaren. Der alte

Mensch muss dabei eingebunden werden; oft ist er die beste Quelle für genaue Information über schmerzlindernde Einflüsse. Bei alten Menschen, die aus Langzeitpflegeeinrichtungen oder der ambulanten Pflege ins Krankenhaus eingewiesen, müssen die dort angewandten Pflegepläne überprüft und gegebenenfalls übernommen werden. Alle Pflegekräfte kennen dieses Szenario: Der neu ins Krankenhaus aufgenommene Kranke erlebt zwei oder drei quälende Tage, bis sich herausstellt, dass die Pflegehilfskräfte durchaus von dem «Wundermittel» wussten, das zu Hause so gut funktionierte, es aber nie erwähnten, einfach weil sie übergangen und von niemandem gefragt wurden.

11.4 Medikation

Akuter Schmerz muss sofort behandelt werden. Wie jede andere Altersgruppe auch sind alte Menschen damit überfordert, längere Zeit mit starken Schmerzen allein zurecht zu kommen. Die Betrachtung der aktuellen oder früheren Schmerzmanagementstrategien mit Befragung des oder der Betroffenen, der Angehörigen und des ambulanten Pflegedienstes, beschleunigen den therapeutischen Prozess. Früher erfolgreiche Medikamentenpläne bilden eine gute Ausgangsbasis, wenn nicht irgend eine spezifische Erkrankung dagegen spricht. Die erste Intervention bei akutem Schmerz besteht meist aus einem zentral oder peripher wirkenden Analgetikum. Dabei kann es sich um Medikamente auf Acetaminophenbasis und nichtsteroidale Antiphlogistika handeln oder um Opioidanalgetika, die über Opiatrezeptoren auf schmerzverarbeitende Neurone in Gehirn und Rückenmark einwirken, wie Morphium, Meperdin (Demerol), Hydromophon (Dilaudid) und Kodein. In der **Tabelle 11-1** sind die geläufigsten Schmerzmedikamente für alte Menschen aufgeführt [12].

Dosis und Verabreichungsweg von Schmerzmedikation sind bei alten Menschen die beiden Schlüsselfragen. Die Einstellung betagter Menschen mit Opiaten ist angesichts der altersbedingten Veränderungen der Absorption, des Metabolismus, der Verteilung und Ausscheidung eine schwierige Aufgabe. Die Absorptionszeit kann sich erhöhen oder sinken, je nachdem, welche anderen Krankheiten vorliegen und welche anderen Medikamente bereits verabreicht werden. So ist z. B. im Alter die Mundatmung häufiger, was zu trockenen, rissigen Mundschleimhäuten und ungenügendem Speichelfluss führt, weshalb alten Menschen das Tablettenschlucken schwer fällt. Mundpflege mit einem glyzerin-zitronensaftgetränkten Tupfer mag bei jüngeren Patienten angezeigt sein, sie verstärkt jedoch die Mundtrockenheit und führt bei alten Menschen, deren Mundhöhle oft bereits Druckstellen von schlechtsitzendem Zahnprothesen oder anderem Zahnersatz aufweisen, zu Schmerzen. Manchmal sitzen Tabletten in schlecht angepassten Zahnprothesen fest und gelten dann fälschlicherweise als «geschluckt».

Tabelle 11-1: Orale Analgetika, die bei schwachem bis mittelstarkem Schmerz häufig eingesetzt werden

Medikament	Equivalenzdosis in mg	Orale Erstdosen (mg)**	Kommentare
Nicht-Narkotika:			
• Aspirin	650	650	• Wird oft in Kombination mit opioidhaltigen Analgetika angewandt; thrombozythenaggregationshemmende Wirkungen
• Acetaminophen	650	650	• Geringe antiinflammatorische Eigenschaften
• Ibuprofen	Nicht bestimmt	200–400	• Stärkeres analgetisches Potential als Aspirin
• Fenoprofen	•	200–400	• Wie Ibuprofen
• Diflunisal (Dolobid)	Nicht bestimmt	500–1000	• Längere Wirkdauer als Ibuprofen; stärkeres analgetisches Potential als Aspirin
• Naproxen	Nicht bestimmt	250–500	• Wie Diflunisal
• Ketorolac	Nicht bestimmt	30–60	• Stärkeres analgetisches Potential als Aspirin
Morphinartige Agonisten: Codein	32–65	32–65	• «Schwaches» Morphin, wird oft in Verbindung mit nicht-opioiden Analgetika angewandt, wird durch Biotransformation teilweise zu Morphium umgewandelt
Oxycodon	5	5–10	• Kürzere Wirkung, wird auch in Verbindung mit nicht-opioiden Analgetika

Medikament	Equivalenzdosis in mg	Orale Erstdosen (mg)**	Kommentare
Meperdin	50	50–100	angewandt (Percodan, Percocet), was eine Eskalation der Dosis verhindert • Kürzere Wirkung, wird durch Biotransformation zu Normeperidin, einem toxischen Metaboliten
Propoxyphen-HCL	65–130	65–130	• ertszeit, wird durch Biotransformation zu einem potentiell toxischen Metaboliten (Nonpropoxyphen)
Propoxyphen			
Agonist-Antagonist gemischt Pentazocin	50	50–100	• In Verbindung mit Nicht-Opioid; in Verbindung mit Naloxon, um Abusus der Grundsubstanz zu verhindern; löst psychomimetische Effekte aus

*   Bei den Equivalanzdosen (siehe Kommentare) reicht die Zeit der höchsten analgetischen Wirkung von 1,5–2 h und die Dauer von 4–6 h. Oxycodon und Meperidin haben eine kürzere Wirkungszeit (3–5 h), Diflunisal und Naproxen sind länger wirksam (8–12 h).

**   Dies sind empfohlene Einstiegsdosen. Die optimale Dosis für jeden Patienten wird durch Titration, die maximale Dosis durch das Auftreten von Nebenwirkungen bestimmt.

Anmerkung. Aus Foley KM. *Pain management in the elderly.* In Hazzard WR, Bierman EL, Blass JP. Effinger JR WH, Halter JB. Eds. *Principles of Geriatric Medicine.* New York: McGraw-Hill. 1994; 000. Copyright 1994 von McGraw-Hill. Mit freundlicher Erlaubnis.

Auch Injektionen können sich als unzuverlässig erweisen, wenn die Durchblutung des alten Menschen sehr schlecht ist und Muskelschwund Absorption und Distribution verlangsamen. Der rektale Weg kann bei einigen Medikamenten eine mögliche, akzeptable Alternative darstellen. Morphium steht auch in dieser Form zur Verfügung. Wie bei jeder anderen Medikation auch sind die sorgfältige, am Körpergewicht orientierte Dosierung, die Beachtung der Wechselwirkungen mit allen anderen Medikamenten, von Allergien und unerwünschten Reaktionen auf Medikamente in der Vergangenheit, von grundlegender Bedeutung.

Der Konsum von Schmerzmitteln mag alten Menschen Angst machen. Angst davor, was sie unter dem Einfluss solcher Medikamente «tun» könnten, und die Angst vor Abhängigkeit sind weit verbreitet. Pflegekräfte können solche Befürchtungen von sich aus ansprechen, von ihren Erfahrungen bei anderen Kranken berichten und dem alten Menschen, die zur Entscheidung über die Dosis und Evaluierungsparameter notwendigen Informationen zur Verfügung stellen. Schmerz löst bei allen Menschen das Gefühl von Kontrollverlust aus, was sich in Symptomen wie Frustration, Verzweiflung und Verlust von Vertrauen in die Pflege äußert. Was immer das Gefühl von Kontrolle verstärkt, stellt bereits eine Strategie zur Schmerzbekämpfung dar. Auch alte Menschen mit kognitiven Einschränkungen leiden unter dem Gefühl des Kontrollverlusts. Auch sie sollen Gelegenheit bekommen, die Kontrolle wieder zu erlangen.

Bei alten Menschen, die sich nicht in einer Schmerzkrise befinden, sind die vielen nicht-invasiven Strategien angezeigt. Ist die Schmerzkrise mit den akuten, neuen, angstauslösenden Schmerzen abgeklungen, können alternative Therapien, wie Entspannung, Heilkräuter, Therapeutische Berührung und Biofeedback ausprobiert werden (**Kasten 11-1** auf S. 168). Auch die sorgfältige Beachtung anderer Faktoren, wie Kalorienzufuhr, Lieblingsspeisen, Schlafqualität des alten Menschen und emotionales Wohlbefinden kann den Schmerz lindern. Ein alter Mensch kann unterernährt sein und deshalb nicht die Energie aufbringen, sich an einem Schmerzmanagementplan aktiv zu beteiligen. Ebenso ist ein alter Mensch mit Schlafmangel wohl kaum in der Lage, von einem Schmerzreduzierungsleitfaden zu profitieren, bis sein Grundbedürfnis nach Schlaf befriedigt ist. Diese nicht-invasiven Mittel sind als Teile eines Pflegeplans, der die Person in ihrer Ganzheit umfasst, am wirkungsvollsten.

11.5 Zusammenfassung

Ungeeignetes Schmerzmanagement ist sowohl für den alten Menschen, als auch für die Pflegekraft unbefriedigend. Die Bereitstellung von Richtlinien (**Kasten 11-2** auf S. 168), die dann vom Kranken und dem Basisteam individualisiert werden können, wird von allen Beteiligten dankbar begrüßt.

Kasten 11-1 Alternative Methoden der Schmerzbekämpfung [13]

Oft beeinflusst der kulturelle Hintergrund des alten Menschen die Wahl seiner Mittel im Umgang mit Schmerz. Folgende Liste nennt Beispiele alternativer oder ergänzender Praktiken, die manchmal von Klientinnen und Klienten aus verschiedenen Kulturkreisen zur Schmerzbekämpfung eingesetzt werden:

- Heilkräuter
- Meditation
- Progressive Muskelentspannung
- Hypnose
- Yoga
- Phantasiereisen
- Therapeutische Berührung
- Akupunktur oder Akupressur
- Anwendung von Hitze oder Kälte
- Musik
- Humor

Kasten 11-2 Standardisierte Pflegerichtlinie: Schmerzmanagement bei hospitalisierten alten Menschen

Ziel: Schmerzfreiheit für alle älteren Patienten oder individuell akzeptables Schmerzniveau.

Überblick: Schmerz ist eine subjektive Erfahrung, die bei betagten Menschen häufig vorkommt. Besonders betroffen sind alte Patienten, die an einem Delir oder einer Demenz leiden und niemanden haben, der oder die sich bemüht, ihnen Schmerzlinderung zu verschaffen. Selbst bei älteren Menschen ohne kognitive Einschränkung wird ihr Schmerz oft nicht ernst genommen, nicht erwähnt, zu wenig oder gar nicht behandelt. Oft ist es die Angst vor konträren Reaktionen und unerwünschten Nebenwirkungen, die die Bereitschaft der Pflegekraft, alten Menschen Medikamente zur Schmerzlinderung zu verabreichen oder eine entsprechende Therapie einzuleiten, herabsetzen. Es ist Aufgabe der Pflegekraft, in gleichberechtigter Zusammenarbeit mit dem interdisziplinären Basisteam, das auch den Kranken und seine Bezugspersonen umfasst, einen Pflegeplan zum optimalen Schmerzmanagement zu entwickeln.

I. Hintergrund

A. Epidemiologisches Muster – Häufigkeit: Schmerz, definiert als unangenehme sensorische und emotionale Erfahrung, die durch aktuelle oder potentielle Gewebeschädigung entsteht, ist eine verbreitete, fast universale Erfahrung hospitalisierter alter Menschen. Untersuchungen haben ergeben, dass 20 % bis 50 % aller Bewohner von Altenheimen, 71 % der institutionalisierten und 83 % der alten Menschen in Tageskliniken unter Schmerzen leiden.

1. Über 60jährige leiden doppelt so häufig unter Schmerz als jüngere Personen.
2. Mehr als 80 % der älteren Menschen leiden an chronischen Erkrankungen, wie Arthritis und peripherer Gefäßkrankheit.
3. Bei Multimorbidität hat der Schmerz multiple Ursachen.
B. Das Schmerzmanagement bei alten Menschen ist meist mangelhaft.
1. Patientenspezifische Gründe:
   - a. Kognitive Einschränkungen, wie Demenz oder Delir beeinträchtigt bei ca. 50 % der Patienten die Fähigkeit, Schmerz mitzuteilen.
   - b. Sensorische Einschränkungen, wie Seh- und Hörprobleme, erschweren den klinischen Einsatz von Schmerzassessmentskalen.
   - c. Kranke bestimmter Kulturen oder Gruppen verweigern stoisch jedes Narkotikum, weil sie das Stigma fürchten oder Angst vor Abhängigkeit haben.
2. Klinikpersonalspezifische Gründe:
   - a. Fälschliche Annahme, dass sich mit steigendem Alter auch die Schmerzschwelle erhöht.
   - b. Mangelndes Wissen über die multiplen Schmerzquellen.
   - c. Irrtümer oder mangelndes Wissen über medikamentöses Schmerzmanagement.
   - d. Mangelnde Übereinstimmung bei der Einschätzung und Interpretation der Schmerzäußerungen des alten Menschen.
C. Bei multimorbiden alten Menschen müssen zwei Arten von Schmerzzuständen eingeschätzt und behandelt werden:
   - 1. Der chronische Schmerz, d.h. ein 3 Monate oder länger anhaltender Schmerz, hat keine autonomen Zeichen (z.B. Tachykardie), ist meist unverhältnismäßig stark und kein Hinweis auf eine Gefahr. Er geht mit lange bestehenden funktionellen und psychologischen Beeinträchtigung einher. Diese Art von Schmerz benötigt einen vielschichtigen Ansatz nicht-medikamentöser Strategien, aber auch Analgetika.
   - 2. Der akute Schmerz tritt bei einer gefährlichen Verletzung oder heilbaren Krankheit auf. Er wird meist von autonomer Aktivität begleitet (Tachykardie, Diaphorese, leichte Hypertonie). Die erste Schmerzkontrolle richtet sich nach dem auslösenden Zustand und besteht aus der kurzzeitigen Verabreichung analgetischer Medikamente.
D. Ergebnisse – Wird der Schmerz bei alten Menschen nicht oder ungenügend behandelt, kommt es zu folgenden Komplikationen:
   - 1. Depression und sozialer Rückzug.
   - 2. Herabgesetzte Funktionen und herabgesetzte Fähigkeit bei den Selbstversorgungsaktivitäten die Unabhängigkeit zu bewahren.
   - 3. Verstärkung der kognitiven Einschränkungen.
   - 4. Schlafstörungen.
   - 5. Steigende Inanspruchnahme der Gesundheitseinrichtungen und höhere Gesundheitskosten.

II. Assessmentparameter

Ausgangslage: Mehr als 80 % der hospitalisierten alten Menschen leiden unter akuten und/oder chronischen Schmerzzuständen, mit den bekannten negativen Folgen für

Lebensfunktionen und -qualität. Deshalb ist bei jedem alten Kranken eine routinemäßige, umfassende Einschätzung notwendig. Um die Effektivität der Therapie zu erkennen, muss die Einschätzung häufig und fortlaufend erfolgen.

A. Ausgangspunkt sind die Wahrnehmungen und typischen Äußerungen des Kranken; hilfreich ist aber auch die Sammlung von Information durch die Angehörigen. Achten Sie auf verbale und nonverbale Mitteilungen, Körpersprache und den funktionalen Status. Schätzen Sie folgende Punkte ein:
   - 1. Welche schmerzkontrollierenden Methoden haben sich bislang bewährt?
   - 2. Einstellung gegenüber Opiaten, Anxiolytika und anderen Substanzen.
   - 3. Funktionen, wie Gang und Transfer.
   - 4. Depressive Verstimmung oder Vorhandensein kognitiver Beeinträchtigungen.

B. Schmerzcharakteristik; mit verschiedenen Instrumenten können folgende Schmerzeigenschaften eingeschätzt werden:
   - 1. Lokation
   - 2. Intensität
   - 3. Frequenz
   - 4. Auftreten und Dauer
   - 5. Qualität
   - 6. Art des Schmerzausdrucks

C. Die Effektivität des Schmerzmanagements muss häufig und fortlaufend eingeschätzt werden. Alten Menschen fällt es möglicherweise schwer, die 10 Punkte umfassende visuelle Analogskala zu verwenden. Der Einsatz der 4 Punkte umfassenden, numerischen Skala zur Einschätzung der Schmerzmimik hat sich bei alten Menschen als schnelles und verlässliches Instrument bewährt.

D. Schätzen Sie routinemäßig unerwünschte Arzneimittelwirkungen ein, die den Kranken noch mehr belasten, z. B. Harnverhalt bei PCA (patient controlled analgesia; patientengesteuerte Analgesie) Magengeschwür bei NSAIDs (nonsteroidal anti-inflammatory drugs; nichtsteroidale Antiphlogistika).

III. Pflegestrategien

A. Bei allen Strategien zur Schmerzkontrolle ist die fortlaufende Einschätzung der therapeutischen Wirksamkeit unerlässlich. Sie beginnt am Tag der Aufnahme und wird während des gesamten Krankenhausaufenthalts fortgesetzt. Die Äußerungen des Kranken ergeben das beste Bild.

B. Prävention: Um kurz- und langfristige Erfolge zu erzielen, ist vor, während und nach allen schmerzhaften diagnostischen und/oder therapeutischen Maßnahmen eine wirksame Schmerzbehandlung zu planen und durchzuführen. Ziel ist es, den Kranken schmerzfrei oder weitgehend schmerzfrei zu halten. Dies geschieht mit folgenden Strategien:
   - 1. Information des Kranken und der Kliniker über prophylaktische Medikation vor und nach schmerzhaften Verfahren.
   - 2. Information des Kranken über nicht-pharmakologische Verhaltensstrategien, wie z. B. Entspannungstechniken.
   - 3. Verhütung altersbedingter Zustände, die Schmerzen verursachen oder diese verstärken: Dekubitus, Harnverhalt, Stuhlverstopfung, Unterernährung.

C. Behandlungsrichtlinien: Um alle Schmerzursachen zu erfassen, ist eine einzige Schmerzmanagementstrategie meist nicht ausreichend.
1. Pharmakologische Strategien:
   - a. Unerwünschte Arzneimittelwirkungen treten im Alter besonders häufig auf.
   - b. Wegen der Gefahr der Unter- oder Übermedikation sowie unerwünschter Arzneimittelwirkungen muss der alte Mensch engmaschig überwacht und eingeschätzt werden.
   - c. Das Medikament muss auf einem wirksamen Spiegel gehalten werden. Nur bei Bedarf einzusetzende Medikamente sind zu vermeiden.
   - d. Die Kontinuität ist auch bei Schichtwechsel zu gewährleisten.
2. Nicht-pharmakologische Strategien:
   - a. Verhaltenspsychologische Techniken wirken auf eine Veränderung der Schmerzwahrnehmung hin, auf verändertes Schmerzverhalten oder die Vermittlung größerer Kontrolle für den Kranken. Bei dementen oder verwirrten Kranken sind sie nicht angezeigt. Beispiele: Ablenkung (Radio, Fernsehen, Lesen), Information/Schulung, Entspannung, Phantasiereisen, Biofeedback.
   - b. Physikalische Maßnahmen fördern das Wohlbefinden oder verändern körperliche Reaktionen. Beispiele: Hitze- oder Kälteanwendung, TENS (transkutane elektrische Nervenstimulation).

IV. Evaluation der Pflegeziele

A. Patient:
   - 1. Ist bei der Entlassung schmerzfrei oder hat Schmerzen auf akzeptablem Niveau.
   - 2. Erhält seine funktionellen Fähigkeiten zur Selbstpflege.
   - 3. Keine iatrogenen Schäden, z. B. Stürze, belasteter kognitiver Zustand, Magen-Darmprobleme/Blutung.
B. Pflegekraft:
   - 1. Erkennbar verbessertes, fortlaufendes und umfassendes Schmerzassessment.
   - 2. Erkennbar verbesserte, sofort eingesetzte Interventionsstrategien.
   - 3. Mehr Kenntnisse über das Schmerzmanagement bei älteren Menschen: über Medikationswirkungen, Schmerzassessment bei kognitiv eingeschränkten Personen, nonverbale Zeichen, etc.
C. Institution:
   - 1. Dokumentation des Assessments, des Plans und der Effektivität.
   - 2. Evtl. mehr Überweisungen an Fachleute (z. B. Psychiatrie, Biofeedback, Krankengymnastik).
   - 3. Evtl. mehr Überweisungen an andere Anbieter (z. B. Schmerzzentren).
   - 4. Abweichungen vom normalen Krankheitsverlauf sind nicht von Schmerzen verursacht.

Literatur

1. Ferrell BA, Pain management in elderly people. J Am Geriatr Soc. 1991; 39: 64–73.
2. Sengstaken EA, King SA. The problems of pain and its detection among geriatric nursing home residents. J Am Geriatr Soc. 1993; 41: 541–544.
3. McGuire L, Graffam S. Pain in the elderly. In:Stanley M, Gauntlett Beare P. (Eds.) Gerontological nursing. Philadelphia: F. A. Davis; 1995: 297–310.
4. Crook J, Rideout E, Browne G. The prevalence of pain complaints in a general population. Pain. 1984; 18: 299–314.
5. Agency for health Care Policy and Research. Clinical Practice Guideline for Acute Pain Management: Operative or Medical Procedures and Trauma. Washington, D. C.: US Government Pronting Office. USDHHS; Feb. 1992.
6. Pascro CL, Reed B, McCaffery M. How aging affects pain management. Am J Nurs. 198; 98 (6): 12–13.
7. Melzack R, Bromage PR. Experimental phantom limbs. Exp Neurol. 1974; 39: 261–269.
8. Melzack R. Phantom limbs and the concept of a neuromatrix. Trends Neurosci. 1990; 13: 88–92.
9. Benson H. The relaxation response. New York: Morrow; 1976.
10. Bernabei R, Gambassi G, Lapane K, Landi F, Gatsonis C, Dunlop R, Lipsitz L, Steel K, Mor V. Management of pain in elderly patients with cancer. Sage Study Group Systematic Assessment of Geriatric Drug Use via Epidemiology. JAMA. 1998; 279: 1877–1882.
11. Wallace M. Assessment and management of pain in the elderly. Med Surg Nurs. 3 (4): 293–298.
12. Foley KM. Pain management in the elderly. In Hazzard WR, Bierman EL, Blass JP, Ettinger Jr. WH, Halter JB, Eds. Principles of Geriatric Medicine. New York: McGraw-Hill, 1994: 317–331.
13. Lueckenotte AG. Gerontologic Nursing, St. Louis: Mosby-Year Book; 1996: 317.

12. Patientenverfügungen: Pflegekräfte schützen Patientenrechte[*]

von Mathy Mezey, Melissa M. Bottrell, Gloria Ramsey und der NICHE-Fakultät

12.1 Lernziele

Nach der Lektüre dieses Kapitels sollten Sie Folgendes können:

1. Erklären, was eine Patientenverfügung ist und den Unterschied zwischen einer Vollmacht in Fragen der Gesundheitsfürsorge und einem Patiententestament (living will) erläutern.
2. Angemessene Assessmentparameter beschreiben, die sicherstellen, dass alle Patienten Informationen über Patientenverfügungen erhalten.

---

[*] Aus Mezey, M, Bottrell, MM, Ramsey G, Advance directives protocol: Nurses helping to protect patient's. Geriatric Nursing, 1997, 17, 204–210. Mit freundlicher Erlaubnis von Mosby-Year Book, Inc.

In der BRD kann eine Person in verschiedener Weise für den Fall vorsorgen, dass sie selbst nichts mehr entscheiden kann:
1. Patientenverfügung / -testament (entspricht der Situation in den USA)
2. General- oder Vorsorgevollmacht (umfasst alle Bereiche wie auch Entscheidungen in finanziellen, rechtlichen Fragen etc., inklusive in Fragen der Gesundheitsfürsorge)
3. Eine Vollmacht für einen oder mehrere eindeutig begrenzte Bereiche (z. B. rechtliche Fragen und Fragen der Gesundheitsfürsorge)

Hat eine Person für den Fall, dass sie selbst nicht entscheiden kann, nicht vorgesorgt und es tritt ein Fall ein, in dem entschieden werden muss, so kann ein Vormundschaftsrichter eine Betreuung für klar begrenzte Bereiche an eine Person aussprechen. Dies kann ein Angehöriger oder eine fremde Person sein.

Bei existentiellen Entscheidungen, in denen das Leben des Betroffenen auf dem Spiel steht und er selbst nicht mehr entscheiden kann, ist unabhängig von einer Generalvollmacht oder einer Betreuung eine richterliche Entscheidung herbeizuführen (vgl. § 1906 BGB). [Anm. d. Bearb.]

3. Pflegestrategien beschreiben, die eine gute Kommunikation über Patientenverfügungen mit dem Kranken und seinen Familienangehörigen sicherstellen. Ergebnisse nennen, die von der Umsetzung dieser Praxisrichtlinien zu erwarten sind.

Eine der schwierigsten Situationen für alle in der Gesundheitsversorgung tätigen Berufsgruppen, die sich um alte Menschen und andere Patienten kümmern, ist die Hilfestellung für Kranke und ihre Angehörigen bei der Entscheidung, ob bei Schwerstkranken, die sich nicht selbst mitteilen können, lebenserhaltende Maßnahmen eingeleitet, fortgesetzt oder eingestellt werden sollen. Von allen Sterbefällen pro Jahr entfallen 73 % auf alte Menschen [1], weshalb solche Entscheidungen überwiegend diese Gruppe betreffen. Sie können Konflikte zwischen Pflegenden, ärztlichem Dienst, Sozialarbeitern und Familienangehörigen verursachen. Sie sind besonders erschwert, wenn die für die pflegerische Versorgung Verantwortlichen nicht so recht wissen, welche Pflege im Sinne des Kranken wäre, oder niemand zur Verfügung steht, der darüber Bescheid weiß. Solche Entscheidungen sind besonders bei älteren Menschen problematisch, weil 30 % aller Alten keine Verwandten oder Freunde haben, die Pflegeentscheidungen für sie treffen könnten. Professionell in der Gesundheitsversorgung tätige Personen, insbesondere Pflegekräfte, können den Entscheidungsprozess am Ende des Lebens für ältere Menschen erleichtern, indem sie den Einsatz von Patientenverfügungen fördern. Sie geben Hilfestellung und Sicherheit bei Therapieentscheidungen für entscheidungsunfähige Kranke [2]. Je nach Einrichtung sind Pflegekräfte auch rechtlich dafür verantwortlich, mit ihren Schutzbefohlenen das Thema Patientenverfügung zu besprechen.

In diesen Kapitel wird die Literatur zusammengefasst, soweit sie die Rolle der Pflegekräfte bei der Information der Patienten über Patientenverfügungen und die Hilfestellung bei ihren Therapieentscheidungen betrifft. Die Pflegerichtlinie am Ende des Kapitels kann Pflegekräften in allen Einrichtungen und Situationen als Leitfaden dienen, wie sie Kranken helfen können, dass ihre Wünsche bezüglich der Versorgung am Ende ihres Lebens erfüllt werden.

Durch die 1991 [3] in Kraft getretene, gesetzliche Regelung des Selbstbestimmungsrechts des Kranken haben in der Gesundheitsversorgung tätige Berufsgruppen vermehrt mit Patientenverfügungen zu tun. Seither sind alle Einrichtungen, die staatliche Gelder erhalten, verpflichtet, Patienten/Bewohner bereits bei der Aufnahme auf ihre, im jeweiligen Bundesstaat gültigen Rechte in Bezug auf Pflegeentscheidungen hinzuweisen, auch auf die Möglichkeit, eine Patientenverfügung zu verfassen. Der Ursprung von Patientenverfügungen reicht jedoch viel weiter zurück. Aufgrund der westlichen Tradition, die dem sogenannten Autonomieprinzip, also der Freiheit und Wahlmöglichkeit des Individuums, große Bedeutung zumisst, haben Menschen das moralische Recht, über ihre Behandlung selbst zu entscheiden. Der New Jersey Supreme Court hat darüber hinaus festgelegt, dass das Persönlichkeitsrecht geistig zurechnungsfähigen Menschen das Recht gibt, medizinische Behandlung anzunehmen oder zurückzuweisen [4]. Dieses Recht wurde vom Obersten Bundesgericht im Fall von Nancy Cruzan [5], der landesweit Aufmerksamkeit erregte und das Recht des Individuums auf Beendigung einer unerwünschten Behandlung ins öffentliche Bewusstsein rückte, bestätigt.

In den meisten Bundesstaaten, mit Ausnahme von New York, Massachusetts und Michigan, sind die Grundlagen für Patientenverfügungen, gesetzlich geregelt. Meist beschreiben sie die Umstände, unter denen eine Patientenverfügung rechtlich gültig ist und wann sie befolgt werden soll. Ungeachtet der verschiedenen gesetzlichen Regelungen, die das Recht des Individuums auf eigene Entscheidungen in Fragen der Gesundheitsfürsorge schützen, ist es schwierig, dem Recht des Kranken auf Autonomie Gültigkeit zu verschaffen, wenn er sich aufgrund geistiger oder körperlicher Behinderung nicht mehr mitteilen kann. In diesen Situationen kann eine Patientenverfügung hilfreich sein, indem sie:

1. Dem Menschen hilft, sich darüber klar zu werden, welche medizinische Therapie er möchte und welche nicht, wenn er selbst entscheidungsunfähig geworden ist und seine Wünsche nicht mehr mitteilen kann,
2. In der Gesundheitsversorgung tätigen Berufsgruppen und Familienangehörigen hilft, Entscheidungen über die Pflege und Versorgung zu treffen, die den Wünschen des Betroffenen entsprechen, falls er oder sie selbst nicht mehr dazu in der Lage ist,
3. In der Gesundheitsversorgung tätige Personen vor zivil- oder strafrechtlicher Verfolgung schützen, wenn sie Patientenverfügungen im guten Glauben und unter Beachtung der diesbezüglichen bundesstaatlichen Regelung nachkommen.

12.2 Verschiedene Formen der Patientenverfügung

Es gibt zwei Formen von Vorausverfügungen: die unbegrenzte Vollmacht in Fragen der Gesundheitsfürsorge und das Patiententestament, die schriftliche Erklärung einer Person, dass ihr Leben nicht künstlich verlängert werden soll, falls keine Aussicht auf Heilung mehr besteht. Eine unbegrenzte Vollmacht in Fragen der Gesundheitsfürsorge gestattet die Bestimmung einer Person, Bevollmächtigter (≈ Betreuer) genannt, die gesundheits-relevante Entscheidungen treffen darf, wenn der oder die Betroffene seine oder ihre Entscheidungen oder Wünsche nicht mehr mitteilen kann. Die pflegebevollmächtigte Person hat das Recht, die

Wünsche des Kranken auf der Grundlage der medizinischen Umstände in einer bestimmten Situation zu interpretieren und ist nicht auf die Entscheidung beschränkt, ob eine lebenserhaltende Therapie abgebrochen werden oder unterbleiben soll. Auf diese Weise kann sie bedarfs- und situationsorientierte Entscheidungen treffen, ohne auf Umstände beschränkt zu sein, die vorher bedacht wurden. Die Bestimmung eines/einer Bevollmächtigten ist der schriftlichen Erklärung vorzuziehen, weil sie eine Person benennt, die für den Kranken spricht. Obwohl es in den meisten Bundesstaaten Gesetze gibt, welche das Einverständnis der Familienangehörigen regeln und bestimmen, welche verwandte Person Entscheidungen für entscheidungsunfähige Kranke treffen darf, herrscht oft Unklarheit darüber, wie Meinungsverschiedenheiten zwischen den Angehörigen des gleichen Verwandtschaftsgrads gehandhabt werden müssen. Die Bestimmung eines/einer Bevollmächtigten kann dieses Problem lösen und ist besonders wichtig, wenn ein Mensch es vorzieht, keine verwandte Person mit diesem Amt zu betrauen. Bei älteren Patienten, die keine Angehörigen oder Freunde haben, die zum Bevollmächtigten bestimmt werden können, ist die Erstellung einer schriftlichen Erklärung, die ihre Wünsche festhält, dem Unterbleiben jeglicher Information über Pflegeentscheidungen vorzuziehen.

Eine schriftliche Erklärung vermittelt in der Gesundheitsversorgung tätigen Personen spezifische Anweisungen über bestimmte lebensverlängernde Behandlungen oder Maßnahmen, die der oder die Betreffende wünscht oder nicht wünscht. Schriftliche Erklärungen werden oft dazu verwendet, dem Wunsch nach Unterlassung oder Begrenzung lebensverlängernden Maßnahmen Nachdruck zu verleihen, für den Fall, dass der Mensch kommunikationsunfähig ist. Sie können auch Anweisungen über die Art der Behandlung enthalten, die ein Mensch bekommen möchte, wobei allerdings kein Fall bekannt wurde, bei dem eine schriftliche Erklärung dazu diente, eine Behandlung zu fordern, die von den Verantwortlichen als wirkungslos betrachtet wurde. In allen Bundesstaaten (außer in New York, Massachusetts und Michigan), ist die Anerkennung von schriftlichen Erklärungen gesetzlich genau geregelt. Die Nützlichkeit einer schriftlichen Erklärung ist jedoch auf solche Umstände beschränkt, die bedacht wurden, bevor die betreffende Person entscheidungsunfähig wurde. Tritt nun eine Situation ein, die von der schriftlichen Erklärung nicht erfasst wurde, können in der Gesundheitsversorgung tätige Personen und Familienangehörige in Entscheidungsschwierigkeiten geraten. In solchen Fällen kann die Benennung eines/einer Bevollmächtigten hilfreich sein.

Manche Bundesstaaten gestatten auch eine kombinierte Anweisung, die Elemente der schriftlichen Erklärung und einer Vollmacht in einem Dokument vereint. Ein kombiniertes Dokument ist einer schriftlichen Erklärung und einer Vollmacht vorzuziehen. Treffen nämlich die Anweisungen des Kranken auf eine aktuelle Situation nicht zu, weil sie entweder zu allgemein oder zu spezifisch sind, kann ein kombiniertes Dokument der zur Bevollmächtigten ernannten Person die notwendige Unterstützung liefern und die Entscheidungsautorität darstellen, die das Pflegepersonal und/oder der ärztliche Dienst braucht, um die jeweils richtige Entscheidung zu treffen. Die im Abschnitt der schriftlichen Erklärung festgelegten Anweisungen wiederum können der pflegebevollmächtigten Person Hilfestellung geben, wenn sie Entscheidungen für einen hilflosen Kranken treffen muss.

Die Gerichte ziehen zwar schriftliche Patientenverfügungen vor, akzeptieren aber auch mündliche, insbesondere in Notfallsituationen, und haben sich darauf bezogen, wenn es um den Verzicht auf lebensverlängernde Maßnahmen ging. Hatten die Gerichte über die Gültigkeit einer Patientenverfügung zu entscheiden, wogen sie folgende Fragen ab: Wurde die Erklärung anlässlich einer bedrohlichen oder ernsten Situation und wiederholt geäußert? Wurde sie von einer reifen, sich der Tragweite bewussten Person geäußert? Stimmt sie mit den Werten anderer Aspekte des Lebens des Kranken, insbesondere seiner religiösen Überzeugung, überein? Wurde die Äußerung kurz vor einer notwendigen Behandlungsentscheidung getroffen und bezog sie sich auf den aktuellen Zustand des Kranken? All diese Punkte sollten von den in der Gesundheitsversorgung tätigen Personen angesprochen und dokumentiert werden, wenn sie mit Kranken über Patientenverfügungen sprechen.

12.3 Die Rolle der Pflegekräfte beim Verfassen von Patientenverfügungen

Pflegekräfte spielen bei der Erstinformation ihrer Schutzbefohlenen über Patientenverfügungen eine wichtige Rolle [2]. Sie sind es auch, die beim Verfassen des Dokuments Hilfestellung leisten. Obwohl Umfragen auf eine positive Einstellung der Öffentlichkeit in Bezug auf Patientenverfügungen schließen lassen, haben nur wenige Kranke ein solches Dokument verfasst. Selbst Kranke, die unmittelbar von der Gefahr, entscheidungsunfähig zu werden, betroffen sind, weisen keine größere Bereitschaft auf, eine Patientenverfügung zu verfassen. Weiße Patienten mit höherer Bildung und höherem Einkommen sind die bereitwilligsten.

Die Erfahrung hat gezeigt, dass sich dieses Bild wandeln kann, wenn mit dem kranken alten Menschen über Patientenverfügungen gesprochen wird. So tendierten Alte, die regelmäßig an Informationsveranstaltungen ihres medizinisch-pflegerischen Fachpersonals teilnehmen, wo auch über Patientenverfügungen gesprochen wird, eher dazu, eine solche zu verfassen [6]. Das Pflegepersonal sollte nicht abwarten, bis der Kranke das Thema von sich aus anschneidet. Alte Menschen möchten durchaus über ihre Wünsche hinsichtlich ihrer Gesundheitsversorgung am Ende ihres Lebens sprechen, erwarten aber, dass ihre betreuenden Personen diese Gespräche beginnen. Bei Kranken, denen es schwer fällt, solche

Gespräche mit ihren Angehörigen zu initiieren, kann die Pflegekraft einen Diskussionsrahmen anbieten, darauf achten, dass das Gespräch verständlich verläuft und Meinungsverschiedenheiten zwischen den Kranken und ihren Familienangehörigen mit Hilfe einer Patientenverfügung klären. Kranke äußern oft, dass sie eine Patientenverfügung verfassen möchten, um die finanzielle und emotionale Bürde ihrer Angehörigen zu verringern und ihre Entscheidungsfindung zu erleichtern. Pflegekräfte können Kranke in diesem Sinne ermutigen.

Alle pflegebedürftigen älteren Menschen sollten gefragt werden, ob sie schon eine Patientenverfügung erstellt haben, ob sie bereits darüber informiert wurden oder Hilfestellung beim Verfassen wünschen. Dies sollte bereits kurz nach der Aufnahme und während einer der regulären Visiten erfolgen. Hat der alte Mensch bereits eine Patientenverfügung verfasst, sollte die für seine Pflege und Versorgung verantwortliche Kraft das Dokument mit ihm zusammen durchgehen, um den Inhalt zu verstehen und sicherzustellen, dass die Information auf dem aktuellen Stand ist. Eine Kopie der Patientenverfügung sollte zu den Krankenakten gelegt werden, wo sie von allen medizinisch-pflegerisch Verantwortlichen leicht eingesehen werden kann. Hat der Patient eine oder einen Bevollmächtigten in Fragen der Gesundheitsfürsorge bestimmt, muss geprüft werden, ob auch diese Person eine Kopie des Dokuments erhalten hat.

Patienten oder Pflegeheimbewohnern, die keine Patientenverfügung erstellt haben, sollte ein Gespräch darüber und schriftliches Informationsmaterial angeboten werden. Äußern sie daraufhin den Wunsch nach einer Patientenverfügung, ist ihnen dabei Hilfestellung zu geben. Die fertige Patientenverfügung sollte mit dem Hausarzt, so vorhanden, durchgesehen werden und dann zu den Akten des Kranken gelegt werden, wo sie für die betreuenden Personen leicht erreichbar ist. Eine Kopie sollte dem oder der Bevollmächtigten, falls eingesetzt, übergeben werden.

Wichtig ist, dass alle erwachsenen Kranken, ungeachtet ihrer demographischen Merkmale, wie Geschlecht, Religion, sozioökonomischem Status, Diagnose oder Prognose, mit dem Gedanken an eine Patientenverfügung vertraut gemacht werden. Um alle Patienten über Patientenverfügungen zu informieren, sollten diese Gespräche in die vom Kranken bevorzugte Sprache übersetzt werden. Die Erfahrung hat gezeigt, dass Kranke bestimmter demographischer Gruppen seltener auf Patientenverfügungen angesprochen werden; oft unterbleibt die Information ganz [8]. Der Mangel an Information mag einer der Gründe sein, warum Menschen mit geringem Bildungsgrad oder niederem Einkommen, Schwarze und Hispanos selten eine Patientenverfügung formulieren [8–10]. Die Vermittlung von Informationen auf leicht verständliche Weise ist die Grundvoraussetzung für eine informierte Entscheidungsfindung. Mangelhafte Informationsvermittlung, indem z. B. die Hör- oder Sehdefizite mancher alter Menschen nicht berücksichtigt werden, kann das Pflegepersonal zu dem falschen Schluss verleiten, dass diese

Person nicht im Stande ist, eine Patientenverfügung zu verfassen. Alle Kranken haben ein gesetzlich gesichertes Recht auf Information über Patientenverfügungen, damit ihren Behandlungswünschen Rechnung getragen werden kann.

12.4 Kulturelle Einflüsse und Patientenverfügungen

Bei Gesprächen über Pflegemaßnahmen im Endstadium des Lebens muss auf die verschiedenen kulturellen Einflüsse geachtet werden, aber auch auf das jeweils familienspezifische Konzept von Autonomie und die Art, Entscheidungen zu treffen. Manche Menschen geraten durch eine Patientenverfügung in einen direkten Konflikt mit ihren kulturell verankerten Verhaltensnormen oder Wegen der Entscheidungsfindung. Anderen, insbesondere Personen, die aufgrund ökonomischer Probleme oder ihres sozialen Status nur begrenzten Zugang zu geregelter medizinischer Versorgung haben, mag der Gedanke an jegliche Einschränkung der medizinischen Versorgung fern liegen, denn sie bekommen sowieso zu wenig, nicht zu viel medizinische Zuwendung. Wieder andere, die ihr Leben lang diskriminiert wurden, mögen den Motiven medizinisch-pflegerischer Fachleute hinsichtlich einer Patientenverfügung misstrauen. Bei der nicht-weißen Bevölkerung können bestimmte kulturelle Faktoren ein Gespräch über den Tod und das Sterben verbieten. So gibt es z. B. unter schwarzen Menschen die Befürchtung, dass AIDS vorsätzlich entwickelt wurde, um ihre Bevölkerungsgruppe auszulöschen [11]. Diese kulturellen Einflüsse bedeuten aber nicht, dass der Einzelne keine Informationen über Patientenverfügungen oder Entscheidungen am Ende des Lebens erhalten möchte; das Thema soll jedoch von den Pflegeverantwortlichen auf rücksichtsvolle, sensible Weise angesprochen werden.

12.5 Die Frage der Entscheidungsfähigkeit

Bei der Überlegung, wer auf eine Patientenverfügung hin angesprochen werden soll, spielt die Fähigkeit des Kranken, Entscheidungen über seine medizinisch-pflegerische Versorgung zu treffen, eine besondere Rolle. Kann ein Patient oder Pflegeheimbewohner keine finanziellen Entscheidungen mehr treffen oder sich nicht mehr verbal mitteilen, so muss das nicht bedeuten, dass er oder sie keine wichtigen Informationen über seine Wünsche hinsichtlich der medizinisch-pflegerischen Versorgung mehr geben kann.

Das Thema der Information von Pflegeheimbewohnern über Patientenverfügungen verdient eine gesonderte Betrachtung. Bewohner von Pflegeheimen, die geistig und körperlich dazu in der Lage sind, haben fast immer die Möglichkeit, über Patientenverfügungen zu sprechen, meist mit der Sozialarbeiterin, manchmal mit der Pflegekraft oder dem Arzt/der Ärztin. Bewohner jedoch, die vom Personal als unfähig eingeschätzt werden, eine Patientenverfügung zu verstehen, bekommen keine Gelegenheit, darüber zu sprechen. Leider orientiert sich die Entscheidung, dass ein Bewohner sich nicht über Patientenverfügungen unterhalten kann, nicht immer an dessen tatsächlichen Fähigkeiten. Deshalb besteht die Gefahr, dass Bewohnern mit Kommunikationsproblemen oder minimaler Demenz die Möglichkeit, eine Patientenverfügung zu verfassen oder eine/einen Bevollmächtigten für die Gesundheitsfürsorge zu bestimmen, vorenthalten wird. Es empfiehlt sich, allen Bewohnern, ausgenommen komatösen oder solchen mit weit fortgeschrittener Demenz, Gelegenheit zu geben, mit einer medizinischen oder pflegerischen Fachkraft über dieses Thema zu sprechen.

12.6 Ein günstiges Gesprächsklima herstellen

Es gibt verschiedene Möglichkeiten, eine Atmosphäre herzustellen, die ein positives Gespräch über Pflegeentscheidungen in der Endphase des Lebens und Patientenverfügungen fördern, so z. B. die Wahl eines passenden Zeitpunkts und Orts für ein solches Gespräch. So sind z. B. eine akute Phase oder die Situation bei einer Notaufnahme nicht geeignet, Informationen über Patientenverfügungen zu vermitteln. Patienten sind für Informationen über Patientenverfügungen möglicherweise aufgeschlossener, wenn sie im schriftlichen Informationsmaterial enthalten sind, das sie vor dem Krankenhausaufenthalt bekommen und zu Hause lesen können oder Teil des Entlassungsprozesses sind, wenn der Eindruck der Krankenhauseinweisung noch frisch ist und keine Ablenkung durch akute Symptome und schriftliche Formalitäten stattfindet. Oft verbessert es die Gespräche, wenn die Informationen vom zuständigen Arzt oder der Pflegekraft bei einem regulären Arzttermin gegeben werden, oder, wenn es sich um einen Heimbewohner handelt, von der vertrauten Pflegeperson.

Manche Kranke scheuen das Gespräch über die Pflegeplanung in der Endphase des Lebens und eine Patientenverfügung, weil sie vor einem Gespräch über den eigenen Tod zurückschrecken. Hare und Nelson [12] berichten, dass 38 % aller Patienten (45 von 167 über 65jährigen oder älteren) «interessiert und wissbegierig» waren, 32 % «interessiert und willens, aber nicht besonders wissbegierig», 23 % «desinteressiert und leicht ablehnend», 7 % reagierten auf das Gesprächsangebot über Patientenverfügungen «offen ablehnend». Elpern u. a. [13] stellten fest, dass 44 % der Patienten (von insgesamt 96 zwischen 25 und 88 Jahren, Durchschnittsalter 57,5 Jahre) äußerten, es sei «deprimierend, über das Sterben nachzudenken.» Schulung und Informationen über Patientenverfügungen mögen das Unbehagen, über Tod und Sterben zu sprechen, nicht völlig beheben. Pflegekräfte und andere Fachkräfte in der Gesundheitsversorgung müssen Techniken erlernen, die es ihnen gestatten, realistisch und einfühlsam mit den Kranken/Bewohnern und ihren Familienangehörigen über den Tod zu sprechen. Eine der Techniken besteht in der Wahrnehmung der spirituellen Bedürfnisse der alten Menschen und der Einbeziehung anderer Berufsgruppen, wie etwa von Seelsorgern [14], in Gespräche über die letzten Dinge.

Jeder Mensch hat allerdings auch das Recht, keine Patientenverfügung zu verfassen. Dies gilt es zu respektieren. Informieren Sie die Patienten darüber, dass sie keine Nachteile in der medizinischen und/oder pflegerischen Versorgung zu befürchten haben, wenn sie sich entschließen, eine Patientenverfügung zu formulieren. Ist der Patient jedoch entschlossen, dieses Thema nicht zu besprechen – aus welchen Gründen auch immer – vermerken Sie diesen Wunsch in seiner Akte und akzeptieren sie dies.

12.7 Die Einstellung von Pflegekräften zu Patientenverfügungen

In der Gesundheitsversorgung tätige Fachkräfte bringen eine Reihe von Vorbehalten an, wenn sie ihrer negativen Einstellung in Bezug auf Patientenverfügungen Ausdruck verleihen. Manche bezweifeln die Gültigkeit der in diesem Dokument enthaltenen Informationen, weil sie glauben oder befürchten, dass der Patient den Inhalt oder Zweck der Verfügung nicht in aller Tragweite verstanden habe [15]. Die Fähigkeit, auf der Grundlage allgemein festgelegter Überzeugungen spezifische Behandlungsentscheidungen zu treffen, ist bei Patienten und ihren Bevollmächtigten nicht immer gleich stark ausgeprägt [16–18]. Trotzdem gilt, dass die Wünsche des Patienten und Entscheidungen der Bevollmächtigten – wenn auch vielleicht in abgeschwächter Form – den Behandlungspräferenzen des Patienten näher kommen, als die Entscheidungen anderer Personen. Im Allgemeinen bleiben die Entscheidungen der Patienten auch über längere Zeiträume hinweg ziemlich stabil, besonders bei solchen, die sich zu einer Patientenverfügung entschlossen haben [19, 20].

Oft zögern die Verantwortlichen, ihre Schutzbefohlenen auf Vorausverfügungen anzusprechen, wenn die Frage des Abbruchs oder Einstellens der Behandlung gerade akut ist [21]. Viele glauben irrtümlich, dass ein Unterschied zwischen dem Unterlassen und dem Abbruch einer Therapie besteht, einschließlich Ernährung und Hydratation [22]. Das Recht des Kranken, Nahrung und Flüssigkeit zu verweigern, ist gesetzlich gesichert; das legale Vorgehen und die benötigten Formalitäten sind jedoch von Bundesstaat zu Bundesstaat verschieden. Pflegekräfte sollten sich auch den eigenen moralischen Standpunkt in dieser Frage bewusst machen und bedenken, dass es rechtlich nicht zulässig ist, einen Kranken zu diskriminieren, weil er jede Behandlung, einschließlich die Gabe von Nahrung und Flüssigkeit, ablehnt.

Es ist wichtig zu wissen, in welcher Art in der jeweiligen Einrichtung Konflikte zwischen Familienangehörigen und dem Kranken, zwischen Krankem/ Angehörigem und medizinisch-pflegerischem Dienst oder dem Fachpersonal untereinander gelöst werden. Wenn eine Behandlungsentscheidung eines Patienten oder Bevollmächtigen mit der Auffassung einer Pflegekraft kollidiert und die Pflegekraft diesen Wünschen nicht entsprechen kann, sollte die dafür zuständige Person der Einrichtung informiert werden. Oberste Handlungsleitlinie muss die Erfüllung der Pflegewünsche des Patienten sein. Er soll von einer Person versorgt werden, die seinen Wünschen entsprechen kann, oder in eine andere Einrichtung/ Station verlegt werden.

12.8 Aufklärung

Aufklärung ist eine wichtige Komponente, wenn es darum geht, die Fähigkeit und Bereitschaft der Verantwortlichen, Patienten auf Patientenverfügungen hin anzusprechen, zu stärken. Gut informiertes Pflegepersonal geht solche Gespräche entspannter an, führt mehr Gespräche mit seinen Schutzbefohlenen und erreicht, dass mehr Patienten und Bewohner eine Patientenverfügung verfassen, als das ungenügend geschulten Kräften gelingt [10, 23, 24]. Eine gründliche Schulung umfasst jedoch mehr als eine Information über die Gesetzeslage und die einzelnen Formulierungsschritte. Professionell Pflegende müssen lernen, wie mit Patienten/ Bewohnern und Familienangehörigen Gespräche über Vorausverfügungen in Fragen der Gesundheitsversorgung geführt werden, das Urteilsvermögen einzuschätzen, das zum Verfassen einer Patientenverfügung benötigt wird, Methoden kennen, die dem Kranken helfen, Vorteile und Belastungen bestimmter Entscheidungen zu erkennen und Konflikte zwischen Teammitgliedern unterschiedlicher Wertvorstellungen und Auffassungen über Behandlungsformen am Ende des Lebens zu schlichten. Pflegekräfte sollten über Behandlungsleitlinien, denen sie in dieser Lebensphase oft begegnen und über die Psychologie von Entscheidungsfindung Bescheid wissen, den Dialog zwischen den für ethische Empfehlungen zuständigen Personen einer Einrichtung und den Personen fördern, die für ihre praktische Durchführung zuständig sind [21].

12.9 Evaluation der Umsetzung der Pflegerichtlinien für Patientenverfügungen

Um festzustellen, ob sich die Pflegepraxis bezüglich der Information über Patientenverfügungen nach der Einführung dieser Pflegerichtlinie verändert hat, kann das Personal prüfen, ob in der Einrichtung folgender Wandel eingetreten ist:

Der Prozentsatz von Patienten, die nach Patientenverfügungen gefragt wurden, ist angestiegen, alle Krankenakten tragen einen Vermerk darüber, ob der Patient eine Patientenverfügung erlassen hat oder nicht, der Prozentsatz der Krankenakten beigelegten Patientenverfügungen ist gestiegen; der Anteil von Pflegekräften oder anderem Personal, das mit der Rolle von Patientenverfügungen bei Pflegeentscheidungen problemlos zurecht kommt, ist größer geworden, oder das Personal wurde vermehrt gebeten, beim Verfassen von Patientenverfügungen Hilfestellung zu leisten.

Kasten 12-1 Standardisierte Pflegerichtlinie für Patientenverfügungen in der Geriatrie

Leitgedanken/Grundprinzipien:
1. Jeder Mensch hat das Recht, selbst zu bestimmen, was mit seinem Körper geschehen soll.
2. Bis zum Beweis des Gegenteils ist davon auszugehen, dass jede Person fähig ist, eigene Entscheidungen zu treffen.
3. Alle Patienten/Bewohner, die ein Gespräch führen können, verbal oder durch andere Kommunikationsmittel, sollten auf die Möglichkeit von Patientenverfügungen hingewiesen werden.

I. Hintergrund

A. Entscheidungen zum Behandlungsabbruch kommen überwiegend bei alten Menschen vor. Sie stellen 73 % aller Todesfälle pro Jahr [1]. In der Gesundheitsversorgung tätige Berufsgruppen können älteren Patienten/Bewohnern bei Entscheidungen am Ende des Lebens helfen, indem sie ihnen empfehlen, eine Patientenverfügung zu verfassen.
Patientenverfügungen erfüllen drei Funktionen:
   – 1. Sie gestatten dem Einzelnen, Anweisungen über die Art der medizinischen Behandlung zu geben, die sie erhalten möchten, falls sie selbst keine Entscheidungen mehr treffen oder ihre Wünsche nicht mehr äußern können.
   – 2. Sie dienen den in der Gesundheitsversorgung tätigen Berufsgruppen und den Angehörigen als Richtlinie für Pflegeentscheidungen, die den Wünschen des Betroffenen entsprechen, falls dieser entscheidungsunfähig werden sollte.

- 3. Sie schützen in der Gesundheitsversorgung tätige Berufsgruppen und Familien-angehörige vor ziviler und strafrechtlicher Haftbarkeit, wenn sie einem Patienten-testament im guten Glauben und unter Beachtung der jeweils gültigen bundes-staatlichen Regelungen Folge leisten.

B. Es gibt zwei Arten von Patientenverfügungen: Die zeitlich unbegrenzte Einsetzung eines Bevollmächtigen in Fragen der Gesundheitsfürsorge und das Patiententesta-ment (living will).

- 1. Bei der *Einsetzung eines Pflegebevollmächtigten* benennt der oder die Betroffene eine Person, den Pflegebevollmächtigten, -beauftragten oder -vertreter, der Pfle-geentscheidungen an seiner Statt treffen kann, falls er selbst keine Entscheidun-gen mehr treffen oder keine Wünsche nicht mehr äußern kann.
- 2. Ein *Patiententestament* enthält spezifische Anweisungen über die Art der lebens-verlängernden Behandlung, die ein Mensch wünscht oder nicht wünscht. Patien-tentestamente enthalten oft den Wunsch, lebensverlängernde Maßnahmen zu unterlassen, zu begrenzen oder zu versagen, wenn sich der Betroffene nicht mehr mitteilen kann.

C. Pflegekräfte können Patienten ermutigen, eine Patientenverfügung zu verfassen:

- 1. Patienten/Bewohner äußern durchweg, dass sie mehr Informationen über Pa-tientenverfügungen bekommen möchten.
- 2. Sie erwarten, dass Pflegekräfte (und Ärzte) das Thema Patientenverfügung ansprechen.
- 3. Weniger als 20 % der amerikanischen Bevölkerung hat eine Patientenverfügung verfasst.
- 4. Patienten/Bewohner nicht-weißer Hautfarbe, mit geringerem Bildungsstand oder niederem Einkommen verfassen seltener eine Patientenverfügung. Ihnen wird auch seltener ein Gespräch über Entscheidungen am Ende des Lebens ange-boten.

II. Einschätzungsparameter

A. Alle Patienten/Bewohner (außer solche mit fortgeschrittener Demenz oder im Koma) sollten bald nach ihrer Aufnahme gefragt werden, ob sie ein Patiententestament ver-fasst oder einen Bevollmächtigten bestimmt haben.

B. Alle Patienten/Bewohner, sollen auf Patientenverfügungen angesprochen werden, ungeachtet ihrer demographischen Merkmale, wie Alter, Geschlecht, Religion, sozio-ökonomischem Status, Diagnose oder Prognose.

C. Gespräche über Patientenverfügungen sollten in die bevorzugte Sprache des Patien-ten/Bewohners übersetzt werden, damit alle die gleichen Informationsmöglichkeiten haben.

D. Patienten/Bewohner, die erwiesenermaßen keine anderen Entscheidungen mehr treffen können, haben möglicherweise dennoch die Fähigkeit, einen Bevoll-mächtigten zu bestimmen oder Pflegeentscheidungen zu treffen. Die Beurteilung der Entscheidungsfähigkeit einer Person sollte sich nach ihrer Fähigkeit richten, eine bestimmte Frage zu entscheiden.

E. Falls *kein* Patiententestament verfasst oder *kein* Bevollmächtigter bestimmt wurde:

- 1. Geben Sie dem Patienten/Bewohner schriftliche Informationen über Patienten-verfügungen.

- – 2. Führen Sie mit ihm ein Gespräch über Patientenverfügungen.
- – 3. Helfen Sie ihm, falls gewünscht, beim Verfassen einer Patientenverfügung.
- – 4. Legen Sie das erstellte Dokument zur Akte des Patienten/Bewohners, damit es dem zuständigen Arzt/der zuständigen Pflegekraft und dem Bevollmächtigten zugänglich ist.
F. Wenn ein Patiententestament verfasst oder ein Beauftragter bestimmt wurde:
- – 1. Ist das Dokument leicht zugänglich in der Krankenakte und in der Nähe des Patienten/Bewohners aufbewahrt, d. h. nicht im Archiv des Hauses?
- – 2. Wissen der zuständige Arzt/die Pflegekraft von seiner Existenz und verfügen sie über eine Kopie? Haben sie das Dokument dahingehend überprüft, ob die angeführten Wünsche noch immer denen des Verfassers entsprechen?
- – 3. Besitzt der festgesetzte Bevollmächtigte eine Kopie des Dokuments?
- – 4. Wurde das Dokument in letzter Zeit vom Patienten/Bewohner, dem zuständigen Arzt/der Pflegekraft und dem Pflegebevollmächtigten überprüft?
G. Mündliche Vorausverfügungen (verbale Anweisungen) sind in manchen Bundesstaaten zugelassen, wenn der Wunsch des Patienten/Bewohners klar und überzeugend zum Ausdruck gebracht wurde. Ein Beweis kann darin bestehen, dass es sich bei der Person, die ihn medizinisch oder pflegerisch versorgt, um einen nahestehenden Menschen handelt, oder dass der Wunsch wiederholt geäußert wurde. Die betreffenden gesetzlichen Regelungen sind bundesstaatlich uneinheitlich.

III. Pflegestrategien

A. Eröffnen Sie das Gespräch über Patientenverfügungen mit Patienten/Bewohnern und Familienangehörigen. Pflegekräfte können diesen beim Umgang mit Fragen der medizinischen und pflegerischen Versorgung am Ende des Lebens behilflich sein.
B. Patienten/Bewohner, die sich scheuen, ihre Mortalität anzusprechen oder ihren aktuelle Gesundheitszustand nicht akzeptieren, öffnen sich vielleicht eher einer Pflegekraft als einem Arzt.
C. Schätzen Sie bei jedem Patienten/Bewohner ein, ob er mit der gelieferten Information umgehen kann. Menschen aus anderen Kulturen teilen möglicherweise nicht die westliche Auffassung von Autonomie, was aber nicht bedeutet, dass sie nicht informiert werden oder nicht mit ihren Angehörigen darüber sprechen möchten, wenn das Thema von ihrer Pflegekraft angeschnitten wurde.
D. Berücksichtigen Sie beim Gespräch über Pflegefragen in der Endphase des Lebens die Rasse, den kulturellen und ethnischen Hintergrund und die Religion der Person.
E. Rasse, kultureller und ethnischer Hintergrund und Religion können den pflegerischen Entscheidungsprozess beeinflussen. Pflegekräfte sollten diese Faktoren berücksichtigen, den Patienten/Bewohner jedoch als Individuum behandeln, nicht als Teil einer Klasse.
F. Reagieren Sie einfühlsam auf die Ängste des Kranken vor dem Sterben und schalten Sie andere Fachleute – etwa einen Seelsorger – ins Gespräch über Patientenverfügungen ein, wenn dies vom Patienten gewünscht wird.
G. Respektieren Sie das Recht eines jeden Patienten/Bewohners, keine Patientenverfügung zu verfassen.

H. Informieren Sie die Patienten darüber, dass Sie sie nicht alleine lassen oder schlechter versorgen werden, wenn sie sich entschließen, eine Patientenverfügung zu erstellen.

I. Erkundigen Sie sich, wie in Ihrem Haus Konflikte zwischen Familienangehörigen und Patient oder Patient/Angehörigen und medizinisch-pflegerisch Verantwortlichen gelöst werden. Vielleicht muss der Sozialdienst, der Patientenanwalt eingeschaltet werden oder der Fall vor die Ethikkommission des Hauses gebracht werden.

J. Benachrichtigen Sie die zuständigen Personen, wenn Sie die Pflege nicht übernehmen können, weil die Wünsche des Patienten mit Ihren Überzeugungen kollidieren.

IV. Evaluation der erwarteten Ergebnisse

Um festzustellen, ob sich die Praxis in Bezug auf Gespräche über Patientenverfügungen geändert hat, achten Sie auf folgende Punkte:

A. Ist der Prozentsatz von Patienten/Bewohnern, die auf eine Patientenverfügung hin angesprochen wurden, gestiegen?

B. Tragen alle Krankenakten einen Vermerk darüber, ob der Patient/Bewohner eine Patientenverfügung erlassen hat oder nicht?

C. Besitzt ein Patient/Bewohner eine Patientenverfügung, soll sie seiner Akte beigelegt werden.

D. Hat sich die Zahl der Pflegekräfte und anderer Teammitglieder, die mit der Rolle von Patientenverfügungen bei Pflegeentscheidungen gut zurechtkommen, erhöht?

E. Wurde das Personal vermehrt gebeten, beim Verfassen von Patientenverfügungen Hilfestellung zu leisten?

Literatur

1. U. S. Department of Health and Human Services. Annual Summary of Births, Marriages, Divorces and Deaths: United States, 1994. Monthly Vital Statistics Report. 1995: 43 (13).
2. Kirmse JM. Aggressive implementation of advance directives. Crit Can Nurs Q. 1998; 21 (1): 83–89.
3. Pub. L. No. 101-508, § 4206, 4751 herinafter OBRA, 104 stat. 1388–115 to 117, 1388–204 to 206 (codified at 42 U. S. C. A. §1395cc(f) (1) & id. § 139 a(a) (West Supp. 1994).
4. 70 N.J. 10, 335 A.2d 647, cert. den., 429 U. S. 922 (1976).
5. Cruzan v. Director, 497 U. S. 261, 100 (S. Ct. 1990) 2841, 111 L. Ed. 2d 224.
6. Luptak MK, Bould C. A method for increasing elders' use of advance directives. Gerontologist. 1994; 34: 409–412.
7. Emanuel LL, Barry MJ, Stoeckle JD, Ettelson LM, Emanuel EJ. Advance directives for medical care: A case for greater use. N Engl J Med. 1991; 324: 889–895.
8. Mezey M, Ramsey G. Mitty E, Leitman R, Rapporport M. Patient Self Determination Act (PSDA): cultural and socioeconomic differences among recently discharged hospital patients. Presented at the American Public Health Association 123rd Annual Meeting, November 1, 1995, San Diego, CA.

9. High DM, Advance directives and the elderly: A study of intervention strategies to increase use. Gerontologist. 1993; 33: 342–349.
10. Robinson MK, DeHaven MJ, Kock KA. Effects of the patient selfdetermination act on patient knowledge and behavior. J Fam Prac 1993; 37: 363–368.
11. Hass JS. Weissman JS, Cleary PD, et. al. Discussions of preferences for life sustaining care by persons with AIDS. Arch Int Prn Med. 1993; 153: 1241–1248.
12. Hare J. Nelson C. Will outpatients complete living wills? J Gen Int Med. 1991; 6: 41–46.
13. Elpern EH, Yellen SB, Burton LA. A preliminary investigation of opinions and behaviours regarding advance directives for medical care. Am J Crit Care. 1993; 2: 161–167.
14. Basile CM. Advance directives and advocacy in end of life decisions. Nurse Pract. 1998; 23 (5): 44–46.
15. Jacobsen JA, White BE, Battin MP, Francis LP, Green DJ, Kansworm ES. Patients' unterstanding and use of advance directives. West J Med. 1994; 160: 232–236.
16. Emanuel EJ, Weinberg DS, Gonin RG, Hummel LR, Emanuel LL. How well is the patient self-determination act working? An early assessment 95. Am J Med. 1993; 619.
17. Uhlmann RF, Pearlman RA, Cain KC. Physicians' and spouses; predictions of elderly patients' resusitation preferences. J. gerontol. 1988; 43: 115–121.
18. Schneiderman LJ, Pearlman RA, Kaplan RM, Anderson JP, Rosenberg EM. Relation-ship of general advance directive instructions to specific life-sustaining treatment preferences in patients with serious illness. Arch Intern Med. 1992; 152: 2114–2122.
19. Emanuel LL, Emanuel EJ, Toeckle JD, Hummel LR, Barry MJ. Advance directives: Stability of patient's treatment choices. Arch Intern Med. 1994; 154: 209–217.
20. Danis M, Garret J, Harris R, Patrick DL. Stability of choices about life-sustaining treatments. Ann Intern Med. 1994; 120: 567–573.
21. Solomon MZ, O'Donnell L, Jennings B, et al. Decisions near the end of life: professional views on life-sustaining treatments. Am J Publ Health. 1993;83:14-23.
22. Olson E. Ethical issues in the nursing home. Mt Sinai J Med. 1993; 60: 555–559.
23. Greenberg JM, Doblin BH, Shapiro DW. Linn LS, Wenger NS. Effect of an educational program on medical student's conversations with patients about advance directives. J Gen Int Med. 1993; 8683–685.
24. Richter J. Eisemann M, Bauer B, Kribeck H. Decisions and attitudes of nurses in the care of chronically ill elderly patients. Pflege. 1998; 11 (2): 96–99.

13. Entlassungsplanung und Nachsorge bei älteren Patienten

von Roberta L. Campbell, Mary D. Naylor und der NICHE-Fakultät

13.1 Lernziele

Nach der Lektüre dieses Kapitels sollten Sie Folgendes können:

1. Mindestens einen Assessmentparameter für die Entlassungsplanung in jedem der folgenden Bereiche nennen: körperlicher Zustand, Medikation, funktioneller Status, Nachsorge und Sicherheit.
2. Situationen erkennen, die erfordern, dass Pflegende oder Familienangehörige in die Schulung einbezogen werden.
3. Assessmentergebnisse in spezifische Pflegestrategien umsetzen, damit die Funktion bestmöglich wieder hergestellt wird.

Im Jahr 1997 nahmen 3,9 Millionen (10 %) der insgesamt 38,6 Millionen alten und behinderten Amerikanerinnen und Amerikanern, die bei Medicare (Gesundheitsfürsorgeprogramm der Regierung für ältere Menschen) registriert waren, einen ambulanten Pflegedienst in Anspruch [1]. Fast immer geschieht dies im Anschluss an einen Krankenhausaufenthalt und mit dem Ziel, den Patienten auf möglichst hohem Niveau gesundheitlich und funktionell zu rehabilitieren. Die über 18 000 Agenturen für häusliche Krankenpflege führten fast 280 Millionen Besuche bei 3,9 Millionen Klienten und Klientinnen von Medicare durch, was Kosten von über 18 Milliarden Dollar verursachte. Für den optimalen Einsatz ambulanter Rehabilitationsdienste ist eine gute Abstimmung und Entlassungsplanung zwischen Krankenhaus und ambulantem Pflegedienst notwendig.

Soll ein hospitalisierter alter Mensch nach Hause entlassen werden, müssen bei der Planung die Lebensumstände des Patienten und seiner Angehörigen vor der Aufnahme ins Krankenhaus, die Wünsche des Patienten und die zur Rehabilitation benötigten Ressourcen berücksichtigt werden [2–9]. Die angemessene

Planung beginnt am Aufnahmetag des Patienten und setzt sich dann zu Hause fort. Informationen über den Grund des Krankenhausaufenthalts, die Medikation, vorher bestehende funktionelle Fähigkeiten und den geschätzten Bedarf an häuslichen Pflegeleistungen werden vom Kranken und/oder seinen Angehörigen eingeholt. Die pflegerische Einschätzung erstreckt sich auf die Gebiete Gesundheitsprobleme, Medikation, funktioneller Status, benötigte Hilfsmittel und Sicherheit. Frühzeitiges Erkennen des Hilfebedarfs verhindert unnötige Verlängerungen des Krankenhausaufenthalts, erleichtert die Überweisung an Rehabilitationsdienste und verschafft Zeit für die Patientenschulung [8, 10]. Obwohl effektive Strategien der ambulanten Pflege vom interdisziplinären Team geplant werden, müssen die Ziele des Patienten und seiner Angehörigen entscheidungsleitend sein. Die Auswertung der Pflegeergebnisses umfasst die Pflegequalität, den Zugang zu Pflegediensten, die Kosteneffektivität der Dienste und die Zufriedenheit des Patienten und seiner Angehörigen.

13.2 Einschätzung

Eine der ersten Fragen lautet: Wie schätzt der Patient selbst seinen Gesundheitszustand ein [2, 7, 11]? Diese subjektive Information über die Reaktion des Patienten auf die Krankheit ist ein Indikator für die Intensität des nachsorgenden Hilfebedarfs. Die Pflegekraft schätzt ferner die Auswirkung der Gesundheitsprobleme ein, die zur Krankenhauseinweisung geführt haben (siehe **Kasten 13-1**). Hat der Patient bereits einen ambulanten Pflegedienst in Anspruch genommen, sollte ein Bericht über den bisherigen Umgang mit dem Gesundheitsproblem angefordert werden. Die Reaktion des Patienten auf das Gesundheitsproblem, die Art und Dauer der Symptome, Störungen des alltäglichen Funktionierens, die Wirksamkeit der symptomlindernden Maßnahmen und das Vorhandensein eines unterstützungsbereiten Freundeskreises und von Angehörigen sind wichtige Faktoren bei der Planung der Entlassung nach Hause. Wichtig ist die frühzeitige Klärung, wer für die Koordination der Nachsorge verantwortlich ist.

Der Medikamentenplan ist der zweite Einschätzungsbereich. Erfragen Sie die Kenntnisse des Patienten über seine Medikation, den Grad seiner Selbstständigkeit bei der Anwendung der Medikamente und ob er sich an die Verordnungen hält [3, 7, 12]. Sprechen Sie den Konsum rezeptfreier Medikamente an [13]. Finden Sie heraus, ob der Patient bei der Gabe/Anwendung der Medikation Hilfe braucht und ihn jemand betreut, motiviert und daran erinnert. Ferner muss geklärt werden, ob der Zugang zur Medikation gesichert ist und keine finanziellen Probleme oder Transportschwierigkeiten entgegenstehen. Bringt der Patient Medikamente von zu Hause mit, müssen die Bezeichnungen überprüft werden, damit es keine Missverständnisse gibt. Nennt der Patient z. B. den Gattungsnamen

Kasten 13-1 Planung des ambulanten Nachsorgebedarfs	
Pflegefragen	**Strategien**
Gesundheitsprobleme	– Selbsteinschätzung des Gesundheits- zustands – Darstellung der Symptome – Physiologische, psychologische, emotionale und ökonomische Reaktionen auf das – Gesundheitsproblem – Effektivität der Behandlung – Kenntnis des Krankheitsverlaufs und des Symptommanagements
Medikation	– Kenntnis des Medikamentenzeitplans und der -wirkungen – Konsum nicht verschreibungspflichtiger Medikamente – Hilfebedarf/Unterstützung der Motivation – Probleme bei der Beschaffung von Medikamenten – Visuelle Probleme, eingeschränkte Geschicklichkeit – Umfang der verordneten Medikation
Funktioneller Status	– Beschränkungen der Selbstversorgungsaktivitäten – Aktuelle oder potentielle Defizite aufgrund der aktuellen Erkrankung oder des Behandlungsschemas – Beschränkungen der instrumentellen Aktivitäten – Verfügbarkeit und Leistungsfähigkeit des Unterstützungssystems – Aktivitätsrestriktionen während der Genesungsphase – Transportmöglichkeiten zu den benötigten Diensten – Zur Verfügung stehende Hilfsmittel
Nachsorge	– Name und Telefonnummer der Pflegenden – Angemessener Zugang zu Pflegediensten – Name und Telefonnummer des ambulanten Pflegedienstes

Pflegefragen	Strategien
	– Patientenzufriedenheit bezüglich der Pflegedienste
Sicherheit	– Angemessene Belüftung und Belichtung der Wohnung – Lage der Wohnung: Eingang, Treppen, Zugänglichkeit von Bad und Toilette, Kochgelegenheit – Telefonanschluss – Kenntnis der Notausgänge – Sicherer Umgang mit medizinischen Geräten – Sicherheit des öffentlichen Raums/der Wohngegend

oder einfach die erwartete Wirkungsweise des Medikaments? Entspricht die verordnete Dosis der Stärke der Tablette in der Packung oder muss der Patient Anpassungen vornehmen, d. h. an bestimmten Tagen die Tablette halbieren oder verdoppeln? Darüber hinaus sollte auch geprüft werden, ob die Pflegenden die Grundzüge der Medikation verstehen. Sie sollten immer in die Patientenschulung einbezogen werden [3]. Möglicherweise ist eine Veränderung des zeitlichen Verabreichungsschemas vorzunehmen, um die größtmögliche Unabhängigkeit des Kranken sicherzustellen.

Die Einschätzung des funktionellen Status anhand der Selbstversorgungsaktivitäten (ADL, wie essen und trinken, sich waschen und kleiden, ausscheiden, sich bewegen) sollte auch die zu erwartende Auswirkung des aktuellen Gesundheitsproblems auf diese Aktivitäten umfassen [6, 13–16]. Ferner müssen auch die von der akuten Erkrankung oder dem Therapieschema verursachten Defizite berücksichtigt werden. Die Einschätzung durch Fachkräfte für Krankengymnastik und Beschäftigungstherapie kann helfen, das Rehabilitationspotential festzustellen. Patienten und Angehörige müssen in der Anwendung unterstützender Hilfsmittel oder medizinischer Geräte unterwiesen werden.

Auch die instrumentellen Selbstversorgungsaktivitäten (IADL) sollten eingeschätzt werden [16–18]. Manche Menschen brauchen bei der Zubereitung der Mahlzeiten, der Hausarbeit, dem Einkaufen und bei der Fortbewegung Hilfe. Wichtig ist die Feststellung, welche Pflegepersonen bereit sind, bestimmte Aufgaben zu übernehmen. Wenn zu erwarten ist, dass die Pflegebedürfnisse größer sein werden als das bestehende Hilfsangebot, brauchen Patient und Angehörige Unterstützung bei der Suche nach Alternativen. Die Einschränkung gewisser Aktivitäten, wie z. B. das Treppensteigen, kann die Aufstellung eines Nachtstuhls oder eines Pflegebetts im ersten Stockwerk der Wohnung notwendig machen.

Dann muss eruiert werden, ob der Transport zur medizinischen Nachsorge sichergestellt ist. Transportprobleme führen zu verpassten Terminen, mangelhafter nachsorgender Überwachung, unnötiger Inanspruchnahme von Notfalldiensten und unbefriedigender Genesung.

Die vor der Krankenhauseinweisung in Anspruch genommenen Dienstleister müssen überprüft und die Anbieter benachrichtigt werden [18]. Waren mehrere verschiedene Dienstleister beteiligt, muss vielleicht ein medizinischer Sozialarbeiter eingeschaltet werden. Waren die Dienstleistungen zufriedenstellend und bleiben sie weiterhin notwendig, sollte die Agentur/Sozialstation vor der Entlassung des Patienten informiert und gebeten werden, die Dienstleistungen wieder einzuplanen.

Auch die Sicherheit der Wohnung sollte immer eingeschätzt werden [6, 13]. Oft unterbleiben Fragen nach der Lage der Wohnung, nach evtl. vorhandenen Treppen, angemessener Belüftung und Beleuchtung, nach Bad und Toilette, Art der Kochmöglichkeit und der Aufbewahrung von Nahrungsmitteln, Telefonanschluss und Notausgängen. Dann muss die Frage evtl. benötigter medizinischer Hilfsmittel geklärt werden. Braucht der Patient einen Stock, Gehwagen, Duschsitz, Nachtstuhl, erhöhten Toilettensitz, Haltegriffe, Handläufe an Treppen oder andere Gerätschaften? Wird der Patient zu Hause über gewisse Zeiträume hinweg alleine sein, muss dafür gesorgt werden, dass er sicher zur Toilette kommt, seine Körperhaltung verändern kann, Essen und Trinken erreichbar sind und ein Notrufsystem vorhanden ist?

13.3 Pflegestrategien

Erfolgreiche Rehabilitation, d. h. Förderung des maximalen Funktionsniveaus, setzt voraus, dass der Pflegekontinuität besondere Aufmerksamkeit gilt und dass das fachliche Können ambulanter Pflegedienste in Anspruch genommen wird und die verschiedenen Dienste koordiniert werden [14, 19]. Am erfolgversprechendsten ist ein multidisziplinärer Ansatz unter Einbeziehung des Patienten und seiner Angehörigen [4, 6, 13–14, 16, 20]. Frühe Planung, einschließlich Führung eines interdisziplinären, dokumentierten Entlassungsplans, kann die Pflegezufriedenheit von Patient und Angehörigen verbessern, Entlassungsverzögerungen verhindern und Zeit für die Suche nach Pflegeoptionen verschaffen (siehe **Kasten 13-2** auf S. 194).

Die Kommunikation zwischen den einzelnen Fachgebieten wird durch formales Vorgehen erleichtert, z. B. durch interdisziplinäre Pflegeplanung und -dokumentation, Benennung einer stationsinternen, für die Entlassungsplanung und

Verbindungen zu ambulanten Pflegediensten zuständigen Person (4–5, 9, 17–18). Eine interdisziplinär geführte Dokumentation ist in vielerlei Hinsicht nützlich: Sie hält die Entlassungsbedürfnisse des Patienten fest, benennt und verweist auf die passenden Pflegedienstleister und hält die Unterweisung von Patient und Pflegenden fest.

Mit sinkender Krankenhausverweildauer wird die frühzeitige Benachrichtigung ambulanter Pflegedienste immer wichtiger [8]. Viele Krankenhäuser haben die Entlassungsplanung in ihre Richtlinien aufgenommen, die bei Patienten mit spezifischen Erkrankungen der klinischen Entscheidungsfindung dienen [19]. Pflegekräfte müssen mit diesen Richtlinien vertraut sein, damit sie die Patienten im geplanten Zeitraum auf die Entlassung vorbereiten oder Gründe für eine längere Verweildauer aufgrund von Entlassungsbedürfnissen explizit benennen können [21].

Die Unterweisung des Patienten und seiner Angehörigen vor der Entlassung sollte auf einem individualisierten Formular festgehalten werden. Dieses Formular soll Instruktionen zur Sicherstellung der Pflegekontinuität enthalten [22]. Genaue Anweisungen helfen dem Patienten und seinen Angehörigen, Gesundheitsprobleme zu überwachen und mitzuteilen, aber auch beim Umgang mit Medikamenten- und Behandlungsplänen. Sie sollten Namen und Telefonnummern der ambulanten Pflegedienste und anderer notwendiger Dienstleister bekommen sowie die evtl. benötigten Notrufnummern.

Kasten 13-2 Pflegestrategien zur Entlassungsplanung	
Pflegevorgänge	**Strategien**
Mitteilung der Einschätzungsbefunde	– Beginnen Sie am Tag der Aufnahme mit dem Gespräch über die Bedürfnisse bei der Entlassung
	– Ziehen Sie nach Bedarf andere Dienste hinzu
	– Führen Sie interdisziplinäre Dokumentationen
	– Nehmen Sie an den stationsinternen Teambesprechungen zur Entlassungsplanung teil
	– Sprechen Sie die Vereinfachung des Medikamentenplans an
	– Überwinden Sie Kommunikationshindernisse
Planentwurf	– Beziehen Sie den Patienten u. seine Angehörigen ein

Pflegevorgänge	Strategien
	– Betrachten Sie die Behandlungs-möglichkeiten unter multidisziplinären Gesichtspunkten
Unterweisung des Patienten und/oder seiner Angehörigen	– Formulieren Sie Lernziele aufgrund der Einschätzungsbefunde. – Planen Sie Schulungseinheiten mit Patient und Pflegenden. – Geben Sie Anweisungen mündlich und schriftlich. – Beginnen Sie mit der Schulung, sobald der Patient lernbereit ist. – Planen Sie die Schulungseinheiten in der Zeit des voraussichtlichen Krankenhausaufenthalts. – Geben Sie klare, präzise Anweisungen für den Umgang mit Symptomen. – Erstellen und besprechen Sie einen Medikamentenplan. – Schlagen Sie Selbstpflegemaßnahmen zur Verhinderung von Problemen und zur Gesunderhaltung vor. – Erstellen und besprechen Sie mit dem Patienten und den Angehörigen das Entlassungsformular mit den Anweisungen.
Überwachung/Evaluation	– Überwachen Sie den Verlauf des Krankenhausaufenthalts und den Behandlungserfolg. – Folgen Sie den Vorgaben für Aufenthalts-dauer und Einsatz von Ressourcen. – Dokumentieren Sie die Gründe für Abweichungen von den Vorgaben. – Verhindern Sie iatrogene Komplikationen. – Delegieren Sie richtig. – Räumen Sie Hindernisse aus dem Weg, die einer guten Pflege entgegenstehen. – Evaluieren Sie die Pflegezufriedenheit des Patienten/der Angehörigen. – Überwachen Sie den Pflegeverlauf nach der Entlassung.

Der kontinuierliche Einsatz einer bestimmten Pflegeperson, insbesondere einer erfahrenen gerontologischen Fachpflegekraft, die sich um ältere Patienten im Krankenhaus kümmert und sie dann über mehrere Wochen hinweg zu Hause betreut, hat sich sehr bewährt. Es treten dann erwiesenermaßen weniger Komplikationen auf und die schnellen Wiederaufnahmen sind seltener [2]. Diese Pflegekräfte koordinierten die ambulanten Dienste und stellten ihre besondere Erfahrung und Fertigkeiten den Patienten und ihren Familienangehörigen direkt zur Verfügung [23]. Da sie den Patienten und seine Bedürfnisse während seines Krankenhausaufenthalts kennen gelernt haben, sind sie fähig, Komplikationen zu verhindern oder schnell zu erkennen, wenn der Patient zu Hause ist, die im Krankenhaus begonnene Schulung des Patienten und der Angehörigen fortzusetzen und dem Arzt die notwendigen Modifikationen des Behandlungsplans vorzuschlagen.

13.4 Evaluation der Ergebnisse

Eine Auswertung der Ergebnisse sollte die drei Bereiche Qualität und Kosteneffektivität der Pflege sowie Zugang zur Pflege umfassen [2, 5, 24–25]. Das heißt, es muss beurteilt werden, inwieweit der Patient über die zur Befriedigung seiner Bedürfnisse notwendigen Ressourcen informiert wurde, ob ihm Wahlmöglichkeiten zwischen den Anbietern von Pflegedienstleistungen eröffnet wurden und ob er die finanziellen Auswirkungen dieser Entscheidungen versteht [9, 26]. Die Zufriedenheit des Patienten und seiner Familienangehörigen mit den Diensten und Verbesserungsvorschläge sollten abgefragt werden. Ferner soll eingeschätzt werden, ob der Patient Fortschritte machte und was erreicht wurde [2, 6, 11]. Dann sollte beurteilt werden, in welchem Maß die Dienste zu einer positiven Entwicklung beigetragen und die Inanspruchnahme teurerer Nachsorgedienste verhindert oder verringert haben [2, 5, 23]. Gute Entlassungsplanung und Nachsorge bedeutet demnach die Bereitstellung der richtigen Dienstleistung zur richtigen Zeit zum richtigen Preis.

Danksagung

Wir danken für die Unterstützung durch ein Stipendium des National Institute of Nursing Research (NR02095-07).

Literatur

1. Research Department Basic statistics about home care; National Association for Home Care, November 1997; Washington, DC: National Association for Home Care.
2. Naylor MD, Brooten D, Jones R, Lavizzio-Mourey R, Mezey M, Pauly M. Comprehensive discharge planning for the hospitalized elderly: A randomized clinical trial. Ann Intern Med. 1994; 120: 999–1006.
3. Reiley P, Iezzoni LI, Phillips R, Davis RB, Tuchin LI, Calkins D. Discharge planning: Comparison of patients' and nurses' perceptions of patients following hospital discharge. Image: J Nsg Scholarship. 1996; 28: 143–147.
4. Pilcher MW. Post-discharge care: How to follow up. Nursing 86. 1986; 16: 50–51.
5. Proctor EK, Morrow-Howell N, Kaplan SJ. Implementation of discharge plans for chronically ill elders discharged home. Hlth Soc Work. 1996; 21 (1): 30–40.
6. Zarle NC. Continuity of care: Balancing care of elders between health care settings. Nsg Clinics NA. 1989; 24 (3): 697–705.
7. Kennedy L, Neidlinger S, Scroggins K. Effective comprehensive discharge planning for hospitalized elderly. Gerontologist. 1989; 27: 577–580.
8. Johnson J. Where's discharge planning on your list? Geriatr Nurs. 1989; 9 (3): 148–149.
9. Bull MJ. Patients' and professionals' perceptions of quality in discharge planning. J Nurs Care Qual. 1994; 8 (2): 47–61.
10. Wacker RR, Kundrat MA, Keith PM. What do discharge planners plan? Implications for older Medicare patients. J Applied Geront. 1991; 10: 197–207.
11. Johnson N, Fethke CC. Postdischarge outcomes and care planning for the hospitalized elderly. In: McClelland E, Kelly K, Buckwalter KC, Eds. Continuity of care: Advancing the concept of discharge planning. New York: Grune & Stratton; 1985: 229–239.
12. Schneider JK, Hornberger S, Booker J, Davis A, Kralicek R. A medication discharge planning program. Clin Nsg Rs. 1993; 2 (1): 41–53.
13. Dugan J, Mosel L. Patients in acute care settings. Which health care services are provided? J Geront Nsg. 1992: (7): 31–36.
14. Kresecic DM, Mezey M, NICHE faculty. Assessment of function: Critically important to acute care of elders. Geriatr Nurs. 1997; 18 (5): 216–222.
15. Haddock KS, Characteristics of effective discharge planning programs for the frail elderly. J Geront Nsg. 1991; 17 (7): 10–14.
16. Bull MJ. Elders' and family members' perspectives in planning for hospital discharge. Applied Nurs Res. 1994; 7: 190–192.
17. Wertheimer DS, Kleinman LS. A model for interdisciplinary discharge planning in a university hospital. Gerontologist. 1990; 30: 837–840.
18. Hammer BJ. Improved coordination of care for elderly patients. Geriatr Nurs. 1996; 17 (6): 286–290.
19. Sovie MD. Tailoring hospitals for managed care and integrated health systems. Nurs Econ. 1995; 13 (2) 72–83.
20. Kadushin G, Kulys R. Patient and family involvement in discharge planning. J Geront Soc Work. 1994; 22 (3/4): 171–199.

21. Moran M J, Johnson JE. Quality improvement: The nurses's role. In Dienemann J, Ed. Continuous quality improvement in nursing. Washington, DC: American Nurses Association; 1992: 45–59.

22. McCarthy S. The process of discharge planning. In: O'Hare P, Terry M. Eds. Discharge planning: Strategies for assuring continuity of care. Rockville, MD: Aspen; 1988: 103–128.

23. Naylor MD, Campbell RL, Foust JB. Meeting the discharge planning needs of hospitalized elderly and their caregivers. In Junk SG. Tornquist EM, Champagne MT, Wiese RA, Eds. Key aspects of caring for the chronically ill. New York: Springer Publishing Co.; 1993: 142–150.

24. Neidlinger SH, Scroggins K, Kennedy LM. Cost evaluation of discharge planning for hospitalized elderly. Nurs Econ. 1987; 5 (5): 225–230.

25. Evans RL, Hendricks RD. Evaluating hospital discharge planning: A randomized clinical trial. Med Care. 1993; 31 (4): 358–370.

26. Jackson MF. Discharge planning: Issues and challenges for gerontological nursing. A critique of the literature. J Adv Nurs. 1994; 19: 492–502.

14. Die Umsetzung klinischer Pflegerichtlinien: Vom Wissen zur Praxis

von Deborah Francis, Melissa M. Bottrell und der NICHE-Fakultät

Im Laufe der letzten 20 Jahre verknüpften sich verschiedene Faktoren und führten zum heute vorhandenen Bedürfnis nach stärkerer Standardisierung gesundheitspflegerischer Praktiken. Steigende Pflegekosten, uneinheitliche Praktiken, die Übernahme neuer Technologien durch die Anbieter [1–3] und ein anspruchsvoller gewordenes Klientel haben dazu beigetragen, den Trend zur größeren Standardisierung medizinischer und pflegerischer Versorgung zu verstärken [4, 5]. Dazu kommt, dass es immer schwieriger wird, mit der Menge der Forschungsergebnisse Schritt zu halten und dieses Wissen dann auch in die Praxis umzusetzen [3–5]. Berufsverbände und Institutionen des Gesundheitswesens haben sich dieser Herausforderung gestellt und für viele verschiedene Themen klinische Pflegerichtlinien erarbeitet, mit dem Ziel, Pflegequalität und Patientenzufriedenheit zu steigern und die Kosten zu senken [2]. Dennoch hat die extensive Richtlinienentwicklung und -verbreitung erwiesenermaßen kaum dazu geführt, dass sie angenommen wurden oder die erstrebten Veränderungen in der Pflegepraxis auslösten [6].

Es mag logisch erscheinen, dass die erwünschten Verbesserungen der klinischen Pflege nicht nur von der ordnungsgemäßen Entwicklung klinischer Richtlinien abhängt, sondern ebenso von ihrer weit verbreiteten Anwendung. Trotzdem haben sich die Anstrengungen der Richtlinienverfechter fast ausschließlich auf die Entwicklung und Verbreitung von Richtlinien konzentriert, Umsetzung und Anwendung wurde wenig Aufmerksamkeit gewidmet [6]. Wird jedoch dem Prozess der Umsetzung zu geringe Beachtung geschenkt, leidet die Akzeptanz und unterbleiben die erwünschten Veränderungen der Praxismuster. Ohne ein klare Vorstellung davon, warum eine Richtlinie übernommen werden soll, ohne Hilfe bei der Umsetzung und ohne die feste Überzeugung, dass sie zur Pflegeverbesserung beiträgt, sehen sich die wenigsten klinischen Pflegekräfte veranlasst, sich an eine Richtlinie zu halten oder ihre gewohnte Praxis zu verändern.

Dieses Kapitel will in erster Linie praktisch arbeitenden Pflegekräften und Institutionen die Notwendigkeit vor Augen führen, über die Entwicklung oder Änderung klinischer Pflegerichtlinien hinauszugehen und sich auf den Umsetzungsprozess, den Dreh- und Angelpunkt erfolgreicher Einführung von Richtlinien, zu konzentrieren. Es wird die Faktoren und Kräfte herausstellen, die das Verhalten klinischer Pflegekräfte beeinflussen und Strategien erläutern, die diese tatsächlich motivieren, innovative Pflegepraktiken zu übernehmen, insbesondere die von der NICHE entwickelten Pflegerichtlinien für ältere Menschen.

14.1 Geschichte der Richtlinienentwicklung/ Begriffsdefinition

Auf alte Menschen bezogene Richtlinien zur klinischen Pflegepraxis, wie die weit verbreiteten klinischen Praxisrichtlinien der AHCPR (Agency for Health Care Policy and Research; Amt für Gesundheitspolitik und -forschung) sind beispielhafte Instrumente um festzustellen, wie wissenschaftlich erprobte und bewährte Pflegestandards umgesetzt werden sollen. 1973 entwickelte die ANA (American Nurses Association, Amerikanische Krankenpflegegesellschaft) Standards of Nursing Practice Pflegestandards, um «die Kompetenz von Pflegekräften und die Pflegequalität zu evaluieren» [7]. Im Laufe der Zeit wurden diese Standards patientenorientierter und konzentrierten sich auf die Ziele der pflegerischen Versorgung. Heute unterstützen sie Programme zur Leistungsverbesserung [8] und betonen die Verbesserung der Pflegeergebnisse durch wissenschaftlich abgesicherte Maßnahmen [7]. Klinische Praxisrichtlinien, Praxisleitfäden, Algorithmen und in jüngster Zeit auch Verlaufsdiagramme und graphisch gestaltete Pflegeverlaufspläne haben sich als gute Instrumente zur Orientierung klinischer Pflegepraxis erwiesen (siehe **Tab. 14-1**) [9]. Diese systematisch entwickelten Aussagen «verwandeln die wissenschaftliche Literatur in präzise Instrumente zur Veränderung der klinischen Praxis» [10], mit dem Ziel, die Pflegeergebnisse zu verbessern und die knappen medizinischen Ressourcen effektiver und effizienter einzusetzen.

Tabelle 14-1: Unterschiedliche Bezeichnungen für ein Protokoll/eine Richtlinie

Handlungsanweisungen/Procedure: Abfolge von Handlungsschritten, die beschreibt, wie eine Intervention durchzuführen ist.

Praxisrichtlinien/Protokolle/Protocols: «Genaue Leitlinien für ein spezifisches klinisches Problem mit einem strukturierten und logischen Ansatz» [37].

Pflegestandard/Standard of Care: «Ein qualifiziertes Niveau pflegerischer Versorgung für alle Klienten, wie vom Pflegeprozess vorgegeben» [38].

Flussdiagramme/Algorithmus: Abfolge von Schritten, die dem Entscheidungsprozess eines erfahrenen Klinikers gleich kommt.

Praxisleitlinien/Clinical Practice Guidelines: «Systematisch entwickelte Aussagen, die dem praktisch arbeitenden Pflegepersonal und Patienten helfen, Entscheidung über angemessene Gesundheitsversorgung unter spezifischen klinischen Umständen zu treffen» [39].

Interdisziplinäre Versorgungspläne/Critical path: Multidisziplinärer Ansatz, der bestimmt, was die Pflegekraft wann zu tun hat.

14.2 Warum sich mit der Umsetzung befassen?

Die Fakultät des NICHE-Projekts (Nurses Improving Care to the Hospitalized Elderly Project; Projekt der Pflegekräfte zur Verbesserung der Pflege hospitalisierter älterer Menschen) hat sich bei der Entwicklung von Standards zur «*best practice*» (beste Maßnahme) geriatrischer Pflege besonders hervorgetan. Von einer Gruppe landesweit anerkannter Expertinnen und Experten in geriatrischer Pflege entwickelt, konzentrieren sich die NICHE-Protokolle auf die Einschätzung, Prävention und den Umgang mit 13 weit verbreiteten geriatrischen Syndromen, die beim alten Menschen den funktionellen Abbau beschleunigen. Im Gegensatz zu anderen klinischen Leitlinien, orientieren sich die NICHE-Protokolle speziell an den Bedürfnissen älterer Menschen und die Maßnahmen sind überwiegend von Pflegekräften entwickelt.

Wir sind uns jedoch bewusst, dass die Akzeptanz eines Konzepts nicht notwendigerweise garantiert, dass es in ein neues Praxismuster integriert wird. Wie die Pflegestandards, die in krankenhauseigenen Handbüchern und Vorschriftensammlungen in der Zeit zwischen den Visiten der JCAHO (Joint Commission on Accreditation of Health Care Organisations; Gemeinsame Zertifizierungskommission der Gesundheitsorganisationen) Staub ansetzen, sind Pflegerichtlinien bei der Veränderung der Pflegepraxis oder Verbesserung der Pflegeergebnisse nur begrenzt erfolgreich. Die herkömmlichen, von Vorträgen geprägten Fortbildungsmaßnahmen sind weitgehend fruchtlos und bewirken keine Verhaltensänderung der Dienstleister [11]. Wissenschaftliche Untersuchungen haben gezeigt, dass die Verbreitung von Leitlinien an Ärzte durch eine Kombination von Briefsendungen und Publikationen, wie sie auch von der AHCPR und anderen Berufsorganisationen praktiziert wurde, auch nicht die gewünschten Verhaltensänderungen auslösen [12–14]. Dies ist einer der Gründe, warum die AHCPR den Prozess der Entwicklung von Richtlinien für Pflegestandards gestoppt und sich statt dessen entschieden hat, Forschungsarbeiten über den entscheidenden Prozess der Umsetzung zu finanzieren [4]. Man schätzt, dass «90 % der Kräfte der Umsetzung gewidmet sein müssen», ein Einsatz, der die Höhe der «professionellen, administrativen und ökonomischen Hürden» berücksichtigt [15].

14.3 Umsetzungsbedingungen: Die Theorie des gesellschaftlichen Einflusses

Sollen Strategien zur Umsetzung von Richtlinien erfolgreich sein, müssen sie gesellschaftliche Einflüsse und die üblichen Modelle klinischer Entscheidungsfindung berücksichtigen [6]. Voraussetzung ist aber auch das Wissen, auf welchem Weg sich innovative Praktiken in einer Gruppe verbreiten. Der Prozess der «Vermittlung einer Neuerung durch bestimmte Kanäle im Laufe der Zeit unter Mitgliedern eines gesellschaftlichen Systems», ist als Diffusionstheorie bekannt [10] (siehe **Abb. 14-1**).

Die s-förmige Kurve demonstriert, wie eine neue Idee anfangs von einer oder einigen wenigen Personen, den «Innovatoren», aufgegriffen wird. In einem Krankenhaus mögen das erfahrene Pflegekräfte sein, die glauben, dass die Übernahme von Richtlinien hilft, die Versorgung der Patienten zu verbessern. Dann übernimmt die nächste Personengruppe – «Frühanwender» genannt – die Idee. Meist handelt es sich dabei um geachtete und glaubwürdige Meinungsführer innerhalb einer Gruppe von Gleichrangigen. Die Verbreitung der Idee gewinnt an Tempo, wenn die Frühanwender den anderen Gruppenmitgliedern als Rollenmodell zur Verfügung stehen und ihre verbesserte Praxis anderen mitteilen. Diese Informationsverbreitung ist ein sozialer Prozess, der natürlicherweise stattfindet, wenn klinisches Pflegekräfte von den Richtlinien erfahren, überzeugt werden und sie dann anwenden, die neue Praxis schließlich in ihr Handlungsspektrum integrieren und sie auf künftige Anwendung hin auswerten. Obgleich die Gruppe der Frühanwender leicht von einer neuen Praxis zu überzeugen ist, wird sich die große Mehrheit der Gruppe einer Veränderung widersetzen, bis schlagende Beweise vorliegen und der Gruppenzwang keine andere Wahl mehr zulässt.

Die Soziologie geht davon aus, dass «das Verhalten einer Person bewusst oder unbewusst darauf einwirkt, wie sich eine andere Person einer Sache gegenüber verhält, wie sie darüber denkt und was sie empfindet» [16]. Diese Theorie postuliert, dass Entscheidungen und Handlungen in hohem Maße von Gewohnheiten, Gebräuchen, Annahmen, Überzeugungen und Werten, die unter Gleichrangigen herrschen, gelenkt werden, aber auch von der vorherrschenden Praxis, gesellschaftlichen Normen und ökonomischen Zwängen [6]. Wie die einzelne Pflegekraft diese Information einschätzt und umsetzt, ist weitgehend von der Beurteilung und Meinung über eine neue Information abhängig.

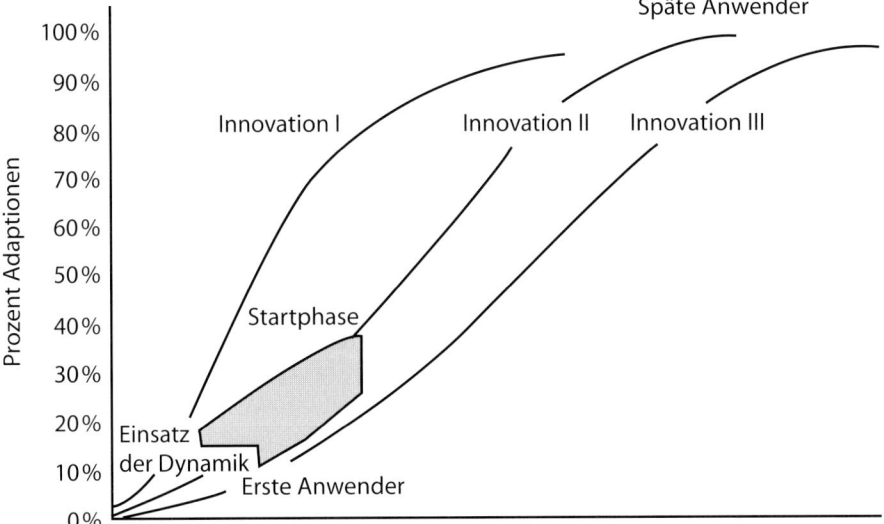

Abbildung 14-1: Die s-förmige Verbreitungskurve. Diese Illustration der vier Bestandteile von Verbreitung (Innovation, Kommunikationskanäle, Zeit und gesellschaftliches System) zeigt die Startphase und Beschleunigung der Übernahme einer Neuerung, wenn interpersonale Netzwerke erreichen, dass eine kritische Masse von neuen Anwendern zustande kommt.

Abdruck mit freundlicher Erlaubnis der The Free Press, ein Unternehmen von Simon & Schuster, Inc. *Diffusion of Innovations*, 4. Ausg. von Everett M. Rogers, Copyright 1995 von Everett M. Rogers. Copyright 1962, 1971, 1983 von The Free Press.

14.4 Welche Faktoren beeinflussen die Anwendung von Richtlinien?

Entscheidend für eine erfolgreiche Umsetzung von Richtlinien sind Strategien, die sich an der Rolle des gesellschaftlichen Einflusses und dem Prozess der Diffusion von Ideen orientieren und dabei realistische Ziele zur Praxisveränderung setzen. Greer [17] bemerkt: «Es gibt keine magischen Kräfte oder Formeln, die bewirken, dass Wissen vom Papier hüpft und zur Praxis wird.» Um klinisches Pflegepersonal zu motivieren, wissenschaftlich erprobtes Wissen in die Praxis umzusetzen, sollten die Verantwortlichen sich auf jene Faktoren konzentrieren, die der Verbreitung eines neuen Praxismusters entgegenstehen oder fördern. Diese Faktoren bestehen aus den Qualitäten der Richtlinie, den persönlichen Merkmalen der professionellen Pflegekraft, den Charakteristiken des Praxisfeldes, den Anreizen, Ausführungsverordnungen und den patientenbezogenen Faktoren [18]. Obwohl einige dieser Faktoren von der für die Umsetzung der Richtlinie verantwortlichen Person nicht beeinflusst werden können, unterstützen das klare Ansprechen und die öffentliche Benennung dieser Faktoren deren Anwendung und erleichtern den Veränderungsprozess deutlich.

Die Wahrscheinlichkeit, mit der eine Richtlinie umgesetzt wird, hängt davon ab, ob sie Vorteile verspricht, von ihrem Umfang, ihrer Verträglichkeit mit bestehenden Regelungen und der Leichtigkeit, mit der sie sich testeten und auswerten lässt (siehe **Tab. 14-2**) [10]. Ist kein unmittelbarer Vorteil einer veränderten Praxis erkennbar, wird die Richtlinie ignoriert werden. Die Verwendung verlässlicher Daten zur Benennung des spezifischen Problembereichs und die klare Formulierung der Bedeutung des Problems, das Pflegepersonal und Verwaltung angeht, ist für die Überzeugungsarbeit entscheidend. So wird z.B. Pflegepersonal, das nicht erkennt, dass ein hoher Prozentsatz der älteren Patienten auf ihrer Station von Nosokomialinfektionen bedroht ist, weil in der Notaufnahmestation Urinkatheter gelegt werden, kaum akzeptieren, dass Inkontinenzprotokolle gebraucht werden.

Tabelle 14-2: Faktoren, die die Umsetzung einer Richtlinie beeinflussen

Vorteil: Welchen Vorteil bringt die Richtlinie verglichen mit der herkömmlichen Praxis?
Komplexität: Wie leicht fügt sich die Richtlinie in die herkömmliche Praxis ein?
Kompatibilität: Wie gut passt die neue Praxis zu den bisherigen Erfahrungen, Werten und bestehenden Überzeugungen des Pflegepersonals?
Machbarkeit: Wie leicht kann die Pflegekraft die Richtlinie an einem Patienten erproben?
Erkennbarkeit: Sind die Verbesserungen oder Veränderungen der Praxis von der Pflegekraft schnell oder leicht festzustellen?

Die Richtlinie muss klar formuliert, relativ leicht verständlich und genau sein und soll nur die charakteristischen Grundzüge enthalten. Sie muss der praktisch arbeitenden Pflegekraft leicht zugänglich sein. Demzufolge wird die Anwendung der Richtlinie gefördert, wenn sie nicht in einem Handbuch hinter dem Schreibtisch im Stationszimmer aufbewahrt wird, sondern an einem leicht erreichbaren Ort auf markierten Karteikarten oder Checklisten verfügbar gemacht wird. Darüber hinaus muss sich die Richtlinie – so weit wie irgend möglich – mit den früheren Erfahrungen einer Person decken oder mit den vorhandenen Überzeugungen und Wertvorstellungen übereinstimmen. Ist eine Pflegekraft nicht davon überzeugt, dass ein anderer verhaltenstherapeutischer Ansatz oder eine Modifikation des Umfelds einen agitierten Patienten beruhigen kann, werden wahrscheinlich chemische oder körperliche Maßnahmen zur Ruhigstellung die Mittel der Wahl bleiben.

Eine gute Richtlinie muss leicht umgesetzt werden können und dem Pflegepersonal schnell beweisen, dass sie die Patientenversorgung verbessert. Eine Richtlinie, die dazu dient, Pflegekräften das Erkennen eines klinischen Problems zu ermöglichen, um dann selbst die entsprechenden Veränderungen im Behandlungsplan des Patienten vorzunehmen, wird vermutlich länger in Gebrauch bleiben als eine Richtlinie, die von der Hinzuziehung anderer Personen abhängig oder deren Auswirkung schwer einzuschätzen ist. Schließlich erleichtert die Möglichkeit, die Anwendung der Richtlinie in der Praxis zu beobachten und der Austausch mit anderen Personen, die sich die neue Praxis zu eigen gemacht haben, ihre Akzeptanz. Grilli und Lomas haben die Forschungsergebnisse von Rogers [10] über 23 Versuche zur Effektivität der Verbreitung von ärztlichen Verhaltensrichtlinien ausgewertet und festgestellt, dass relativ unkomplizierte Richtlinien, die vom Kliniker beobachtet oder ausprobiert werden können, tendenziell besser übernommen werden [19].

Unsicherheit über den Wert und den Nutzen der Richtlinie beeinflusst, bis zu welchem Grad sich jemand auf die Meinung anderer Gruppenmitglieder verlässt, bevor er sich eine eigene Meinung über die Richtlinie bildet. Je größer die Unsicherheit über die Nützlichkeit der Richtlinie, desto stärker werden die Haltungen und Überzeugungen einer Person von gleichrangigen Gruppenmitgliedern beeinflusst [20]. Deshalb können die Versuche, eine Richtlinie umzusetzen, von einem Meinungsführer – etwa einer Pflegedienstleitung, die nichts von der Anwendung der Richtlinie hält oder sie nicht unterstützt – behindert werden.

14.5 Welche Hindernisse können der Umsetzung einer Richtlinie entgegen stehen?

Es hat sich als schwierige Aufgabe erwiesen, das Verhalten von Personen, die im Gesundheitswesen tätig sind, zu verändern, selbst wenn ausgezeichnete Richtlinien zur Verfügung stehen. Sie erfordert «komplexe verhaltensorientierte Interventionen auf der Mikro-Ebene» [12]. Von der einzelnen Richtlinie unabhängige Faktoren können die Möglichkeit, Praxismuster zu verändern, beeinträchtigen. Sie sind schwerer zu beeinflussen und können, sofern sie nicht frühzeitig erkannt und bearbeitet werden, den Umsetzungsprozess untergraben. Die Richtlinie muss die relevanten Merkmale der in der Gesundheitsversorgung tätigen Person berücksichtigen, wie Alter, Land, Ausbildungsort und Kenntnis des von der Richtlinie betroffenen Gebiets. Ferner gibt es eine Reihe irrationaler Kräfte, wie Angst vor Veränderungen oder Vorbehalte gegen jede Abweichung von der Routine, die auch eine durchaus erwünschte Veränderung hartnäckig verhindern. Widerstand gegen Veränderung kann auch aus der Psychologie und Lebenserfahrung der einzelnen Person erwachsen, aus persönlichem Ehrgeiz und Neidgefühlen, dem Drang nach Anerkennung, der Autonomie oder egoistischen Vereinnahmung jeder Veränderung [21]. Allerdings gibt es auch die Vermutung, dass Pflegekräfte Richtlinien ganz allgemein mit Vorbehalten begegnen. Mulhall u. a. [22] haben dieses Phänomen untersucht und festgestellt, dass Pflegekräfte überwiegend meinen, Richtlinien wären einfach zu starr, um der Verschiedenheit der Patienten und deren Pflegebedürfnissen gerecht zu werden, sie wären nicht mit dem ganzheitlichen Ansatz oder dem individualisierten Weg der Patientenversorgung zu vereinbaren, oder stellten die Art, wie Pflegekräfte meinen, erfahrungsgemäß am besten zu arbeiten, in Frage.

Manchmal stehen der Grad der Unterstützung durch die Verwaltung und lokale Zwänge, wie ungenügende Ressourcen und begrenztes Personal, der praktischen Umsetzung von Neuerungen im Weg. Als Dreh- und Angelpunkt für die Anwendung erprobter Praktiken hat sich das Engagement der Pflegedienstleitungen erwiesen [23]. Ohne die Anteilnahme und Unterstützung der mittleren und oberen Verwaltungsebene sind praktisch arbeitende Pflegekräfte nur begrenzt fähig, erprobte und bewährte Richtlinien in ihr Tun zu integrieren. In einer Studie über Hindernisse bei der Integration von Forschungsergebnissen in die tägliche Praxis nannten Pflegekräfte 28 Punkte. Acht der ersten zehn Punkte bezogen sich auf die Arbeitsbedingungen und die von der Verwaltung bestimmten Organisationsabläufe, nannten den Mangel an Autorität, eine Praxisveränderung durchzusetzen, Zeitmangel, mangelnde Unterstützung durch andere Teammitglieder und die Ärzteschaft sowie die Weigerung der Verwaltung, die Umsetzung zu erlauben [24].

Der Geist des Hauses, seine Regelungen, Haltungen und Überzeugungen, müssen den Prozess der Übernahme und Anwendung einer Richtlinie aktiv unterstützen. Das bedeutet, dass die zur Umsetzung benötigte Zeit zur Verfügung gestellt wird, aber auch der Zugang zu spezialisierten Beratungspersonen, zu Dokumentationssystemen und Kommunikationsprozessen, die den neuen Pflegestandard unterstützen. Die interne Kultur der Einrichtung muss das aktive Engagement der Mitarbeiterinnen und Mitarbeiter fördern, insbesondere den kritischen Auswertungs- und Modifikationsprozess. Schließlich muss die Pflegedienstleitung darüber wachen, dass das Personal den neuen Pflegestandard auch tatsächlich gewährleistet.

Finanzielle oder berufliche Anreize, wie öffentliche Anerkennung bei besonderer Leistung, Aufstieg innerhalb der Klinikhierarchie oder die Vergabe von Sonderprämien, können die Übernahme von Richtlinien fördern und sind eine hervorragende Methode, um zu beweisen, dass die Institution die Anwendung von Richtlinien unterstützt. Auch die Angst vor juristischer Haftbarkeit kann den Veränderungsprozess behindern. Da Richtlinien Pflegekräfte lediglich anleiten, bestimmte Pflegestandards zu erreichen, wird die juristische Haftbarkeit der klinisch tätigen Pflegekraft verringert, wenn eine Richtlinie lediglich als Pflegeempfehlung betrachtet wird, nicht als Grundsatz oder Richtlinie der Institution [25]. Sorgfältige Dokumentation, dazu Unterweisung und Überwachung der nicht-examinierten Hilfskräfte, tragen dazu bei, die klinische Pflegekraft vor der Anschuldigung zu schützen, dass sie Pflegestandards nicht einhält [25]. Schließlich werden Richtlinien, deren Themen von Überwachungsbehörden bestimmt sind, bereitwilliger umgesetzt als solche, die sich an Patientenfaktoren orientierten, wie z. B. leicht erkennbare klinische Probleme oder Verbraucherwünsche. Richtlinien zur Reduzierung freiheitsbeschränkender Maßnahmen wurden erwiesenermaßen in NICHE-Piloteinheiten etwas leichter umgesetzt, was teilweise auf die verbindlichen Vorgaben der JCAHO zurückzuführen ist. Um die Akzeptanz von Richtlinien zu fördern, die den Standard der Pflegepraxis für geriatrische Patienten verbessern, muss eine effektive Umsetzungsstrategie jede dieser Variablen berücksichtigen.

14.6 Umsetzungsstrategien

Mit verschiedenen Umsetzungsstrategien wurde ausprobiert, wie sich das Verhalten von im Gesundheitswesen tätigen Personen verändern lässt. Da sich herausgestellt hat, dass die Verbreitung oder Verteilung von gedrucktem Material relativ ineffektiv ist, die erwünschten Verhaltensänderungen also nicht hervorbringt, ist dies bei erfolgreichen Umsetzungsstrategien selten der erste Schritt. Die effektiveren Strategien bedienten sich aktiver Kommunikation und versuchten, die Hindernisse zu erkennen und zu überwinden, indem sie administrative Techniken und Fortbildungsmaßnahmen einsetzten, die sich an den spezifischen Gegebenheiten der Institution orientierten. Diese Interventionsstrategien dienen der Verstärkung der Richtlinien und führen schließlich dazu, dass sie von den Verantwortlichen angenommen und umgesetzt werden. Sie umfassen Schulungen und Strategien der gesellschaftlichen Einflussnahme, wie den Einsatz von Meinungsführern, Nachbesprechungen, Bilanzierung und theoretische Erläuterungen. Schriftliche Leitlinien gelten als Sekundärinterventionen, wenn sie als Referenzmaterial für einen Personenkreis eingesetzt werden, der mit dem Veränderungsprozess bereits vertraut ist. Sie können auch als vorläufiges Schulungsmaterial für neues Personal verwendet werden, während es auf formale oder informale Anweisungen zum Gebrauch von Richtlinien wartet.

In einer Untersuchung der Effektivität von Schulungsmaßnahmen kamen Davis und Taylor-Vaisey zu der Erkenntnis, dass Sekundärinterventionen meist in drei Kategorien eingeteilt werden können [18]. Als schwache Interventionen gelten solche, die geringen Einfluss auf das Verhalten der Praktiker haben und umfassten die unangeforderte Zusendung von Informationsmaterialien und die üblichen medizinischen Fortbildungsmaßnahmen, wie formelle Konferenzen, didaktische Kurse, Symposien, Workshops und Kleingruppengespräche. Als mittelmäßig effektiv stellten sich Interventionen heraus wie praxisbegleitende Auswertungsgespräche und Nachbeurteilungen innerhalb der Kollegenschaft oder durch Meinungsführer. Unter die relativ starken Interventionen fallen verschiedene Erinnerungssysteme und theoretische Erläuterungen, die als Beeinflussung von beruflichen Meinungen durch gezielte, individualisierte Einzelschulung bezeichnet werden [18].

Theoretische Erläuterungen haben sich bei der Veränderung von Verhaltensmustern von Anbietern pflegerischer Dienstleistungen als sehr effektiv erwiesen. Da diese Bemühungen jedoch zeitaufwendig und teuer sind sowie relativ wenige Personen betreffen, ist diese Strategie schließlich doch eine relativ ineffiziente Methode zur Umsetzung von Pflegerichtlinien. Praxiorientierte Interventionen, besonders wenn sie Schulungsmaterial für die Patienten beinhalten, begleitende Auswertungsgespräche und Nachbeurteilungsmechanismen sowie Gedächtnisstützen (z. B. Poster und kleine Merkkarten für die Tasche) haben sich bei der Einführung neuer Praxismuster ebenfalls bewährt. Der Einsatz mehrerer Interventionen erhöht die Wahrscheinlichkeit einer effektiven Umsetzung noch zusätzlich [18].

Das Bemühen um eine verbesserte klinische Praxis, durch die Umsetzung von Richtlinien, wird ferner durch fortlaufende Praxisanleitungen und Maßnahmen zur Qualitätssteigerung unterstützt [26]. Da Richtlinien den Entscheidungsablauf jeder einzelnen Pflegekraft positiv beeinflussen sollen, ist maßgeblich, dass der Prozess der Protokollumsetzung in die Anstrengungen zur Qualitätsverbesserung einer Institution integriert wird. Neustrukturierung/Neuordnung geht über die fortlaufende Qualitätsverbesserung hinaus, denn sie untersucht die wichtigsten Arbeitsabläufe einer Organisation und verändert diese dramatisch. Sie lässt besonders große Veränderungen in Institutionen erwarten, die sich in der Vergangenheit als besonders starr erwiesen haben [26].

14.7 Institutionelle Gegebenheiten und geeignete Strategie

Welche Strategie die meisten Verhaltensänderungen hervorbringt ist vom Typ der Person, den betroffenen Technologien und den jeweiligen institutionellen Gegebenheiten abhängig [27]. Die NICHE-Richtlinien wurden zwar ursprünglich für Akutpflegeeinrichtungen erarbeitet, können jedoch leicht den Bedürfnissen alter Menschen in anderen Situationen angepasst werden. Effektive Umsetzungsstrategien sollten variabel sein und sich an die Art der Einrichtung, in der die Richtlinie eingeführt werden soll, anpassen. Mittmann u. a. [6] untersuchten in drei verschiedenen Typen von Gesundheitseinrichtungen effektive Strategien des gesellschaftlichen Einflusses, die zur Umsetzung von Leitlinien führten: interpersonale Situationen mit individuellen oder kleinen Gruppen; mittelgroße, aber verbundene Gruppen, die überzeugt werden können und große, verstreute oder zersplitterte Gruppen. Einzelpersonen oder kleine Gruppen sind über einen interpersonalen Ansatz erreichbar. Hier hat sich der Einsatz individueller Personen bewährt, die die Veränderung jedem Einzelnen oder mehreren ausgewählten Klinikern nahe bringen.

In mittelgroßen Gruppen, deren Mitglieder eng miteinander interagieren und verbunden sind, wie z. B. auf den Pflegestationen eines Krankenhauses und in Praxisgemeinschaften von Ärzten verschiedener Fachrichtungen, hat eine Strategie der schrittweisen Überzeugung von Meinungsführern, der mittleren Managementebene und schließlich des gesamten Personals wohl die besten Erfolgsaussichten. In dieser Art von Institution können die NICHE-Richtlinien vom Pflegepersonal am besten umgesetzt werden; hier ist die angemessene Berücksichtigung von Gruppennormen entscheidend.

Für Mitglieder von sehr großen Gruppen oder Berufsorganisationen, die, oft aufgrund der geographischen Lage, zersplittert und verstreut sind, sind die Medien das Mittel der Wahl. Solche Gruppen sind beispielsweise die American Nurses Association und die American Medical Association. Für diese Gruppen gilt die Verbreitung von Information auf postalischem Weg bislang als die vernünftigste Art, alle Mitglieder zu erreichen. Obwohl neue Informationen zu relativ niedrigen Pro-Kopf-Kosten an die einzelnen Mitglieder gelangen, darf angesichts der nur sehr beschränkt verhaltensverändernden Wirkung von schriftlichem Material die tatsächliche Kosteneffektivität angezweifelt werden.

14.8 Der Einsatz spezifischer Strategien gesellschaftlicher Einflussnahme zur Förderung der Umsetzung

Strategien der gesellschaftlichen Einflussnahme wurden in Institutionen, die schrittweiser Überzeugungsarbeit zugänglich sind, wie etwa Krankenhäusern, zur Umsetzung klinischer Richtlinien erfolgreich eingesetzt. Sie richten sich an Meinungsführer, umfassen Leistungsverbesserung, Studiengruppen, Pflegebesprechungen sowie die Beteiligung an der Entwicklung von Leitlinien und wurden von der NICHE in verschiedenen Einrichtungen in unterschiedlicher Intensität mit relativem Erfolg eingesetzt.

Meinungsführerstrategien bedienen sich einflussreicher, geachteter Einzelpersonen, die das erwünschte Verhalten modellhaft vorleben und neue Information, mit dem Ziel der Veränderung klinischer Praxis, weitertragen. Wenn Meinungsführer die Übernahme eines NICHE-Protokolls fördern wollen, versuchen sie die Kollegenschaft zu überzeugen, dass die vorgeschlagene Veränderung dem aktuellen Standard wissenschaftlich abgesicherter Maßnahmen entspricht und der bisherigen Praxis überlegen ist. Die medizinische Literatur kennt zahlreiche Studien, die Beweise für die Effektivität von klinischen Meinungsführern erbringen. Die Einbindung der örtlichen medizinischen Direktion ist der wichtigste Faktor, wenn es um Verhaltensänderungen von Ärzten geht [2]. Die interpersonelle Kommunikation mit Gleichrangigen ist in Institutionen, die schrittweiser Überzeugung zugänglich sind, der entscheidende Faktor zur Verhaltensbeeinflussung und verstärkte Kommunikation auf dieser Ebene die wichtigste Einzelstrategie zur Förderung der Umsetzung von Leitlinien [10].

In Einrichtungen der NICHE kann die Einbindung pflegerischer Meinungsführer, einschließlich von außen kommender Expertinnen und Experten, den Grad der Umsetzung von Richtlinien deutlich steigern. Die Unterstützung von Teammitgliedern mit anerkannt großer Pflegeerfahrung oder einer örtlich bekannten Pflegeexpertin, z. B. einer Lehrkraft für Krankenpflege, kann die Begeisterung für Praxisverbesserungen anfachen und den Umsetzungsprozesses in Schwung bringen. Im Vertrauen auf diese Strategie bedachte die John A. Hartford Stiftung die American Geriatric Society mit 1,9 Millionen Dollar, die teilweise eingesetzt werden sollen, Meinungsführer auszubilden und dadurch die klinische Pflege alter Menschen zu verbessern. Beim Modell der geriatrischen Pflegeberatung haben die Altenpflegefachkräfte eine Schlüsselrolle als klinische Meinungsführer inne, indem sie die Kollegenschaft schulen, das erwünschte Verhalten vorleben und schließlich eine Veränderungen der klinischen Praxis herbeiführen [28]. Neben Meinungsführern müssen Krankenhäuser Personen finden, die «Organisationstalente sind und den Prozess über bürokratische Hindernisse hinweg vorantreiben können und willige Schlüsselpersonen, die die Veränderung tatsächlich herbeiführen» [17].

Multidisziplinäre Anstrengungen zur Leistungsverbesserung, wie ein umfassendes Qualitätsmanagement, ist eine systematische und hoch effektive Methode zur Umsetzung neuer Pflegestandards. Sie haben den zusätzlichen Vorteil, dass innerhalb der Organisation die Unterstützung für die Institutionalisierung der Richtlinie wächst. Die Bildung von Studiengruppen, die sich mit einem bestimmten Qualitätsmerkmal befassen und aus Personen einer bestimmten Berufsgruppe bestehen, ist ein weniger formaler Weg zur Leistungsverbesserung und Veränderung. Dieses Vorgehen fördert bei den Gruppenmitgliedern ein Gefühl von Eignerstolz, das die gegenseitige Beeinflussung erleichtert und die Entwicklung neuer Verhaltensnormen erleichtert. Multidisziplinäre Teambesprechungen über Patientenpflege bieten eine weitere Gelegenheit, durch Prozesse der gesellschaftlichen Einflussnahme das Personal wirkungsvoll fortzubilden, «best practice» vorzustellen, Gruppenbeteiligung zu verstärken und Verhalten zu beeinflussen. Pflegeteambesprechungen sind ein wesentlicher Bestandteil des geriatrischen Pflegemodells und werden in jedem NICHE-Projekt durchgeführt, um so die Probleme alter Menschen besser zu bewältigen.

Schließlich ist die Beteiligung an der Entwicklung von Leitlinien oder deren Überprüfung ein Prozess der gesellschaftlichen Einflussnahme, der die Basis einbindet und ihr ermöglicht, die jeweilige Richtlinie zu beurteilen und gegebenenfalls zu modifizieren. Die aktive Beteiligung praktisch arbeitender Pflegekräfte von Anfang an fördert ein Gefühl von Besitzerstolz und Ehrgeiz, das für gute Ergebnisse unabdingbar ist [29]. Wenn das Personal erkennt und versteht, dass Veränderungen der Praxis notwendig sind und beim Aufspüren und Umsetzen von Lösungen beteiligt ist, wird es leichter zu einem Konsens finden und ein Gefühl von Verantwortung für die Übernahme und Beibehaltung praktischer Veränderungen entwickeln. Eine Auswertung von Umsetzungsstrategien für Pflegequalitätssysteme, definiert als «jedes spezifische Bemühen oder Instrument, das zur Beurteilung von Qualität eingesetzt werden kann», hat gezeigt, dass ein Gefühl von Ehrgeiz/Besitzerstolz und der Wille zur «verbesserten Praxis» die beiden entscheidenden Faktoren waren, die bestimmten, wie bereitwillig Veränderungen von der klinischen Basis akzeptiert wurden [29]. Harvey und Kitson haben untersucht, wie gut das klinische Personal das System akzeptierte, aber auch die «tatsächlichen Auswirkungen auf die Qualität der Patientenpflege» und kamen zu dem Schluss, dass «Qualitätsbewusstsein und Ehrgeiz der Basis und die von oben kommende Unterstützung für Aktion und Veränderung» die wichtigsten Faktoren waren [29]. Das bedeutet: 1. die Schaffung einer Atmosphäre, die sinnvolles Engagement des klinischen Personals an der Basis fördert und ein Gefühl von Eignerstolz und Verantwortung begünstigt, und 2. ein starkes administratives Engagement mit einem Mechanismus, der die Kliniker mit konstruktiven Rückmeldungen versorgt.

Obwohl die Beteiligung der Praktiker für den Erfolg des Umsetzungsprozesses unerlässlich ist, hat sich herausgestellt, dass ihre Beteiligung allein noch keine Veränderung der Praxismuster sicherstellt [6]. Entscheidender für die effektive Umsetzung einer Richtlinie ist die Methode zur Verbreitung der Ergebnisse der Arbeitsgruppe und der Einsatz verschiedener Interventionsstrategien.

14.9 Der Prozess der Richtlinienumsetzung: So kann er gelingen

14.9.1 Identifikation des Problems und der Umsetzungsressourcen

Die Einführung neuer klinischer Praktiken setzt einen interaktiven Prozess voraus, der sich mehr auf die Verbesserung von Abläufen konzentriert, als auf Leistungssteigerung des Einzelnen [30]. Strategien zur Leistungssteigerung können allerdings ein ausgezeichnetes Vehikel zur Umsetzung von Richtlinien sein, wenn sie als Lösung für ein klinisches Problem betrachtet werden. Ein solches Modell, das in der Akutpflege eingesetzt wurde, ist der von der JCAHO entwickelte 10 Schritte-Prozess zur Evaluierung pflegerischer Versorgung [31]. Ferner gibt es die Qualitätssicherungsmethode von Juran, die bei einem Sturzpräventionsprotokoll eines NICHE-Pilotprojekts erfolgreich eingesetzt wurde [32].

Ungeachtet der ausgewählten Methode zur Förderung der Umsetzung einer Richtlinie müssen immer vier Schritte vollzogen werden. Die Institution muss erst einmal erkennen, dass ein Problem besteht, dann feststellen, dass die Praxisrichtlinie die Lösung darstellt, die Lösung umsetzen und schließlich institutionalisieren [27]. Soll eine Veränderung der Pflegepraxis eintreten, ist der erste, wichtigste Schritt die Erkenntnis, dass eine Diskrepanz zwischen der bisher in der Einrichtung üblichen Praxis und der möglichen oder erwünschen Praxis besteht [33]. Die Erkenntnis, dass eine Veränderung notwendig ist, kann sich innerhalb der Institution einstellen, durch Erwartungen des Personals oder aufgrund von Leistungsziffern der Verwaltung, aber auch von außen kommen, durch die Kommune oder eine Aufsichtsbehörde. Während dieser Phase wird das spezifische klinische Problem identifiziert, definiert und detailliert beschrieben. Durch Überprüfung der bisherigen Praxis, der Qualitätssicherung und finanziellen Daten wird bestimmt, welche Bereiche Priorität haben. Darüber hinaus erleichtert die Einschätzung des

Grundwissens und der Einstellungen und Haltungen des Pflegepersonals sowie das Benennen geriatriespezifischer Bedürfnisse die Darstellung des Problems und den organisatorischen Einstieg.

Wenn sich die Einsicht durchgesetzt hat, dass der Pflegestandard tatsächlich verbessert werden kann, beginnt die Phase der Identifikation. Dies ist der Zeitraum der Sammlung und Aufbereitung entsprechender Informationen, der Herstellung von Gruppenkonsens und Entwicklung von Strategien zur Überwindung von Hindernissen. In dieser Phase wird die Richtlinie entwickelt oder überarbeitet, kritisiert oder modifiziert, werden die handlungsleitenden Grundgedanken geriatrischer Pflege entwickelt und von der Institution übernommen sowie die organisatorische Einbindung gefestigt. Ist die entsprechende Richtlinie erstellt oder entworfen, soll das Personal befragt werden, was ihm an der Richtlinie gefällt oder nicht gefällt. Dann muss ein Auswahlverfahren entwickelt oder ein Kriterium gefunden werden, das Patienten bestimmt, die von der Richtlinie profitieren könnten. Fallbesprechungen und geriatriespezifische Pflegeeinschätzungen durch besondere Hinweiskärtchen, wie die vom ersten Geriatrischen Beratungspflegemodell [28] entwickelte SPICES-Gedächtnisstütze, sind Beispiele von Auswahlverfahren, die in NICHE-Pilotprojekten Anwendung fanden. Die SPICES-Karte erinnert das Personal daran, auf folgende weit verbreitete Probleme zu achten und zu reagieren: *Skin breakdown* (Hautschädigungen, Dekubitus), *Poor nutrition* (Unterernährung), *Incontinence* (Inkontinenz), *Confusion* (Verwirrtheit), *Evidence of falls* (Sturzhinweise) und *Sensory deficits* (sensorische Defizite) sowie funktioneller Abbau. Die Identifikation umfasst auch die Überprüfung der institutionellen Verfahrensweisen und die Anpassung des Umsetzungsprozesses an die praktischen lokalen Bedürfnisse und Gegebenheiten [34]. Da Protokolle Leitlinien sind und keine verbindlich vorgeschriebenen Pflegestandards, die jedem Patienten individuell angepasst werden, muss überlegt werden, wie die Umsetzung dieser spezifischen Maßnahmen und die entsprechende Reaktion des Patienten am besten dokumentiert werden kann.

Die an der Umsetzung arbeitenden Personen sollten ferner klären, ob das erkannte klinische Problem auf ungenügende Entscheidungsvorgaben durch die Anbieter und/oder auf organisatorische Systeme und Prozessprobleme zurückzuführen ist [27]. Besteht das Problem hauptsächlich in einem Mangel an Bewusstsein, richten sich die Maßnahmen logischerweise auf die Identifikation und angemessene Artikulation von Problemen durch den Einsatz von Daten über den Leistungsstand. Wissensdefizite werden am besten direkt vor Ort durch kreative Schulungsprogramme und Strategien der gesellschaftlichen Einflussnahme behoben, die sich an der jeweiligen Station orientieren. Suchen Sie dort, wo Widerstand gegen Veränderung offenbar ein Hindernis darstellt, nach den unwilligsten Personen, überzeugen Sie diese, halten Sie sie auf dem Laufenden und führen Sie – da angeblich für die Pflege oft zu wenig Zeit ist – Zeitmanagementstrategien ein. Wenn es Probleme mit den organisatorischen Vorgaben und Prozessen gibt, ist es möglicherweise wichtiger, einen Auswahlmodus zu entwickeln und anzuwenden, um die richtigen Patienten herauszufinden, Dokumentationsbögen, Kommunikationsformen und Schulungsmaterial für Patienten zu modifizieren oder zu entwickeln und ein System zur Gedächtnisstütze zu kreieren.

Oft ist es angezeigt, in der Phase der Identifikation oder Akzeptanz ein Treffen klinischer und administrativer Führungskräfte aus allen Disziplinen zu organisieren. In diesem Team müssen die richtigen Personen vertreten sein, d. h. Leute, die tatsächlich den Schwung haben, das zeit- und energieaufwendige Projekt weiter zu treiben. Zahl und Fachrichtung der einzelnen Teammitglieder sind nicht so wichtig wie ihre Fertigkeiten, Erfahrung, ihr Fachwissen und Engagement [35]. Besonders wichtig ist die Einbindung des ganz normalen Pflegedienstes in die Umsetzung von Pflegerichtlinien für ältere Menschen. Denn sie sind es schließlich, die mit den Ergebnissen der Veränderung leben müssen. Auch der Träger der Einrichtung muss die Teammitglieder angemessen unterstützen, was bedeutet, die nötigen Ressourcen zur Verfügung stellen, ein Belohnungssystem oder eine spezielle Schulung anbieten, die sie zur Erfüllung der Aufgabe brauchen. In dieser Phase müssen Mitstreiter gesucht und so weit wie möglich eingebunden werden und Personen, die dem Projekt ablehnend gegenüber stehen, erkannt und für die Sache gewonnen werden. Gilmore bezeichnet den Vorgang, bei dem alle Schlüsselpersonen gesammelt werden, die «Inventarisierung der Mitspieler». Sie werden dann eingestuft in solche, die dem Projekt positiv gegenüber stehen, und solche, die es ablehnen. Ein weiteres Kriterium ist ihr Rang innerhalb der Organisation und ihre Macht, die Ergebnisse der Richtlinie zu beeinflussen. Mit diesen Informationen können dann Strategien zum effektivsten Einsatz aller «Mitspieler» entwickelt werden [36].

14.9.2 Die Phasen der Umsetzung und Institutionalisierung

Ziel der Umsetzungsphase ist die Entwicklung einer guten Zusammenarbeit, die sicherstellt, dass das Protokoll bei den Zuständigen tatsächlich einen praktischen Niederschlag findet. Die größte Herausforderung während dieser Phase besteht in der Überzeugungsarbeit. Die Kliniker müssen begreifen, dass die Übernahme einer Richtlinie erst der Beginn des Prozesses ist und die pflegerische Versorgung der Patienten nicht allein durch die Aufnahme der Richtlinie ins Stationshandbuch verbessert wird. Je nach lokalen Gegebenheiten müssen Strategien der gesellschaftlichen Beeinflussung eingesetzt werden, um schriftliche und verbale Informationen zu verbreiten, das Personal zu schulen, das medizinische Dokumentations- und Informationssystem zu verändern, Anreize und Gedächtnisstützen zu entwickeln, fortlaufend den Stand der Entwicklung mitzuteilen und den Erfolg der Richtlinie auszuwerten. Ziehen Sie alle verfügbaren Mittel der Verbreitung in Betracht: Schriftliche Information in Mitteilungsblättern und auf Infotafeln, kleine, plastifizierte Kärtchen für die Tasche, Poster und Spickzettel oder Algorythmen für die Station oder die Krankenakte. Erwähnen Sie die Richtlinie bei jeder Gelegenheit, etwa bei Personalversammlungen, Einzelgesprächen, Fallbesprechungen und im Übergabebericht bei Schichtwechsel. Entwerfen Sie ein zielgruppenorientiertes Schulungsprogramm, das sich an dem jeweiligen Wissensstand und der vorhandenen Einstellung orientiert, arbeiten Sie mit Methoden der Erwachsenenbildung und Strategien des Kreativen Lernens, wie Sensibilitätstraining, Kleingruppengesprächen, Einzelfallpräsentationen und verschiedene Medien. Ferner darf die Information neuer Mitarbeiter und kurzfristig als Springer in der Pflege eingesetzter Personen nicht vernachlässigt werden, weil der Informationstransfer bei der ersten Begegnung einer Person mit einem neuen gesellschaftlichen Umfeld stattfindet [6].

Ein letzter, doch entscheidender Bestandteil der Umsetzungsphase ist der Evaluierungsplan zur Überwachung und Auswertung der Praxis und fortlaufenden Information des Personals über die Auswirkung der Richtlinie auf die pflegerische Versorgung der Patienten. Bei der Entwicklung eines Evaluierungsplans sollten Daten der fortlaufenden Qualitätssicherung und der Anwendungsbeurteilung berücksichtigt werden. Maßnahmen zur Beurteilung von Ergebnissen müssen Zweck und Ziele der Richtlinien beachten und sollten sowohl Patientenresultate als auch den Grad der Mitwirkung des Personal umfassen. Zweckmäßige und konstruktive Rückkoppelung darf nicht nur einer bestimmten Zielgruppe zugute kommen, sondern muss das gesamte Pflegepersonal umfassen, auch andere Fachrichtungen, ungelernte Kräfte und Aushilfen [29].

Schließlich ist das Protokoll so weit gediehen, dass es institutionell verankert oder in die alltäglichen Organisationsabläufe integriert werden kann. Soll die neue Richtlinie voll in die Pflegepraxis eingebunden werden, muss sie neuen Mitarbeitern erklärt und begründet, die Ergebnisse fortlaufend ausgewertet und der Prozessablauf gegebenenfalls modifiziert werden.

14.10 Wichtige Merkpunkte zur effektiven Umsetzung von Richtlinien

Kaluzny geht davon aus, dass erfolgreiche Umsetzungsstrategien bestimmte Merkmale aufweisen. Diese sind:

– Klarheit über den jeweiligen Bereich der Analyse auf Seiten der Anwender
– Eine stufenweise Umsetzung, keine plötzliche
– Investition von Zeit und Energie in ein festgestelltes Leistungsdefizit

– Geschickter Umgang mit Befürwortern und Gegnern
– Schaffung von Grundvoraussetzungen
– Orientierung an der Theorie der kleinen Erfolge
– Umsetzung, die auf vorhandene und entstehende Kontrollmechanismen baut,
– Aktives Problem- und Situationsmanagement [26]

Institutionen sollten bereit sein, ihre Leistungsstärke insgesamt zu erfassen und zu verbessern, nicht nur die individuelle Leistung. Da jedes Stadium des Umsetzungsprozesses unterschiedliche Anforderungen stellt, ist es gut zu erkennen, in welchem Prozessstadium angemessenere Strategien zur leichteren Übernahme und Überwindung von Hindernissen entwickelt werden müssen. Es muss genügend Zeit und Energie in die Feststellung von Leistungsdefiziten und Identifikation innerer Hindernisse investiert werden. Dieses Vorgehen fördert ein starkes, anhaltendes Engagement der Institution für eine Veränderung.

Die Umsetzung wird zum Problem, wenn sich nicht das richtige Team zusammenfindet, das sich die Richtlinie zu eigen macht und ein starkes Arbeitsbündnis schließt, um die Herausforderungen zu bewältigen, die sich täglich bei der praktischen Anwendung der Richtlinie stellen. Suchen Sie die Meinungsführer und binden Sie diese ein, die Führungskräfte und veränderungsbereiten Persönlichkeiten, aber auch die Gegner des Plans. Sichern Sie sich die Zuarbeit von Verbänden und Gesellschaften, wie der Gesellschaft zur Sicherung der Pflegequalität und von Beurteilungskomitees der Basis.

Ihre Legitimierung kann die Akzeptanz erleichtern, den Druck auf die klinischen Vorkämpfer mildern und vielleicht potentielle Gegner abschrecken [26]. Schließlich, zeigen Sie sich aktiv und für alle sichtbar nach Kräften bemüht. Nutzen Sie kleine Erfolge zur Gewinnung weiterer Unterstützung, machen Sie das Erreichen kleinerer Ziele frühzeitig öffentlich und sorgen Sie für fortlaufende Rückkoppelung, sowohl mit den Umsetzern als auch den Entscheidungsträgern. Die Umsetzung einer Richtlinie ist ein gewaltiges Unterfangen, das jedoch jeden Einsatz lohnt.

14.11 Zusammenfassung

An den Bedürfnissen alter Menschen ausgerichtete klinische Praxisrichtlinien sind in hohem Maße geeignet, die pflegerische Versorgung zu verbessern, indem sie klinische Entscheidungen fördern, die sich an bewährten geriatrischen Pflegestandards orientieren. Trotzdem werden sie leicht als zusätzliche Bürde für das bereits überlastete Personal betrachtet, wenn sie nicht von administrativen Anstrengungen und einer umfassenden organisatorischen Strategie begleitet werden.

Jede Organisation muss der Umsetzung einer Richtlinie genau so viel Aufmerksamkeit widmen wie ihrem Inhalt und hoch spezifische, auf die lokalen Gegebenheiten bezogene und gezielte Anstrengungen zur Entwicklung, Verbreitung, Angleichung, Evaluierung und Übernahme geriatrischer Pflegestandards unternehmen.

Literatur

1. Brook RH. Practice guidelines and practicing medicine. Are they compatible? [see comments]. JAMA. 1989; 262: 3027–3030.
2. Wise CG, Billi JE. A model for practice guideline adaption and implementation: Empowerment of the physician [see comments]. Jt Comm J Qual Improv. 1995; 21: 465–476.
3. Browman GP, Levine MN, Mohide EA, et al. The practice guidelines development cycle: A conceptual tool for practice guidelines development and implementation. J Clin Oncol. 1995; 13: 502–512.
4. Berg A, Atkis D, Tierney W. Clinical practice guidelines in practice and education. J Gen Intl Med. 1997: 12: S25–S33.
5. Jacox AK, Carr DB, Payne R. Preface: Policy issues related to clinical practice guidelines. J Pain Symptom Manage. 1994; 9: 143–145.
6. Mittman BS, Tonesk X, Jacobson PD. Implementing clinical practice guidelines: Social influence strategies and practitioner behavior change. Quarterly Review Bulletin. 1992: 413–422.
7. Schumacher SB. Integrating guidelines into nursing practice. Med-surg Nurs. 1996: 5: 366, 374–377.
8. Mize CP, Bentley G, Hubbard S. Standards of care: Integrating nursing care plans and quality assurance activities. AACN Clin Issues Crit Care Nurs. 1991: 2: 63–68.
9. Dracup K. Putting clinical practice guidelines to work. Nursing. 1996; 26: 41–44; quiz 47.
10. Rogers EM. Lessons for guidelines from the diffusion of innovations. Jt Comm J Qual Improv. 1995; 21: 324–328.
11. Davis DA, Thomson MA, Oxman AD, Haynes RB. Changing physician performance. A systematic review of the effect of continuing medical education strategies [see comments]. JAMA. 1995; 274: 700–705.
12. Oxman AD, Thomson MA, Davis DA, Haynes RB. No magic bullets: A systematic review of 102 trials of interventions to improve professional practice. CMAJ. 1995; 153: 1423–1431.
13. Lomas J, Anderson GM, Domnick-Pierre K, Vayda E. Engin MW, Hannah WJ, Do practice guidelines guide practice? The effect of a consensus statement on the practice of physicians. N Eng. J Med 1989; 321: 1306–1311.
14. Weingarten S. Stone E, Hayward R, et al. The adoption of preventive care practice guidelines by primary care physicians: do actions match intentions? J Gen Intern Med. 1995; 10: 138–144.

15. McMeil C. Clinical guidelines: implementing them won't be easy [news]. J NADL Cancer Inst. 1996; 88: 488–490.
16. Zimbardo PG, Leippe MR. The Psychology of Attitude Change and Social Influence. Philadelphia. Temple University Press: 1991.
17. Greer AL. The state of the art versus the state of the science. The diffusion of new medical technologies into practice. Int J Technol Assess Health Care. 1988; 4: 5–26.
18. Davis DA, Taylor-Vaisey A. Translating guidelines into practice: A systematic review of theoretic concepts, practical experience and research evidence in the adoption of clinical practice guidelines [see comments]. Cmj. 1997; 157: 408–416.
19. Grilli R, Lomas J. Evaluating the message: The relationship between compliance rate and the subject of a practice guideline. Med Care. 1994; 32: 202–213.
20. Bandura A. Social foundations of thought and action: A social cognitive theory. Englewood Cliffs, NJ: Prentice-Hall; 1986.
21. Backer TE. Integrating behavioral and systems strategies to change clinical practice. Jt Comm J Qual Improv. 1995; 21: 351–353.
22. Mulhall A, Alexander C, Le May A. Prescriptive care? Guidelines and protocols. Nurs Stand. 1997: 11: 43–46.
23. Champion VL, Leach A. Variables related to research utilization in nursing: An empirical investigation. J Adv Nurs. 14, 1989: 705–710.
24. Funk SG, Tornquist EM, champagne MT. Barriers and facilitators of research utilization. An integrative review. Nurs Clin North A. 1995; 30: 395–407.
25. Murphy RN. Legal and practical impact of clinical practice guidelines on nursing and medical practice. Nurse pract. 1997; 22: 138, 147–148.
26. Kaluzny AD, Konrad TR, McLaughlin CP. Organisational strategies for implementing clinical guidelines [see comments]. Jt Comm J Qual Improv. 1995; 21: 347–351.
27. Kibbe DC, Kaluzny AD, McLaughlin CP. Integrating guidelines with continuous quality improvement: Doing the right thing the right way to achieve the right goals. Jt Comm J Qual Improv. 1994; 20: 181–191.
28. Fulmer TT. Grow your own experts in hospital elder care. Geriatr Nurs. 1991; 12: 64–66.
29. Harvey G, Kitson A. Achieving improvement through quality: An evaluation of key factors in the implementation process. J Adv Nurs. 1996; 24: 185–195.
30. James BC. Implementing practice guidelines through clinical quality improvement [see comments]. Front Health Serv Manage. 1993; 10: 3–37;discussion 54–56.
31. Walker J, Clafin N. Standards of care and practice: a vital link in quality assurance. AACN Clin Issues Crit Care Nurs. 1991; 2: 90–95.
32. Juran JM, Gryna FM, Jr. Quality Control Handbook. New York: McGraw-Hill; 1974.
33. Kaluzny A, McLaughlin C, Kibbe D. Continuous quality improvement in the clinical setting: Enhancing adoption. Qual Mgmt Hlth Care. 10992; 1: 37–44.
34. Gates P. Think globally, act locally: An approach to implementation of clinical practice guidelines. J Qual Impt. 1995; 21: 71–84.
35. NICHE. A planning and implementation guide. Nurses Improving Care to the Hospitalized Elderly. New York University Division of Nursing, New York: Nurses Improving Care to the Hospitalized Elderly; 1997.
36. Gilmore T. Making a Leadership Change. How Organizations and Leaders Can Handle Leadership Change Successfully. San Francisco: Jossey-Bass; 1988.

37. Jenkins D. Investigations. How to get from guidelines to protocols. Br Med J. 1991; 303: 323–333.
38. American Nurses Association. Standards of clinical nursing practice. Kansas City, MO; 1991.
39. Woolf, SH. Practice guidelines: A new reality in medicine. 1. Recent developments. Arch Intern Med. 1990; 150: 1811–1818.

Literaturverzeichnis

Assessments

Bergener, M.; Vollhardt, B.; Lang, E.: Leitsymptome beim älteren Patienten. Deutscher Ärzte-Verlag Köln 1996

Nikolaus, T.; Specht-Leible, N.: Das geriatrische Assessment. Vieweg, Köln 1992

Runge, M.; Wahl, J.: Ambulantes geriatrisches Assessment. Steinkopff, Darmstadt 1996

Nikolaus, T.; Pientka, L.: Funktionelle Diagnostik. Assessment bei älteren Menschen. Quelle & Meyer Wiebelsheim 1999

Garms-Homolová, V.; Gilgen, R.: Resident Assessment Instrument RAI 2.0. Verlag Hans Huber, Bern 1999

Jaffe, M. S.; Skidmore-Roth, L. Pflegeassessment, Pflegdiagnosen und Pflegeinterventionen in der ambulante Pflege. Verlag Hans Huber, Bern 2000

Dekubitus

Bienstein, Ch. et al. (Hrsg.): Dekubitus. Thieme, Stuttgart 1997

Görres-Kahn, U.: Erfassung nichtmedizinischer Einflussfaktoren auf den betagten Patienten mit Dekubitus. Deimling, Wuppertal 1995

Nüssler, A.; Assenheimer, B.; Kluger, P.: Dekubitus Pflegepraxisbuch. Thieme – Edition Altera, Stuttgart 1999

Phillips, J.: Dekubitus und Dekubitusprophylaxe. Verlag Hans Huber, Bern 2001

Demenz

Förstl, H.; Bickel, H.; Kurz, A. (Hrsg.): Alzheimer Demenz. Grundlagen, Klinik und Therapie. Springer Berlin/Heidelberg 1999

Buijssen, H.: Senile Demenz. Eine praktische Anleitung für den Umgang mit Alzheimer-Patienten. Beltz, Weinheim 1997

Füsgen, I.: Demenz. Praktischer Umgang mit der Hirnleistungsstörung. Vieweg, Köln 1995

Miesen, B.: Leben mit verwirrten älteren Menschen. TRIAS, Thieme, Stuttgart 1998

Feil, N.: Validation in Anwendung und Beispielen. Ernst Reinhardt Verlag, München 1999

Feil, N.: Validation. Ein Weg zum Verständnis verwirrter alter Menschen. Ernst Reinhardt Verlag, München 1999

Grond E.: Praxis der psychischen Altenpflege. Reed Elsevier, London 1993
Grond E.: Pflege Demenzkranker. Brigitte Kunz, Hagen 1998
Grond E.: Die Pflege verwirrter alter Menschen. Lambertus, Freiburg 1996
Kitwood, T.: Demenz. Verlag Hans Huber, Bern 2000

Depression

Hirsch, R. (Hrsg.): Altern und Depressivität. Verlag Hans Huber, Bern 1992
Bareiter, K.: Depression – Rückzug aus dem Leben. Fischer, Frankfurt 1992
Bowlby, J.: Verlust. Trauer und Depression. Fischer Taschenbuch, München 1994
Hell, D. (Hrsg.): Die Depression des alten Menschen. Asanger, Kröningen 1993
Holsboer-Trachsler, E.; Vanoni, C.; Schicker, A.: Depression und Schlafstörung in der Allgemeinpraxis. Medical Congress GmbH 1999
Lowen, A.: Depression. Ursachen und Wege der Heilung. Goldmann, München 1996
Wolfersdorf, M.: Depression. Verstehen und bewältigen. Springer, Heidelberg/Berlin 1995
Kors, B.; Seulke, W.: Gerontopsychiatrische Pflege. Ullstein Medical, Wiesbaden 1998

Entlassungsplanung

Dash,K.; Zarle, N. et al.: Entlassungsplanung und Überleitungspflege. Urban & Fischer, München 1999
Joosten, M.: Überleitungspflege. Thieme - Edition Altera, Stuttgart 1996

Essen

Borker, S.: Essenreichen in der Pflege. Ullstein Mosby, Berlin/Wiesbaden 1996
Borker, S.: Nahrungsverweigerung in der Pflege. Verlag Hans Huber, Bern 2001
Eich, A.: Enterale Ernährung. Verlag Hans Huber, Bern 1998
Kalde, S.: Enterale Ernährung. Urban & Fischer, München 1999

Inkontinenz

Füsgen, I.; Melchior, H.: Inkontinenzmanual. Springer, Heidelberg/Berlin 1997
Füsgen, I.: Kostenbewusster Einsatz von Inkontinenzhilfsmitteln unter Berücksichtigung der Pflegequalität. MMV München 1997
Füsgen, I.: Harnwegsinfekt und Inkontinenz. WVB, Bamberg 1999
Füsgen, I.: Haut und Inkontinenz. WVB, Bamberg 2000
Käppeli, S.: Pflegekonzepte Bd. 2. Verlag Hans Huber, Bern 1999
Kichenham-Pec, S.: Beckenbodentraining. TRIAS, Thieme, Stuttgart 1997
Norton, C.: Praxishandbuch Pflege bei Inkontinenz. Urban & Fischer, München 1999
Roe, B.: Inkontinenz. Wiesbaden, Ullstein Medical 1997
Sökeland, J.: Urologie für Pflegeberufe. Thieme, Stuttgart 2000
Versprille-Fischer, I.: Inkontinenz und Beckenbodendysfunktion. Ullstein Medical, Wiesbaden 1997

Medikation

Müller-Lobeck, S.: Arzneimittellehre für die Altenpflege. Verlag Hans Huber, Bern 2001
Räth, U.: Medikamentenlehre für Altenpflegeberufe. WVG, Stuttgart 1999
Fries, R.: Krankheits- und Medikamentenlehre. Urban & Fischer, München 2000

Schlafstörungen

Ancoli-Israel, S.: Schlaf und Schlafstörungen. Ullstein Medical, Wiesbaden 1997
Backhaus, J.: Schlafstörungen. Hogrefe, Göttingen 1999
Dement, W.; Vaughan, Ch.: Der Schlaf und unsere Gesundheit. Limes, München 2000
Fintelmann, V.: Schlaf und Schlafstörungen. Mayer, Stuttgart 1999
Friebel, V.: Was tun bei Schlafstörungen. TRIAS, Thieme, Stuttgart 1997
Füller, I.: Fit durch gesunden Schlaf. Stiftung Warentest, Berlin 1994
Kemper, J.; Zulley, J. (Hrsg.): Gestörter Schlaf im Alter. MMV, München 1994
Lauer, Christoph J: Der Schlaf bei psychiatrischen Erkrankungen. MMV, München 1997
Leutner, V.: Schlaf, Schlafstörungen, Schlafmittel. WVG, Stuttgart 1993
Löw, Heidemarie: Zwölf Schritte zum gesunden Schlaf. Mosaik, München 1999
Manzel, P. P.: Gesunder Schlaf. Mosaik, München 1999
Röschke, J.; Mann, K.: Schlaf und Schlafstörungen. Beck, München 1998
Schneider, B; Koch, F.: Pflegeleitfaden Nachtdienst. Urban & Fischer, München 1997
Schulz, H. (Hrsg.): Altern und Schlaf. Huber, Bern 1997

Schmerz

McCaffery, M.; Beebee, A. et al.: Schmerz. Ullstein Medical, Wiesbaden 1998
Tom, M.: Schmerzpatienten in der Pflege. Kohlhammer, Stuttgart 2000
Zenz, M.; Jurna,I. (Hrsg.): Lehrbuch der Schmerztherapie. WVG, Stuttgart 1993
Binggeli, H.: Schmerz – Schmerztherapie. Erfahrungen und theoretische Grundlagen aus
    eigener und aus der Sicht von Betroffenen. Eigenverlag 1998.
Hüper, C.: Schmerz als Krankheit. Die kulturelle Deutung des chronischen Schmerzes und
    die politische Bedeutung seiner Behandlung. Mabuse-Verlag, Frankfurt 1994
Schröck, R.; Drerup, E. (Hrsg.): Schmerz. Perspektiven der Pflegeforschung. Lambertus,
    Freiburg 1998

Stürze

Corr, D. M.; Corr, Ch. A.: Gerontologische Pflege. Verlag Hans Huber, Bern 1992
Downton, J. D.: Wenn alte Menschen stürzen. Reinhardt. München 1995
Hug, S.: Risikofaktor Sturz: Das Pflegeangebot bei sturzgefährdeten Patienten. WE'G, SRK
    Aarau. 1997
Runge, M.; Rehfeld, G.: Geriatrische Rehabilitation im Therapeutischen Team. Thieme,
    Stuttgart 1995

Runge, M.: Gehstörungen, Stürze, Hüftfrakturen. Steinkopf, Darmstadt 1998

Runge, M.; Rehfeld, G.: Mobil bleiben – Pflege bei Gehstörungen und Sturzgefahr. Schlütersche, Hannover 2001

Tideiksaar, R.: Stürze und Sturzprävention. Verlag Hans Huber, Bern 1999

Tragl, K. H.: Synkopen, Stürze und Frakturen bei betagten Menschen. Maudrich, Wien. 1991

Elfriede Derrer, Stand: Dezember 2000

Sachwortverzeichnis

Anzeigen:

Rein Tideiksaar

Stürze und Sturzprävention

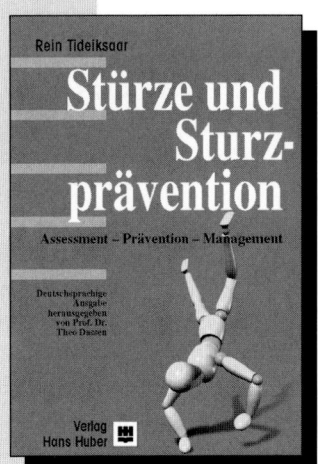

2000. 216 Seiten, 80 Abb., 10 Tab., Kt
DM 49.80 / Fr. 44.80 / öS 364.–
(ISBN 3-456-83269-9)

Statistisch gesehen gelten Stürze als sechst-
häufigste Todesursache bei alten Menschen. Pflegende müssen daher besonders
achtsam sein hinsichtlich möglicher gefähr-
licher Situationen und im Umgang mit
gestürzten Patienten. Dieses leicht lesbare
Praxishandbuch bietet in anschaulicher
und wohldosierter Form eine Fülle von
Informationen, die Pflegende benötigen,
um Sturzgefahren zu erkennen, Stürze zu
verhindern oder auf Stürze angemessen reagieren zu können.
Im Mittelpunkt der Darstellung stehen die Themen:

• Sturzursachen
• Erkennen von individuellen Sturzgefahren
• Erkennen und Verändern von umgebungsbezogenen
  Sturzgefahren
• Erste Hilfemaßnahmen nach einem Sturz
• Effektive Methoden zur Verhinderung von Stürzen.

Ein Buch über das das Journal of Gerontologic Nursing urteilt,
es sei das wohl beste und nützlichste Buch, das je zum Thema
Stürze und Sturzprävention geschrieben wurde.

Verlag Hans Huber   http://Verlag.HansHuber.com
Bern Göttingen Toronto Seattle

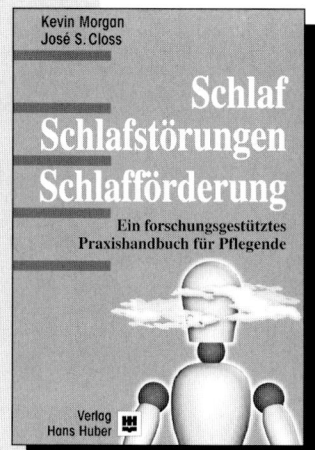